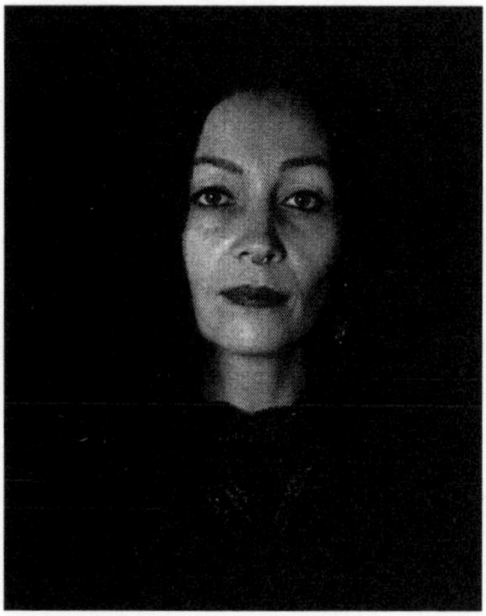

Foto: © Hanna-Linn Hava

Hanna-Linn Hava wurde als die Nachfahrin von Heimatlosen geboren und wuchs an den unterschiedlichsten Orten vorwiegend in Süddeutschland auf. So lernte sie früh, ein Zuhause in Beobachtungen und Geschichten zu finden. Sie wandelt biografisch und literarisch jenseits normativer Pfade, dort, wo es anderen oft zu dunkel ist, schreibt poetische Kurzprosa, prosaische Lyrik und Romane, die das alles vereinen. 2009 wurde sie mit dem Würth-Literaturpreis ausgezeichnet, 2014 erschien ihr Roman *Schneewittchens Geister* bei Periplaneta, 2020 veröffentlichte sie selbst den Roman *Lilys Engelskostüm hat kaputte Flügel*. Mit ihrem erotisch-phantastischen Kurzprosaband *Wild* gab sie ihr Debüt bei kul-ja! publishing.

DAS BLUTIGE KOCHBUCH

EIN ROMAN VON
HANNA-LINN HAVA

kul-ja! publishing

Die Deutsche Nationalbibliothek verzeichnet diese Publikation in der Deutschen Nationalbibliografie; detaillierte bibliografische Daten sind im Internet unter http://dnb.d-nb.de abrufbar.

1. Auflage Oktober 2024
Originalausgabe

Wir machen kule Bücher,
nur echt mit dem Kulibri.

Lektorat: Stephan Herbst, Milo Schade

Homepage: http://www.kul-ja.com

Nachhaltig gedruckt in der EU

ISBN: 978-3-949260-29-2

Für Weda Hjördis,
das wunderbarste aller Waldmädchen,

und

für Willow,
die mit Oma Erna Kaffee trinkt.

KAPITEL EINS

Es waren ein paar getextete Worte an einem unerträglich brennend heißen Sommertag, die mir die Tür zur Hölle öffneten. Was ich zu dem Zeitpunkt nicht wusste und auch nicht hätte ahnen können, denn es waren unschuldige Worte.

Ich hatte mich gerade auf meinem winzigen Balkon auf meine windschiefe Plastikliege niedergeworfen und versuchte, mich so wenig wie möglich zu bewegen.

Das war nicht so unkompliziert, wie es klang. Einerseits war es mein Ziel, alle meine Gliedmaßen in die Sonne zu strecken, andererseits sollte mein Kopf im Schatten bleiben, ebenso wie mein Telefon, und es musste unter allen Umständen gewährleistet sein, dass ich alle drei Minuten einen eisigen Schluck aus meinem selbstgebrauten Nachmittagscocktail zu mir nehmen konnte.

Keine Ahnung, was ich alles in den Krug gekippt hatte, irgendwas mit Biohimbeerlimo, Cola Light, Minzblättern, Zitronenscheiben, den restlichen Gin und einen Schluck Kirschlikör oder sowas Ähnliches, das als uraltes Weihnachtsgeschenk übriggeblieben war.

Aufgefüllt hatte ich die Brühe mit Mineralwasser und Eiswürfeln. Es schmeckte besser, als es schmecken sollte. Aber wahrscheinlich nur, weil an so einem Dienstag im August in brütender Hitze auf einem winzigen Balkon alles fantastisch schmeckte, was kalt, süß und voller Alkohol war.

Ein Geräusch, irgendwo zwischen einem Glöckchen und einem Kichern, ertönte. Ich zuckte bei dem schaurigen Ton zusammen, obwohl ich es selbst irgendwann Sonntagabend eingestellt hatte, damit ich es nicht überhören würde, falls der Typ mit den Locken sich endlich melden würde. An sich war es mir gleichgültig, ob er sich meldete oder nicht, aber es gab meinem Leben einen Sinn, überhaupt auf irgendetwas zu warten, und seine Locken waren absolut grandios, so blond und dick wie die von einem Schaf. Einem sehr männlichen Schaf. Ich mochte den Geruch von Schafen, er war wie aus feuchter Erde mit einem Schuss Unberechenbarkeit.

Ich angelte nach dem Telefon, blieb mit den Haaren am kaputten Plastik hängen, fluchte, fühlte, wie mir Schweißtropfen aus der Achselhöhle den Arm hinabrannen, nur um festzustellen, dass die Nachricht natürlich von Alwin kam.

Alwin

Alwin war keine auffällige Erscheinung, aber sie bemühte sich darum, eine zu sein. Als naheliegendste Maßnahme hatte sie dafür ihre Haare in einem leuchtenden Rot gefärbt, welches, seit ich sie kannte, in mindestens fünf verschiedenen Tönen zwischen Curry, Himbeere und Mahagoni changiert war.

Ihre Lippen leuchteten meist in einem ähnlichen Rot, aber nie in einem identischen, so dass sich bei mir immer eine gewisse Unruhe einstellte, wenn ich sie ansah.

Das mochte aber nicht nur an der disharmonischen Farbzusammenstellung ihres Mundes und ihres Haupthaars liegen, sondern an all den anderen Farben und Mustern, die sie an sich versammelte.

Zu einem türkis und gelb gestreiften Rock gesellte sich gern ein oranges Top bedruckt mit blauen Blumen. Was die Ohr-

ringe nicht daran hinderte, große Scheiben mit Leopardenmuster zu sein, und die Kette golden, weiß und schwarz.

Da aber alles stets mehr oder minder aus Naturmaterialien und mindestens nachhaltiger, wenn nicht sogar lokaler Produktion – also von ihr selbst oder irgendwelchen Bekannten handgefertigt – bestand, wirkte diese modemutige Mischung nie wirklich billig oder geschmacklos, sondern wurde im Gegenteil oft mit bewundernden Blicken belohnt.

Das wiederum lag eventuell aber auch eher daran, dass die auffällige Verpackung die Blicke erst auf den Inhalt lenkte, und der war durchaus ansehnlich.

Alwin war eine von diesen Frauen mit großen Brüsten und großem Hintern, dafür einer schmalen Mitte, also das genaue Gegenteil von mir. Ihre Üppigkeit quoll aus all ihrer Buntheit beinahe aggressiv hervor, was weder mit ihrer sanften, leisen Stimme noch ihrer beinahe unterwürfigen Freundlichkeit harmonierte.

Mit Alwin unterwegs zu sein, bedeutete trotzdem, aufgrund ihrer optischen Dominanz oder genau deswegen, erst einmal unsichtbar zu sein. Das war das Praktische an ihr.

Wir hatten uns vor ungefähr einem Jahr auf einem Yogaworkshop kennengelernt. Ich war dort gelandet, weil mir meine Mutter einen Gutschein dafür zum Geburtstag geschenkt hatte, Alwin hatte dorthin gefunden, weil sie abnehmen wollte.

Und ohne jede Frage auch oder vor allem, weil sie Menschen wollte. Irgendwelche Menschen, am besten aber kleine Frauen, die sie bemuttern und beraten und unter ihre farbenfrohen Fittiche nehmen konnte.

Ich eignete mich eigentlich nicht besonders gut als aus dem Nest gefallenes Vögelchen, fand ich, sie befand das anders. Und ich fügte mich, aus Bequemlichkeit, und, wie sollte es anders sein, aus Neugier.

Ich fand schnell heraus, dass es nicht viel herauszufinden gab. Alwin war 35 Jahre alt, lebte allein in einer kleinen Erdgeschosswohnung mit großem Garten und einem riesigen verfilzten Kater namens Harry Potter.

Sie machte alles selber, was irgendwie selber machbar war, also ihre gesamte Kosmetik, sogar Seife, ihre gesamte Kleidung, also nicht nur Pullover, Marmelade, Schmuck, Bücher, und sie baute alles an, was irgendwie in einem Garten anbaubar war, also zum Beispiel nicht nur Tomaten, sondern auch Avocadobäume, die nie Früchte trugen, und natürlich Aloe Vera, mit deren Saft sie jeden einschmierte, der bei ihr zu Besuch war.

Man sah sie praktisch nie ohne ihr Strickzeug in der Hand. Manchmal war es auch Häkelzeug. Wie sollte ich das unterscheiden.

Eigentlich hätte sie mindestens 4 Kinder gebraucht, um ihren Versorgungstrieb zu befriedigen. Warum sie die nicht schon längst hatte – das lag an ihrem Pech mit Männern. Laut ihr.

Momentan hatte sie immerhin ihre DIY-Besessenheit, mich, und das Streben nach der Befreiung ihrer natürlichen Weiblichkeit.

Mein erster Impuls war es, das Telefon wieder unter die Liege zu schmeißen und weiter meinen einzigen Lebenszweck aufs Warten und Alkoholtrinken zu konzentrieren.

Es war ein guter Lebenszweck. Ich würde ihn glühend gegen alle Anfechtungen verteidigen. Aber Neugier gehörte zu meinen prominentesten Neigungen. Was mir bereits viele positive Erfahrungen beschert hatte. Und noch viel mehr so richtig beschissene. Denn was ich an Neugier zu viel besaß, fehlte mir offensichtlich an Lernfähigkeit.

Ich las also die Nachricht. Und seufzte. Alwin erinnerte mich an diese Veranstaltung, von der sie mich schon seit

Wochen volltextete. Sie würde mich heute Abend so gegen 18 Uhr abholen. Und sie war online und hatte gesehen, dass ich es bereits gelesen hatte. Endgültig zu spät, um meinen Tagesplan weiter zu verfolgen, also Müßiggang mit der Option auf ein Date mit dem Schaf-Typ.

»Wir könnten danach noch einen Cocktail trinken gehen«, schrieb Alwin, während ich noch mit zusammengekniffenen Augen auf das Display starrte.

Ich sagte doch: Unschuldigere Worte waren nie geschrieben worden. Wie hätte ich ahnen sollen, dass sie mich auf Abwege verführen würden, von denen ich nie mehr zurückfand?

Denn mit den Cocktails hatte sie mich. Warum auch nicht.

Mein selbstgebrauter Drink schmeckte nicht ansatzweise auch nur annehmbar, das war Selbstbetrug gewesen, um seinen Konsum zu rechtfertigen. Der einzige Grund, zuhause zu bleiben, war der, dass ich zu faul war, mich unter die Dusche zu schleppen und mir was Anständiges zum Anziehen herauszusuchen.

Andererseits war das heute Abend ein als feministisch angekündigtes Event, ich brauchte mir also keine besonders große Mühe mit meinem Aussehen zu geben.

»Ok«, tippten meine Finger. Dann schnappte ich mir mein zusammengeknülltes T-Shirt, packte es mir aufs Gesicht und nutzte die restlichen zwei Stunden, die mir blieben, um zu schlafen.

Als wir dann um 20 nach 6 vor der alten Mühle herumstanden und auf den Einlass warteten, bereute ich meine Entscheidung. Zutiefst.

Es war immer noch abartig heiß. Kein Schatten weit und breit. Und um uns eine Heerschar von Frauenleibern.

So kam es mir jedenfalls vor, weil alle dermaßen dicht gedrängt vor dem Eingang standen, als wären es verknallte

Teenie-Fans, die sich hier für das Konzert irgendeiner banalen Boy Band versammelt hatten.

Letztendlich konnte es sich um kaum mehr als 50 überwiegend weiblicher Individuen handeln, denen wie mir nichts Besseres an einem Dienstagabend eingefallen war, als zu einem Vortrag mit dem Thema »Freie Menstruation« zu rennen.

Ich musterte einen der wenigen anwesenden Männer hoffentlich unauffällig aus den Augenwinkeln. Was war sein Motiv? War er ein Spanner, ein Mitgeschleppter oder gar ein aufrichtig Interessierter?

Ich entschied mich dafür, dass er freiwillig hier war, um die junge Dame mit der Glatze und den Tattoos im Gesicht an seiner Seite zu beeindrucken. Dafür würde er sich aber schon ein bisschen mehr anstrengen müssen. Wenigstens trug er einen bodenlangen orangefarbenen Rock, was einen gewissen Mut signalisierte.

»Willow, willst du keinen Keks?«

Richtig. Willow, das war ich.

Willow

Über mich gab es nicht viel mehr als das zu sagen, was mein dämlicher Name nicht schon über mich aussagte.

Meine Mutter war Britin mit einem obskuren Adelshintergrund und wilder Entschlossenheit, diesen anhand ihrer Kinder zu demonstrieren. Meinen Bruder nannte sie Mycroft Skye Beowulf. Und aus mir machte sie eine Willow Guinevere. Ein Ausweichen auf den zweiten Vornamen war also auch keine Option, weil selbst ich mir nicht seiner korrekten Aussprache sicher war.

Aber mein Name war das einzig Komplizierte an mir. Möglicherweise hatte man mich durch eine nicht ganz der Norm entsprechende Kindheit gezerrt, aber dabei herausgekommen war nichts Extravagantes.

Mit knapp 31 hatte ich ein Studium in Kunst und Geschichte auf Lehramt abgeschlossen, obwohl mich weder Kunst noch Geschichte und schon gleich gar nicht Kinder auch nur im Geringsten interessierten.

Es war einfach eine naheliegende Entscheidung für jemanden ohne besondere Talente oder Ehrgeiz, es wurde als standesgemäß angesehen und dementsprechend finanziert, und ich musste dafür keinen Umzug in eine andere Stadt auf mich nehmen.

Vom Studium war ich direkt in die Arbeitslosigkeit geschlendert, aber auch die wurde finanziert, wenn auch nicht mehr ganz freiwillig.

Nach dem Tod meines Vaters vor zwei Jahren wurde mir eine Summe als Erbe ausgezahlt, die mir jeden restlichen Antrieb nahm, einen Job zu suchen, den ich doch nur hassen würde.

Ich hatte mir ausgerechnet, dass ich bei meinem bescheidenen Lebensstil knapp 10 Jahre gut damit auskommen würde, und bis dahin würde ich es wie meine Mutter machen und mir einen reichen Mann suchen, der bereit war, für meine Schönheit und den Adelstitel zu zahlen.

Nur war das mit der Schönheit leider nicht ganz so ideal gelaufen. Ich hatte zwar die zierliche Figur und die vornehme Blässe meiner Mutter geerbt, aber nicht ihre femininen Kurven und die kastanienbraune Prachtmähne. Stattdessen hingen um mein kleines, irgendwie spitzes Gesicht kraftlose dunkle Strähnen von undefinierbarer Farbe, und im disharmonischen Zusammenspiel mit meinen fast käferschwarzen überproportional großen Augen und dem winzigen Mund wirkte mein Teint nicht edel, sondern exakt wie der einer ausgebluteten Leiche.

Wenn ich es darauf anlegte, konnte ich überschäumend charmant sein, und mit massenhaft Mascara und Rouge und Lippenstift sogar fast hübsch, wie ein fröhliches Püppchen, aber meistens war mir das zu anstrengend.

Deswegen war ich ja auch jetzt hier mit Alwin. Die war richtiggehend heiß darauf, alle anstrengenden Tätigkeiten an sich zu reißen. Wir lebten seit einem Jahr in einer für beide Parteien zufriedenstellenden Symbiose.

»Du hast Kekse dabei?« Ich riss mich aus meinen Beobachtungen des Pärchens nebenan los, um zu bemerken, dass Alwin mir bestimmt schon seit einer geraumen Weile eine Plastikdose mit unförmigen braunen Dingern darin anbot.

Sie deutete meinen Blick richtig.

»Selbst gebacken. Vegan, glutenfrei und ohne Zucker.«

So sehen sie auch aus, dachte ich, nahm mir aber trotzdem einen. Er schmeckte gar nicht so übel. Das dachte ich nicht nur, sondern sagte es auch.

Alwin lächelte triumphierend.

»Natürlich«, sagte sie, »dein Körper erkennt sofort, dass du ihm damit Omega-3-Fettsäuren zuführst!«

Ich musste lachen und prustete Kekskrümel über mein Shirt.

»Ja, klar, genau das!«

»Mach dich nicht über mich lustig, dein Körper ist schlauer als du!«, schimpfte Alwin, aber sie lachte auch, und dann öffneten sich zum Glück endlich die Pforten zu dem angenehm kühlen Saal und dem beinahe dreistündigen Vortrag zu freier Menstruation.

Ich lernte vieles, was ich noch nicht wusste und auch nie hatte wissen wollen. Zum Beispiel, dass bei feministischen kulturellen Events keine Pause eingelegt wurde, um im Foyer ein Glas Sekt zu trinken.

Und natürlich auch, was freie Menstruation bedeutete. Es bedeutete, kurz gesagt, keine Tampons oder Binden mehr zu benutzen, sondern zu lernen, die eigene Gebärmutter so zu kontrollieren wie die eigene Blase. Dass also das Blut nur dann floss, wenn die Frau es fließen ließ, wie Urin.

Offensichtlich war es aber mit Leichtigkeit möglich, diese eigentlich simple Theorie ausführlichst und langgezogen in über zweieinhalb und noch tausendmal länger erscheinenden Stunden darzulegen.

Was sie jetzt nicht unbedingt plausibler für mich machte.

Schließlich gehörte ich seit meinem 14. Lebensjahr selbst zu dem Zirkel der Betroffenen, und wenn ich etwas sehr früh qualvoll gelernt hatte, dann den Fakt, dass diese Bluterei absolut unkontrollierbar war.

Dennoch lauschte ich andächtig den leidenschaftlichen Ausführungen der Dozentin. Sie war der Lichtblick des Abends. Denn sie war eine grandiose Rednerin. Obwohl sie einen Umweg über 2000 Jahre zurück in die Vergangenheit nahm, machte sie keine langweilige Geschichtsstunde daraus, was ich als Lehrerin auf jeden Fall routinemäßig fertiggebracht hätte.

In meiner Stunde würden alle heimlich auf ihr Handy starren, einschlafen oder gleich ganz schwänzen.

Wenn man sie hingegen vor eine Klasse junger Menschen gestellt hätte, dann würden diese bereits nach der ersten Stunde geschlossen auf die Straße gehen und für die Abschaffung der Demokratie zuliebe eines neuen Matriarchats demonstrieren.

Sogar die 15-jährigen hormongesteuerten Jungmänner. Die vielleicht auch vor allem deswegen, weil dann eine Oben-ohne-Pflicht eingeführt werden würde. »Free your nipples« war der Slogan. Dazu würde es die Woche darauf am Dienstag, zur gleichen Zeit an ebendiesem Ort, ebenfalls einen Vortrag geben. Darauf verwies die Dozentin ausdrücklich, bevor sie sich wieder den patriarchalisch geprägten Religionen widmete, welche den Körper der Frau durchweg als sündhaft ansahen.

»Das entspringt ihrer enormen Angst vor sowohl ihren eigenen, unkontrollierbaren Begierden dem weiblichen Körper gegenüber als auch und vor allem dadurch vor der Macht, die Frauen schon immer und überall über Männer ausübten!«, erklärte sie so streng, als würde der Papst persönlich im Publikum weilen.

»Und außerdem steckt in jedem Mann ein kleiner Junge, dem beim Anblick von Blut schwindelig wird«, fügte sie verächtlich hinzu.

Der ganze Saal lachte. Ich konnte förmlich spüren, wie der arme berockte Begleiter des Glatzen-Mädchens neben ihr zusammenschrumpfte, als er sich der Minderwertigkeit seines Geschlechts bewusstwurde.

»Hey, sie diskriminiert Männer«, beschwerte ich mich in tuschelndem Ton bei Alwin, was mir nur ein genervtes »Psst« einbrachte.

»Dabei empfehle ich es euch eindringlich, euch mit euerem eigenen Blut auseinanderzusetzen!«, fuhr die Rednerin fort.

»Schaut es an, wenn es aus euch herauskommt. Schaut es an. Wie ist die Farbe? Hell oder dunkel? Fühlt es mit den Fingern. Ist es dünnflüssig und schleimig? Oder dick und zäh? Sind Bröckchen darin enthalten, oder vielleicht sogar dicke Klumpen? Schmeckt es mit der Zunge! Ist der Geschmack nur dezent und süß, oder schmeckt es würzig und fleischig?«

»Igitt!«, stieß die Frau auf dem Stuhl links neben mir aus. Ich verstand sie. Die 15-jährigen Jungmänner wären jetzt alle kotzend aus dem Klassenzimmer gestürmt. Die Mädchen auch.

Ich wandte mich wieder Alwin zu. Die lächelte tapfer und nickte, als könne sie es kaum erwarten, endlich ihre eigene Monatsblutung zu verkosten.

Vage regte sich in mir die Erinnerung, dass sie mal erwähnt hatte, die Frau da vorne, die mit so viel Begeisterung über Körperausscheidungen sprach, sei eine Bekannte von ihr. Oder eher hatte sie das wie ein hospitalisierter Papagei wiederholt, jedes Mal, wenn wir uns die letzten 4 Wochen gesprochen hatten.

Ich hatte nur nie hingehört, weil ich von Anfang an entschlossen gewesen war, mich vor dem heutigen Abend zu drücken. Jetzt war ich glücklich, den Entschluss spontan geändert zu haben.

Der Abend verlief unterhaltsamer als gedacht. Und wir waren noch nicht einmal beim unterhaltsamsten Teil angelangt, der zwei, drei perfekt gemixte Painkillers und das Flirten mit angetrunkenen Männern beinhaltete.

Ich lehnte mich entspannt zurück und ließ mich weiter über die Historie der Menstruation und den modernen Umgang damit informieren.

Vielleicht war ich gegen Ende trotzdem kurz eingenickt, denn als mich Alwin unsanft anstupste, wusste ich ganz kurz nicht mehr, wo ich mich befand. In einem Raum voller fröhlicher Feministinnen offenkundig.

Nach dem Vortragsende strömten sie in kichernden Scharen nach vorne zu der mickrigen Bühne, um der Rednerin ihre Bewunderung auszusprechen und signierte Bücher von ihr zu kaufen.

Denn wie mir Alwin stolz erklärte, hatte diese bereits zwei Werke veröffentlicht. Davon konnte ich mich selbst am Büchertisch überzeugen, wo diese neben allerlei Informationsmaterial großzügig auslagen. Ich zuckte kurz vor Freude, als ich die Titel las.

»Highheels sind die neuen Fußfesseln« und »Vom Ende der Penisherrschaft«.

Irgendwie schlichen sich dabei sofort farbige Bilder von Low-Budget-Science-Fiction-Erotik-Movies in mein Gehirn. Vorsichtig blätterte ich in »Vom Ende der Penisherrschaft«, aber es schien ein Sachbuch ohne spannende einschlägige Illustrationen zu sein. Schade eigentlich. Geschrieben von einer Dr. Frida Zeus. Ich grinste. Mir fiel wieder ein, dass Frida der Name war, den Alwin ununterbrochen heruntergeleiert hatte.

Frida

Frida sah nicht intelligent aus. Sie war es aber in furchterregendem Ausmaß. Natürlich konnte man Intelligenz nicht unbedingt allein am Aussehen erkennen, aber es gab einfach Attribute, die man mit Klugheit in Verbindung brachte. Und andere nicht.

Auf den ersten Blick würde man Frida wahrscheinlich optisch als Bäuerin einordnen, auch wenn es diesen Beruf gar nicht mehr inflationär gab. Aber so stellte man sich eine Bäuerin eben vor.

Rotwangig. Strohblond. Stämmig.

In Commercials wurden Frauen wie Frida eingesetzt, wenn man den Leuten herzhafte Schinkenwurst oder Vollrahm-Kräuterquark verkaufen wollte. Wenn ich ihr das so sagen würde, wäre sie nicht einen Moment lang beleidigt, sondern würde die Gelegenheit ergreifen, um eine feurige Rede über Geschlechterklischees und die Rolle der Frau in der Werbung allgemein zu halten.

Genau so war sie.

Ihr rundes Gesicht konnte vor Leidenschaft regelrecht glühen, und ihre wasserblauen, wimpernlosen Augen leuchteten entweder fanatisch oder waren skeptisch zusammengekniffen. Alles an Frida war entweder sehr klein oder sehr groß. Ihre

Augen waren klein, ihr Mund war klein, ihre Nase war winzig. Aber ihr Gesicht war rund, ihre Beine waren wie die einer Ringerin, ihre Arme ebenso. Das alles steckte mit einer Größe von beinahe 1,80 m meistens in weiten schwarzen Stoffhosen und einem engen schwarzen Rollkragenshirt. Was an jedem anderen mindestens intellektuell, wenn nicht gar existentialistisch gewirkt hätte. An ihr wirkte es, als hätte sich eine Bäuerin für die jährliche Karnevalsfeier in der Turnhalle als Sartre verkleidet.

Ihr Haar wäre wahrscheinlich das Schönste an Frida gewesen, weil es tatsächlich ohne jede poetische Übertreibung die Farbe von goldenem Weizen hatte, aber sie trug es in einem achtlos geschlungenen Knoten im Nacken und wusch es selten. Und ihr dicker Pony war zu kurz und schief geschnitten. Absichtlich.

Wenn man sie dann das erste Mal reden hörte, verflog der bäuerliche Eindruck sofort und wich der leichten Ehrfurcht vor einer mächtigen Walküre. Als ich sie das erste Mal auf der Bühne stehen sah, kam ich nicht umhin, mir einen dieser gehörnten Helme auf ihr vorzustellen. Der würde an ihr absolut natürlich wirken.

Auf keinen Fall sah man ihr den doppelten Doktortitel in Soziologie und, wie sollte es anders sein, Gender Studies, an. Sie tat einem nicht einmal den Gefallen, eine Brille zu tragen und zu stottern oder was die Extrem-Intellektuellen eben so taten.

Nur wenn man erfuhr, dass sie das alles bereits in beinahe demselben Alter wie ich mit 32 Jahren geschafft hatte, um noch nebenher zwei Bücher zu schreiben und in einem winzigen politischen Verlag zu veröffentlichen, ahnte man den ehernen Geist, der in ihr wohnte.

Oder wenn man sich länger als 2 Minuten mit ihr unterhielt.

Der Name Frida war mir also durch Alwin längst geläufig. Grinsen musste ich deswegen, weil sie geflissentlich vergessen hatte, Fridas Nachnamen zu nennen. Zeus. Wie es sich anfühlen musste, als eine Frau, die derartig amazonenhafte Titel für ihre Bücher wählte, den Namen des Patriarchen schlechthin zu tragen?

Ich sollte genug Gelegenheit dazu haben, dies gleich am selben Abend in Erfahrung zu bringen. Frida würde uns beim Cocktailtrinken Gesellschaft leisten.

Das erfuhr ich auf dem Weg nach draußen, als Alwin mich auch noch darüber aufklärte, dass wir nicht wie üblich geradewegs ins ›Laisser-faire‹ einfallen würden, sondern uns in einem Laden namens ›QueerBeet‹ treffen würden, von dem ich zwar schon gehört, den ich aber aus guten Gründen noch nie betreten hatte.

Frida würde nachkommen, sobald sie genug Widmungen verkauft und Fragen zur freien Menstruation beantwortet hatte.

Ich konnte mir kaum vorstellen, dass irgendjemand noch irgendwelche Fragen zu dem Thema nach diesem Vortrag offen hatte. Anscheinend aber schon, denn es sollte weiterhin der hauptsächliche Gegenstand unserer abendlichen Kommunikation bleiben.

Im ›QueerBeet‹ angekommen, zog ich einen doppelten Flunsch. Erstens gab es hier keine Männer. Das war mir schon klar gewesen, weil es ein bekannt lesbisches Etablissement war. Und zweitens, und das machte mir echt zu schaffen, gab es hier nicht einmal Painkillers.

Ich kam auch mal einen Abend klar, ohne zu flirten, und wenn es mir gar zu öde wurde, schäkerte ich eben mit Frauen, kein Problem.

Aber auf meinen geliebten Longdrink hatte ich mich so richtig gefreut. Er erinnerte mich an all die verzauberten Regentage im Sommer, an denen ich mit meinem Bruder auf den warmen Steinen unserer überdachten Terrasse herumgelungert war, nachdem wir unsere Hausbar geplündert hatten. Die Bitterkeit der verbotenen Flüssigkeit mischte sich mit der Süße des Rosendufts und ich hörte unser heimliches Kichern, als wären wir Feen, die sich unter Menschen verirrt hatten.

Ich schmollte also ein bisschen herum.

Alwin merkte das nicht einmal, weil sie so damit beschäftigt war, sich und mir auszumalen, was es für ein völlig neues Lebensgefühl wäre, ohne Tampons auszukommen.

Sie unterbrach sich nur kurz, um bei der mürrischen, aber nicht unattraktiven Bedienung die Bestellung aufzugeben.

»Eine Flasche Sekt und vier Gläser bitte und für mich noch den selbstgemachten Kräutereistee mit Holunder. Was möchtest du, Willow?«

»Für mich einen doppelten Bourbon, Schätzchen!«, schnurrte ich und zwinkerte dem Mädchen mit dem Notizbuch aufreizend zu. Ich konnte ja schon einmal anfangen zu üben. Dann fiel mir ein, dass es immer noch verdammt heiß war und wahrscheinlich sinnvoll, auch etwas Nichtalkoholisches zu mir zu nehmen.

»Und ein großes Glas Mineralwasser«, fügte ich etwas kleinlaut hinzu.

»Alles klar, Süße«, zwinkerte die Bedienung zurück, ohne ihre mürrische Miene zu lockern, und verschwand mit einem demonstrativen Hüftschwung.

Mir blieb kurz der Mund offen stehen.

»Hast du gesehen, Alwin? Die flirtet mit mir!« Ich war ganz aufgeregt. Das war das erste Mal, dass ich es so offensiv bei einer Frau versucht hatte, und es hatte tatsächlich funktioniert.

»Seit wann interessierst du dich für Frauen?« Alwin tauchte kurz aus ihrer Menstruations-Euphorie auf.

Ich zuckte mit den Schultern.

»Keine Ahnung. Vielleicht liegt es daran, dass ich seit Ewigkeiten keinen Sex mehr hatte.«

Alwin schüttelte mütterlich herablassend den Kopf.

»Du weißt schon, mein Kind, dass wir dazu konditioniert sind, unser Selbstbewusstsein davon abhängig zu machen, ob wir von Männern sexuell begehrt werden!«

»Ja, Mama.« Ich streckte ihr die Zunge raus. »Aber was ist damit, von einer Frau sexuell begehrt zu werden?«

»Das ist auch nicht schlecht fürs Selbstbewusstsein«, entschied Alwin ohne zu zögern.

Wir lachten. Wenn ich zurückdenke, waren das die letzten Male, an denen ich mit Alwin entspannt über so etwas lachen konnte.

Die Atmosphäre erlitt bereits einen deutlichen Umschwung, als Frida mit einer Begleitung auftauchte.

Alleine ihre Präsenz veränderte die Stimmung nicht nur an unserem Tisch, sondern im Umkreis von mehreren Metern, vermutete ich. Ihre Aura, die vor Intensität und Ernsthaftigkeit und noch etwas anderem, das ich nicht benennen konnte, nur so vibrierte.

Alwin stellte uns endlich gegenseitig vor. Jetzt war sie an der Reihe, ziemlich aufgeregt zu sein, es war ganz klar zu erkennen, wie wichtig ihr die Bekanntschaft mit dieser Frau Dr. Dr. Zeus war.

»Das war ein sehr interessanter Vortrag«, sagte ich aufrichtig und lapidar.

»Danke«, antwortete Frida ohne ein großes Lächeln. Das erste Mal ruhte ihr Blick auf mir und ich bekam Gänsehaut.

Spätestens jetzt spürte ich, dass da eine Intelligenz in ihr schlummerte, die unheimlich war. Sie schien ungelogen bis in mein tiefstes Inneres blicken zu können und dort all die schmutzigen kleinen Geheimnisse zu sehen, die wir eben so im Lauf der Jahrzehnte ansammeln und mit uns herumschleppen.

Ihre in diesem Licht stahlblauen Augen senkten sich auf mein Glas, das inzwischen vor mir auf dem Tisch stand.

»Du trinkst Whiskey?«, fragte sie mit gerunzelter Stirn.

Ich fühlte mich ertappt, ohne wirklich zu wissen, warum.

»Ja, es widerstrebt mir, dass der Konsum von Whisky seit jeher ein Symbol für Männlichkeit ist!«, improvisierte ich, auf ihren eigenen Wortschatz zurückgreifend, der mir noch immer in den Ohren nachhallte.

Kurz befürchtete ich, damit allzu dick aufgetragen zu haben.

Aber das kleine Lächeln auf Fridas rundem Gesicht kehrte zurück, und sie nickte.

»Lasst uns auf die Weiblichkeit anstoßen!«, sagte sie und übernahm das Einschenken des Sekts in die vier Gläser.

»Zoe ist gleich bei uns. Sie musste noch kurz pissen.«

Ich hätte davor darauf geschworen, dass sie ausschließlich das Verb »urinieren« für besagte Tätigkeit benutzen würde. Aber ich sollte mich rasch an Fridas eigentümlichen Gebrauch von Sprache gewöhnen, in der sie ihre gewählte Grammatik immer wieder durch bewusst derbe Floskeln unterbrach, nur um zu zeigen, dass sich das auch für Frauen gehörte.

Eine ihrer Schwächen.

Ich zuckte also kurz zusammen und nahm vor Schreck einen zu großen Schluck von meinem feministischen Whisky.

Und dann lernte ich Zoe kennen. Mit tränenden Augen. Sehr sinnbildlich.

Zoe

Die Sache mit Zoe war … nicht so ganz leicht zu erklären. Sie schaffte es, alle Leute irgendwann aggressiv zu machen, aber erst, nachdem sie einen dazu gebracht hatte, sie anzuhimmeln.

Frida hatte es sich sogar zur Lebensaufgabe gemacht, sie ständig anzublaffen. Die erhoffte sich dadurch aber wenigstens einen erzieherischen Effekt. Aus ihrer Sicht gab es eine Menge an Zoe umzuerziehen.

Zoe war so etwas wie Fridas persönliche Assistentin und gleichzeitig eines von diesen Lifestyle-Yoga-Mädchen mit Instagram-Account. Mädchen traf es vermutlich nicht mehr ganz, denn sie war mit 39 Jahren die Älteste von uns, allerdings hatte ich das nur durch Zufall herausgefunden, als ich einmal, ganz aus Versehen natürlich, ihren Pass in die Finger bekommen hatte.

Sie sah tatsächlich aus wie Mitte Zwanzig. Und sie investierte energisch Energie und Geld, dass das auch so blieb. Was sie selbstverständlich niemals zugegeben hätte.

Ihr Look war durch und durch strategisch zusammengestellt, wodurch er auf elegante Weise alternativ und natürlich wirkte und gleichzeitig hochmodern, in sanften Beerentönen, kühlem Silbergrau, erdigem Braun und geheimnisvollen Grün-Schattierungen, alles aus biologischer Baumwolle und Seide, und alles mit möglichst hohem Stretch-Anteil, so dass ihre unzweifelhaft perfekte Figur noch perfekter betont wurde. Die Farben harmonierten natürlich mit ihrem güldenen Haar, eine Schattierung heller als Fridas, und im Gegensatz zu diesem so gepflegt, dass es wie direkt aus einer Shampoo-Werbung wirkte.

Zoe hatte früher als Model gearbeitet, nie als Shootingstar auf dem Laufsteg, aber für Commercials und Kataloge, jetzt war sie Yoga-Lehrerin. Keine ungewöhnliche Karriere. Und sie hatte ein Instagram-Account, mit dem ich mich viele Stunden köstlich amüsiert hatte.

Es hieß, wie konnte es anders sein, »Beautiful Soul« und sie postete durchweg Texte über positive Energie und einen positiven Umgang mit dem eigenen Körper und eine positive Rückkehr zur Natürlichkeit.

Sie schrieb darüber, wie unwichtig das Äußere sei, und wie oberflächlich die Gesellschaft, und wie sexbesessen die Männer. Und wie sie gerade völlig ungeschminkt nackt auf der Couch lag und sich über ihre Falten, ihre Fettpolster am Bauch und ihre Cellulite freute. Und dazu postete sie ein Foto von sich in schmeichelhaftem Licht mit vollem Make-up, einer aufwendigen Flecht-Frisur und hochgepushten Titten in weißer Seidenspitze.

Das Ganze versah sie dann allen Ernstes mit Hashtags wie: #outfitoftheday #blondgirl, und sogar, aufs äußerste skrupellos, #boobs.

Kein Wunder, hatte sie ein paar hunderttausend Bewunderer, die ihr folgten. Die Kommentare dazu waren aber das eigentlich Unterhaltsame: Es gab Dutzende ernsthafte Fans, die sich bei ihr für die wunderbaren Worte bedankten, und dafür, dass sich endlich einmal eine Frau so aufrichtig und gesellschaftskritisch äußerte. Und dann gab es die normalen Kommentare der üblichen Typen. »Heiß!«, »Sexy Outfit!« Oder auch mit höherem Niveau: »Toll, wie du schreibst, aber dein Foto ist wirklich traumhaft!«

Allesamt wurden dann gemeinsam von einer empörten Zoe und ihren noch empörteren Followern aufs Übelste beschimpft. »Du hast wohl nicht kapiert, worum es hier geht!«, »Wegen Typen wie euch müssen wir Frauen immer noch leiden!«, »Sie darf wohl noch ihre Brüste zeigen, ohne gleich angemacht zu werden!«

Es war alles in allem ein höchst kurzweiliges Spiel.

Allerdings war es nicht nur ein bisschen schwierig, Zoe als

Person ernst zu nehmen, wenn man es erst einmal durchschaut hatte.

Aber sie gab sich wirklich große Mühe, Frida zu gefallen und ihr behilflich zu sein. Das konnte unter Umständen auch daran liegen, dass Frida so etwas wie ein aufgehender Star in der hippen Feministinnen-Szene war und Zoe sich von ihrer Freundschaft mehr Follower versprach. Nur so als Verdacht.

Ich war jedenfalls zunächst irritiert, dass jemand wie Frida jemanden wie Zoe als Begleitung dabeihatte.

Zoe schwebte an unseren Tisch wie ein Filmstar auf Drogen und begrüßte uns mit einem Lächeln, als hätte sie uns bereits ihr gesamtes Leben lang vermisst. Sie stellte sich vor, indem sie sich zu dicht zu mir beugte und mich auf die Wange küsste, also so richtig, nicht nur angedeutet, ihre Lippen waren weich und feucht, und sie duftete nach Vanille und Räucherstäbchen.

Das genügte mir bereits, um sie nicht leiden zu können. Vielleicht war ich aber auch nur einfach neidisch auf ihre makellose Haut und ihren Mund wie Angelina Jolie.

»Tut mir leid, dass ich so spät komme!«, raunte sie mit einer Stimme süß wie Honig.

»Kein Problem, wir haben schon gehört, dass du noch pissen warst«, sagte ich fröhlich.

Alwin warf mir einen warnenden Blick zu. Alwin übernahm mir gegenüber die gleiche Rolle wie Frida gegenüber Zoe: Sie versuchte, mich zu erziehen.

»Auf die Weiblichkeit!«, wiederholte Frida feierlich und hob ihr Glas.

Wir stimmten alle begeistert mit ein, sogar ich, aber nur, weil meine Begeisterung dem Anstoßen an sich galt.

»Auf die Weiblichkeit!«

In einer lesbischen Bar war das sicherlich nicht der schlechteste Trinkspruch. Ich hatte schon schlimmere gehört und vor allem ausgesprochen.

»Und, Willow, wie fandest du den Vortrag? War er nicht mega inspirierend?«, wandte sich Zoe mir zu.

Sie saß viel zu nah neben mir und ich mochte es nicht, wenn Leute sich meinen bescheuerten Namen auf Anhieb merkten.

»Ich wusste vorher nicht einmal, dass es so etwas wie freie Menstruation überhaupt gibt«, sagte ich diplomatisch.

»Ich praktiziere das jetzt seit beinahe einem halben Jahr, und du kannst dir nicht vorstellen, wie krass ich meinen Körper seitdem neu entdecke!« Sie strich sich über ihre Schenkel, um ihre Worte zu verdeutlichen.

Ich seufzte, wenn auch nur innerlich. Es ist doch einfach nur Blut, dachte ich, da ist nichts Magisches daran, es fließt durch uns alle, und aus manchen von uns tropft es eben manchmal heraus.

»Und du sparst bestimmt eine Menge Geld für Hygieneartikel«, sagte ich. Zoe löste in mir den Drang aus, ihre Verklärung in Pragmatismus zu ertränken.

»Das ist nur ein positiver Aspekt des Ganzen!«, meldete sich Frida. Ich hatte nicht einmal mitbekommen, dass sie unserer Unterhaltung gefolgt war.

»Ich weiß nicht«, traute sich Alwin zu sagen, »ich würde es wirklich gerne ausprobieren, aber ich kann mir nicht vorstellen, dass ich wirklich in der Lage bin, das zu kontrollieren!«

»Sprich aus, was du kontrollieren möchtest!« Frida hätte Gouvernante werden sollen. Halte dich gerade, Kind. Mund zu beim Essen. Sprich aus, was du kontrollieren möchtest. »Es ist deine Blutung, die du kontrollieren willst! Und wenn du sie kontrollierst, bekommst du die Kontrolle über deine eigene weibliche Macht zurück!«

»Genau!«, stimmte ich zu und füllte die Gläser nach, um

die Stimmung vielleicht endlich mal auch bei Frida zu lockern. »Auf dass unsere Blutung niemals klumpig sein möge!«

Sie stieß zwar mit an, war aber nicht mit meinem Trinkspruch zufrieden. Es war auch tatsächlich dieses Mal einer von denen, die ich als schlimm bezeichnen würde, wenn auch noch nicht unter den Top Ten der allerschlimmsten.

»Klumpen sind etwas durchaus Positives!«, klärte sie mich mit abermals gerunzelter Stirn auf.

»Ach ja? Ich muss wohl noch viel lernen!«, freute ich mich.

Frida beäugte mich skeptisch, um herauszufinden, ob ich mich über sie lustig machte. Tat ich nicht. Ich hatte nur keine Lust auf ernsthafte Diskussionen. Und normalerweise war ich ziemlich gut darin, diese zu vermeiden.

»Ich habe eine Idee!«, triumphierte Alwin. »Willow und ich werden die freie Menstruation üben. Und dann treffen wir uns in vier Wochen oder so noch einmal alle zusammen hier und tauschen unsere Erfahrungen aus!«

»Das ist eine Hammeridee!«, rief Zoe. »Ihr werdet es lieben!«

Frida musterte mich weiter, als vermutete sie, dass ich sofort vehement verneinen würde. Das ärgerte mich irgendwie. Wie konnte sie mit jemandem wie Zoe befreundet sein und mich als oberflächlich einstufen?

»In Ordnung!« Ich zuckte mit den Schultern, ohne dabei ihrem Blick auszuweichen. »Warum nicht?«

»Cool!«, jubelte Zoe. »Wir können uns auch alle bei mir treffen. Ich koche uns etwas Megageiles, das unseren Körper und unseren Geist nährt!«

»Wie wäre es mit megageiler Leber!«, schlug ich vor, immer noch in Blickkontakt mit Frida. »Wenn wir schon Menstruation als Thema haben ... Leber enthält am meisten Eisen und ist damit das gesündeste Nahrungsmittel für uns Frauen.«

»Das würde ich aufs äußerste gutheißen!«, bestätigte Frida mit ihrem lächelnden kleinen Mund, von dem ich nicht wusste, ob er grimmig oder freundlich war. »Führen wir uns das Blut wieder zu, das wir in einem Akt der Reinigung verloren haben!«

»Ich bin Veganerin!«, meldete sich Zoe.

Aber sie hatte in der Sache sowieso nichts mitzureden.

»Ich besorge uns Leber von meinem Biobauern, von Kühen aus Weidehaltung!«, besänftigte Alwin immerhin noch. »Und als Ersatz habe ich ein grandioses Seitan-Rezept, falls du nicht gegen deine Prinzipien verstoßen willst, Zoe!«

Ich leerte meinen Whisky schneller als geplant. Es sah ganz danach aus, als hätte ich mich mal wieder selbst in eine blöde Situation geredet.

Und in dem Moment bimmelte auch noch mein kicherndes Glöckchen, und diesmal war es der Typ mit den Locken.

»Lust auf ein Treffen?«, las ich heimlich unter dem Tisch.

O ja, die hatte ich gerade ungemein. Diese Runde hier würde an diesem Abend nicht mehr in jedes Stadium von beschwipstem Müßiggang gelangen, das ich so schätzte.

Nicht mit Frida am Tisch.

Außerdem hatte ich es aufgegeben, mit der Bedienung zu flirten. Erstens war sie bei genauerem Hinsehen gar nicht so attraktiv. Und zweitens hatte sie keinen Schwanz. Und danach war mir momentan. Sehr.

Das würde ich aber bestimmt nicht hier öffentlich verbalisieren. Nicht ohne die Gefahr, mit Menstruationsklumpen gesteinigt zu werden.

Also schob ich es mal wieder auf meinen Bruder.

»Ich muss leider schon weg, hab eine Nachricht von meinem Bruder bekommen …«, teilte ich vage mit, während ich etwas überhastet aufbrach. Und überließ es Alwin, die anderen über meine schwierigen Familienverhältnisse in Form eines psychisch kranken kleinen Bruders aufzuklären. Das übernahm sie liebend gern, bereits während ich mich schon auf den Weg machte, wie ich an ihrem betroffenen Gesicht erkannte, mit dem sie sich zu Frida beugte.

»Bis bald!«, flötete mir Zoe hinterher.

»Ja, du mich auch …«, knirschte ich unsichtbar hinter einem letzten krampfhaften Lächeln hervor, bevor ich mich aufatmend auf der inzwischen erträglich abgekühlten Straße wiederfand.

Es musste in der letzten halben Stunde geregnet haben, der Boden war noch nass und dampfte.

Es roch gut, wie es eben in nassen Sommernächten riecht, und ich dachte wieder an unsere Terrasse und die alten, wild wuchernden Rosen dort und die unzähligen, gestohlenen Painkillers und an das dunkle Haar meines Bruders, das ihm weich in die blasse Stirn fiel wie Rabenfedern.

Ich schüttelte die Erinnerungen ab und machte mich auf die Suche nach einem Taxi.

Nachdem ich dem Schafsmann vorgeschlagen hatte, dass wir uns doch einfach gleich bei ihm zuhause treffen könnten, hatte er kurz gezögert, bis sein OK zurückkam.

Weil er natürlich wusste, dass das ein Angebot für Sex war. Und das schockte die meisten Männer normalerweise erst mal wenigstens kurz oder sogar endgültig. Unter normalen Umständen wäre ich auch den normalen Weg gegangen und hätte mich ein bisschen von ihm erobern lassen, also eine weitere Verabredung auf ein paar Drinks oder sogar was zu essen, nette Gespräche, Komplimente, hingehauchte Worte: Eigentlich mache ich das ja nie beim dritten Date … und so weiter. Männer fühlen sich dann besser.

Aber heute hatte ich es eilig und brauchte eine Abkürzung.

Und er hatte mir ja dann auch ein »Klar, warum nicht« und seine Adresse geschickt.

Ich mochte Taxis. Sie waren bequem und ruhig und man musste sich um nichts kümmern. Sie fungierten als winziger privater Raum im Rummel der öffentlichen Straßen, moderne Sänften, ein Überbleibsel von Kolonialambiente. Und man kam damit auch nachts noch problemlos in die Weststadt.

Er wohnte im dritten Stock eines frisch renovierten Altbaus. Seine Wohnung war groß und mit viel Massivholz und Büchern und Pflanzen eingerichtet und nicht einmal eine WG. Das hätte ich ihm überhaupt nicht zugetraut.

Natürlich war er dafür noch um einiges weniger gutaussehend, als ich ihn in Erinnerung hatte. Seine Haare waren das einzig Attraktive an ihm. Er war dünn, also nicht dieses athletische Dünn von jungen Kletterern, sondern die spröde Fragilität eines Theoretikers. Er trug ein kurzärmliges Leinenhemd und Leinenshorts, und er war alles in allem so absolut nicht der Typ Mann, den ich gewöhnlich fickte.

Er war zudem ziemlich aufgeregt und verhaspelte sich, als er mir Wein anbot und wusste nicht so genau, wo er mich hinsetzen sollte.

Ich machte es ihm leicht, streifte meine pinken Flipflops ab und marschierte geradewegs ins Schlafzimmer. Er hatte ein Doppelbett mit weißer Baumwollbettwäsche. Ich betastete heimlich ihre raue, freundliche Struktur mit den Fingerspitzen, dann platzierte ich mich dort wie ein Pin-up-Girl, was auf keinen Fall sexy wirkte, da brauchte ich mich keinen Illusionen hinzugeben, in meinen abgewetzten Jeans-Shorts und dem Oversize-Metallica-T-Shirt, und grinste ihn an.

»Es gehört zu meinem Hobby, Rotwein in weißen Betten zu trinken!«, erklärte ich und klapperte mit den Wimpern.

Er lachte, ein bisschen nervös zwar, aber er lachte und gesellte sich mit der Flasche Wein und den Gläsern zu mir.

»Ich mache so etwas ja eigentlich nicht …«, sagte er. Jetzt musste ich lachen. Erstens war mir das klar, und zweitens hatte ich ja gerade eben erst daran gedacht, dass das eigentlich meine Worte hätten sein sollen, wäre ich mit mehr Anstand gesegnet gewesen.

»Keine Sorge, es wird nur ein bisschen weh tun!«, versprach ich.

Irgendwie war das hier netter mit ihm als gedacht. Wir mussten aber noch ganz schön viel Wein trinken, bis er so weit war, es doch zu machen. Er war ein sehr unschuldiges kleines Schaf, ein Lämmchen eher.

Und wie das dann eben so ist mit Männern, die sich Mut zum Sex antrinken; so viel Aufregendes passierte dann nicht mehr.

Ich half ihm, ein Kondom über seinen auffällig braunen Penis zu ziehen, der wenigstens ordentlich hart war. Und dann zog ich ihn in mich und ließ ihn schwitzen und arbeiten. Es war wohl tatsächlich schon eine Weile her, dass er das letzte Mal gevögelt hatte. Er stieß mit betrunkener Entschlossenheit in mich hinein und stöhnte aufrichtig begeistert. Und ich rieb mit fiebrigen Fingern meinen unwilligen Kitzler, um schnell einen mickrigen Orgasmus zu haben, bevor er selber fertig war, denn irgendetwas Positives gedachte ich aus diesem traurigen Akt mitzunehmen, und dann schlief er ein, und ich fühlte mich so einsam wie den ganzen Tag über nicht.

Ich ließ ihn mit dem schrumpeligen, weiß verschleimten Gummi über seinem schrumpeligen, schlaffen Glied liegen, ohne ihn noch mal anzufassen, ging in die Küche und suchte mir etwas zu trinken. Sein Kühlschrank beherbergte, wie konnte es anders sein, frischen Orangensaft und teures Mineralwasser und sogar, o Sünde, Cola Light.

Ich leerte die Flasche Orangensaft in der dunklen Wohnung, die vor fremder Stille brummte, und bereute alles. Also, so wirklich einfach alles. Nicht nur diesen einen Abend, sondern alle anderen Abende und Jahre davor. Es war nicht einmal ein schlechter Abend gewesen. Meine Abende und Nächte waren wie meine Trinksprüche: Manche davon waren lustig, die meisten nicht, und viel zu viele zeichneten sich durch rauschhafte Sinnlosigkeit aus.

Auf einmal hatte ich das dringende Bedürfnis, meinen Bruder wirklich zu besuchen. Sofort.

Es war drei Uhr nachts, aber das würde ihn nicht stören.

So leise wie möglich, suchte ich meine Kleider zusammen. BH und Höschen waren irgendwo in den Untiefen des Bettes verschollen, und ich wollte es nicht riskieren, das Schaf für ihre Bergung zu wecken, also verzichtete ich auf Unterwäsche.

Es gab noch ein Taxi auf der Straße. Auch wenn der Taxifahrer mich ziemlich komisch ansah, als ich ihm die Adresse nannte, er brachte mich dorthin. Es war sein Job.

Ich nutzte die 15 Minuten Fahrtzeit, um zu schlafen. Das konnte ich ausgezeichnet jederzeit und überall. Als ich beim Stoppen des Motors erwachte, war mir leicht übel, und ich bereute es, nicht das Mineralwasser mit eingesteckt zu haben.

Ich schaffte es dennoch, den Taxifahrer zu bezahlen und wankte in Richtung Tor davon, während er mir, dessen war ich mir sicher, fassungslos nachstarrte.

Natürlich war das Tor nachts abgeschlossen, das hatte ich total vergessen. Aber ich kam so oft hierher, dass ich genau wusste, wo die alte Mauer so niedrig war, dass ich selbst in meinem Zustand noch leicht darüberklettern konnte.

Mit aufgeschrammten Knien und Dreck an den Händen landete ich auf der anderen Seite.

Ich fand den richtigen Weg, ohne nachzudenken, auch bei Dunkelheit.

Schluchzend sank ich an seinem Grabstein nieder und scherte mich nicht darum, dass ich mich mitten in die feuchte Erde setzte. Meine Finger fuhren seinen in geschwungenen Lettern gravierten Namen nach.

Lord Mycroft Skye Beowulf of Elderwood.

Ich hatte ihn immer nur Skye genannt. Das passte zu seinem koboldhaften Gesicht und seinem lausbübischen Lächeln und der mühelosen Art, in der er sich bewegte, wie ein Tänzer, der nicht wusste, dass er einer war.

»Glaubst du immer noch an Gott, Skye?«, fragte ich ihn.

Und dann überkam mich die große Ruhe, die ich immer fühlte, wenn ich in seiner Nähe war, und ich schlief wieder ein, dieses Mal endgültig und erwachte erst wieder, als mir die Sonne so bösartig ins Gesicht stach, als hätte sie es sich zu ihrer heutigen Aufgabe gemacht, mich zu verbrennen.

KAPITEL ZWEI

Es gab schönere Dinge im Leben, als sich an einem sommerlichen Mittwochmorgen mit blutig verkrusteten Knien, allgemein dreckig, natürlich verkatert, demzufolge erbärmlich stinkend und dann auch noch ohne Unterwäsche und ohne Schuhe von einem Friedhof nach Hause zu schleppen. Aber es gab auch schlimmere Dinge, glaubt mir.

Keine Ahnung, wo die Schuhe geblieben waren. Ich vermutete, auf dem Grunde des Taxis. Ich verfluchte meine dämliche Idee, mit Flipflops auszugehen. Die verlor ich eigentlich immer. Aber ich hatte meine eingeschränkte Lernfähigkeit bereits erwähnt. Wenigstens waren pinke Plastik-Flipflops billig.

Und wenigstens hatte ich mein Telefon noch. Auf dem inzwischen so ungefähr tausend neue Nachrichten um Aufmerksamkeit buhlten. Ich ignorierte sie.

Alles, was ich wollte, war mein eigenes Bett. Und Stille. Die Nacht an Skyes Seite auf seinem feuchten Grab war zu kurz gewesen und voller wilder, böser Träume.

Jetzt würde ich mich bis mindestens Samstag sterbenselend fühlen. Was mir nicht unwillkommen war. Dann hatte ich einen Grund mehr, wechselweise im dreckigen Bett, auf dem alten Sofa oder der kaputten Liege herumzuhängen, Serien zu schauen, T. C. Boyle zu lesen, Snickers zum Frühstück und Hühnersuppe aus der Dose zu Abend zu essen und mit niemandem zu reden. Es klang so ungeheuerlich schäbig.

Aber genau das tat ich mit leidvollem Genuss.

Zwischendurch schaute ich natürlich trotzdem mal auf mein Telefon, nur um sicherzugehen, dass ich nichts Aufregendes verpasste. Aber es hielt nichts Überraschendes bereit: Ungefähr zehn Nachrichten von Tom, dem männlichen Schaf mit der schicken Wohnung und dem braunen Penis, und ungefähr hundert Nachrichten von Alwin.

Tom ging es vor allem darum, mir mitzuteilen, dass er unsere gemeinsame Nacht wundervoll fand, wie sehr es ihm leidtat, mich nicht mit einem üppigen Frühstück verwöhnt zu haben, was aber nur daran lag, dass ich verschwunden war, um mir dann endlich die Frage zu stellen, warum ich verschwunden war, und ob ich nicht beabsichtigte, ihn wiederzusehen.

Er nämlich wünschte sich das von ganzem Herzen, denn er hatte offensichtlich noch nie so eine aufregende Frau wie mich kennengelernt, was er in ziemlich romantische Worte verpackte. Er klang so ziemlich absolut bis über beide Ohren verliebt. Also antwortete ich ihm nicht.

Alwin war noch viel penetranter mit ihrer Besessenheit von der gemeinsamen freien Menstruation.

Sie schrieb mich jetzt schon mit »Hallo Blutsschwester« an und freute sich auf unser baldiges intimes Erlebnis. Und darauf, mit mir gemeinsam Brot zu backen. Und mir endlich den Bikini zu zeigen, den sie für mich gestrickt hatte. Blut, Brot und Bikinis. Bemerkenswerte Kombination.

Bis Freitagabend hatte sie mich mürbe gemacht. Wie sollte man auch jemanden ignorieren, der einem mit den eigenen Händen einen Bikini in den Wunschfarben Pink und Grün gestrickt hatte?

Außerdem hatte ich langsam die Dosensuppe satt und war sogar bereit dafür, eigenhändig Dinkel-Sauerteig-Brot mit diversen Superfood-Extras zu backen, um endlich einmal wieder eine anständige Mahlzeit zu mir zu nehmen.

Samstag stand ich darum beinahe pünktlich vor Alwins Tür und klingelte. Wer mir freudestrahlend öffnete, das war Zoe.

In einem silbergrauen Wickeltop, schwarz-grauen Leoparden-Leggings und pinkem Lippenstift. Ich hätte damit ausgesehen wie eine Nutte mit besonders schlechtem Geschmack. Sie sah damit aus wie die Yoga-Lehrerin von Brad Pitt. Natürlich konnte ich sie nicht leiden.

»Es ist so schön, dich wiederzusehen!« Sie fiel mir um den Hals und drückte mich fest an sich, um zu zeigen, dass das nicht nur eine leere Geste war.

»Alwin hat mir überhaupt nicht gesagt, dass du auch hier bist.« Das war meine Antwort, die alles andere als auf ihrem Level der Wiedersehensfreude lag. Also fügte ich heiter hinzu: »Toll, zu dritt macht Brotbacken bestimmt noch mehr Spaß. Du und Alwin übernehmt das Backen, und ich das Essen!«

»O ja, das wird richtig mega, ich habe nämlich noch eine Überraschung für dich!«

Zoe war wenig empfänglich für Ironie.

Sie überhörte sie einfach und führte mich an der Hand in die Küche, als wäre ich diesen Weg nicht schon hundertmal öfter als sie gegangen.

Ich war eigentlich jemand von denen, die auf Überraschungen standen, aber ich hatte den unguten Verdacht, nicht, wenn sie von Zoe kamen.

Alwin hatte bereits eine weiße Schürze um ihre Hüften und Mehl auf der Nase.

»Hallo Schatz, schön, dich endlich wiederzusehen!«, begrüßte sie mich gut gelaunt und drückte mir einen dicken Kuss auf die Backe. Diese liebevollen Schwingungen hier überforderten mich so früh am Tag. Also so gegen 14 Uhr.

»Ich mach uns einen Kaffee«, murmelte ich und beschäftigte mich inbrünstig mit der Espressomaschine.

»Sojamilch ist im Kühlschrank«, informierte Alwin mich fröhlich.

»Ich nehme Mandelmilch, habe ich vorher auch schon in den Kühlschrank gestellt!«, fügte Zoe genauso ausgelassen hinzu.

»Ich hätte gern Vollfett-Kamelstutenmilch, ist die auch schon im Kühlschrank?«

Die beiden lachten. Ich lachte auch, als hätte ich einen Scherz gemacht und keinen ironischen Kommentar.

Und es war auch gar nicht meine Absicht, fies zu sein. Ich schätzte Alwins Gesellschaft eigentlich samt ihren gesamten Fähigkeiten in nützlichen Dingen. Also sollte ich wirklich einfach nur nett sein, Cappuccino mit Sojamilch trinken und Brot backen.

Das tat ich dann auch alles anstandslos.

Als die Backformen mit dem Teig endlich im Ofen waren, rückte Zoe mit ihrer Überraschung heraus.

Sie wollte ein Foto-Shooting veranstalten. Mit mir. In dem neuen selbstgestrickten Bikini. Für ihren Instagram-Account.

Weil sie mir während dieser Erklärungen ordentlich Prosecco mit Bio-Siegel einfüllte und Alwin mehr als begeistert von dieser dämlichen Idee war, und weil ich, wie konnte es anders sein, neugierig war auf das, was sie da veranstalten würde, sagte ich irgendwann ja.

Zu dem Zeitpunkt hatte ich sie noch nicht im Internet gestalkt – ich war zu abgelenkt von meinem desolaten Zustand gewesen – und konnte noch nicht ahnen, dass mein Bild unter dem Hashtag #boobs und #bodypositivity erscheinen würde. Um der Wahrheit Genüge zu tun: Ich hätte es natürlich trotzdem gemacht.

Es gefiel mir komischerweise, wie Zoe um mich herumwirbelte wie ein fleißiger Schmetterling, an meinen Haaren zupfte und Dinge hineinsteckte, mein Gesicht bemalte und letztendlich den Bikini so anpasste, dass er perfekt saß.

Ich fühlte mich wie ein Hollywood-Star in der Maske, bevor ich lässig meinen zehnten Oscar abholen würde.

Alwin wurde mit einer riesigen Kamera bewaffnet, die ich bisher nur bei Fotojournalisten auf der Jagd nach dem seltenen Weiß-Pfoten-Makaken gesehen hatte. Sie musste damit auf genaue Anweisungen hin die Fotos im Garten von uns schießen, wo die Sonne als Beleuchtung anscheinend nicht ausreichte, sondern zwei Leuchten mit gewaltigen schwarzen Schirmen platziert waren.

Genauso professionell ging es weiter.

Ich erhielt die präzisesten Anweisungen, was die Haltung meines Fußes betraf, die Breite meines Lächelns und das Einziehen meines Bauches.

»Hey, was für ein Bauch bitte schön? Ich habe keinen Bauch!«, beschwerte ich mich, weil ich wirklich keinen hatte, was ein Wunder war, wenn man die unzähligen Snickers bedachte.

Zoe klärte mich darüber auf, dass es auf Fotos dennoch so aussehen würde, als hätte ich ein vorgewölbtes Bäuchlein, weil das die natürliche Form von Bäuchen sei, aber nicht die, die wir auf Bildern sehen wollten.

Ganz unbefangen fragte ich aus echtem Interesse nach, ob es nicht gerade darum ginge, die natürliche Weiblichkeit zu zeigen. Was ich nicht getan hätte, wenn ich bereits mit dem Stil ihrer Posts vertraut gewesen wäre.

»Auf jeden Fall«, bestätigte Zoe mit ihrer unschuldigen Kinderstimme, ohne ihr Selbstbewusstsein oder ihr Lächeln zu verlieren, »wir haben eine so brutal wichtige Message zu verbreiten! Deswegen müssen die Bilder perfekt sein, damit sie von möglichst vielen angeklickt und verbreitet werden!«

Das war eine Art Logik, die typisch war für Zoe.

Außerdem klärte sie mich weiter darüber auf, dass ich eine Beule in meinem Bikini-Höschen hätte.

Das wiederum wusste ich, war es aber mal so gar nicht gewohnt, dass mich jemand darauf ansprach. Ein Mann, mit dem ich nackt zugange war, der tat das unter Umständen schon. Aber mit Sicherheit keine erst flüchtig bekannte Frau in bekleidetem und völlig unerotisiertem Kontext.

Ich fing meine ausgebrochene Irritation schnell wieder ein.

»Ja, ich habe sowohl eine Vagina als auch einen Penis«, gestand ich ernst.

Zoe glaubte das natürlich sofort mit sensationsgieriger Verblüffung.

»Nein, wirklich?«, erstarrte sie.

»Nein, nicht wirklich«, seufzte ich. »Ich habe einfach eine überdurchschnittlich große Klitoris.«

»Ja, wirklich?« Jetzt wechselte ihre Überraschung zu freudiger Erregung. »Aber das ist ja perfekt! Wie extrem cool! Das ist das krasseste Merkmal für eine dominante Weiblichkeit, das es gibt!« Sie küsste mich vor lauter authentischer Begeisterung auf den Mund.

Es gab diese Frauen, die ständig alle anderen Frauen knutschten und umarmten und mit ihnen in einem Bett schlafen wollten, und nein, das war keine Umschreibung für Lesben, denn die hatten natürlich ein normales Bedürfnis danach, das ausschließlich mit bestimmten Frauen zu tun, die sie für derartige Tätigkeiten attraktiv fanden. Ich sprach von den heterosexuellen Frauen, die das rein platonisch beinahe zwanghaft mit Freundinnen, und, wie in Zoes Fall, auch mit fast Fremden taten.

Das war generell okay für mich. Ich mochte Berührungen. Aber ich mochte Zoe nicht. Und ihre Zärtlichkeiten noch weniger.

Vor allem, wenn es um meine Klitoris ging.

Die wurde jetzt nämlich sorgfältig in Szene gesetzt. Ich musste ständig mein Becken unnatürlich vorstrecken und ganz entspannt dabei lächeln, und Zoe konnte sich nicht mal zurückhalten, mir zwischen die Beine zu greifen, um das Bikini-Höschen so zurechtzuziehen, dass der kleine Hügel dort besonders betont wurde.

Das Faszinierende daran war, dass sie das alles mit einer absolut asexuellen Intention tat. Ihr ging es allein um ein spektakuläres Bild. Sie formulierte wahrscheinlich schon währenddessen die eindrücklichen Worte dazu in ihrem Kopf und die entsprechenden Hashtags.

Ich mochte meine Klitoris. Wir hatten schon nette Zeiten zusammen gehabt. Ich fand sie sogar ausgesprochen hübsch.

Aber es war mehr als befremdlich, sie so in die Kamera zu halten. Ich tat es dennoch. Es war eine neue Erfahrung. Es war auf absurde Weise lustig. Vor allem weil Alwin so peinlich berührt von unseren Aktionen war, dass sie es war, die irgendwann das Shooting abbrach mit der Begründung, sie müsste sich jetzt dringend um das Abendessen kümmern.

So gutmütig und eifrig und voll dazu entschlossen, freigeistig zu sein, wie sie war, so inbrünstig verschämt war sie eigentlich. Und dafür schämte sie sich besonders.

Aber mir reichten unsere bizarren Outdoor-Aktivitäten auch so langsam. Meine Hüfte tat weh von dem andauernden Herausstrecken meines Intimbereichs, und ich sehnte mich nach einem Drink.

Zoe verschwand mit ihrer gesamten technischen Ausrüstung im Wohnzimmer, weil sie so wild darauf war, sofort das

Bildmaterial zu sichten und auszuwerten, und ich verschwand mit einer neuen Flasche Prosecco in der Küche, um Alwin zu helfen.

Oder eher, um auf der Küchenanrichte zu sitzen und sie dabei zu unterhalten, wie sie routiniert Gemüse für den Salat schnitt und verschiedene Dips anrührte.

Die Abendessen bei ihr waren immer köstlich, und sie fand es nicht einmal schlimm, dass ich so faul war. Zwei Gründe mehr, sie ins Herz zu schließen.

Dieses Mal war es nichts mit der trauten Zweisamkeit, weil Zoe dabei war und die Tischkonversation bestimmte. Nein, nicht die Bilder betreffend, die hatte sie sich sozusagen für das Dessert aufgespart. Sondern leider war die freie Menstruation nicht in Vergessenheit geraten, und sie erteilte uns vergnügt Ratschläge für das erste Mal.

»Das Wichtigste ist, auf jeden Fall ab sofort Tampons wegzulassen! Die nehmen euch jedes Gefühl für das, was in euch passiert und wann es Zeit ist, einen Schwall Blut abzulassen!« Sie steckte sich eine Olive in den Mund.

»Für den Anfang solltet ihr aber noch zur Sicherheit Binden einlegen, falls es doch mal danebengeht. Das ist wie bei kleinen Babys, die auch erst lernen müssen, bewusst Pipi zu machen.«

Ich stimmte nicht in ihr Kichern mit ein. Ich fühlte mich nicht wie ein Baby.

»Ja, das sagte Frida schon«, warf ich genervt ein. »Warum ist die heute eigentlich nicht auch hier?«

Das interessierte mich nicht wirklich, ich suchte offensichtlich nur nach einem Themawechsel.

Keine Chance. Alwin war gewillt, sich um nichts in der Welt davon abbringen zu lassen, gemütlich über ihre Periode zu plaudern.

»Frida hat wichtige Termine, wie immer«, ging sie nur kurz auf meine Frage ein. »Und wie lange hat es bei dir gedauert, bis nichts mehr in die Hose ging, Zoe?«

Aufgekratztes Gekicher synchron von beiden Seiten.

»Ich habe das letzte Mal Binden getragen, als ich 15 war«, teilte ich grimmig mit. »Meine Mutter hat mir diese Riesendinger aus Watte besorgt, die einem die Hose so auspolstern, als hätte man eine Windel an. Es war demütigend!«

»O ja, so war das bei mir auch«, kreischte Alwin. »Erinnert ihr euch noch, wie man dann immer so ein langes Top drüber gezogen hat und hoffte, niemand sieht das?«

»Ja, ich habe deswegen sogar die Schule geschwänzt« quietschte Zoe.

»Ich habe meiner Mutter das blutige Ding zum Mittagessen auf den Teller gelegt!«, stimmte ich düster ein.

Die beiden starrten mich entsetzt an.

»War ein Witz!«, prustete ich los. »Aber verdammt, hätte ich das gern getan!«

Die beiden kriegten sich gar nicht mehr ein und wir endeten in einem hysterischen Lachanfall.

Die gute Laune war bei mir aber ziemlich schnell wieder vorüber. Spätestens, als ich das Foto sah, welches Zoe nicht nur bereits ausgesucht und nachbearbeitet, sondern sogar bereits mit Text versehen gepostet hatte.

Das Bild an sich war nicht das, was für die düsteren Wolken in meinem Kopf sorgte.

Zoe hatte es fertiggebracht, mir durch Frisur und Make-up und genaue Positionierung eine atemberaubende Schönheit zu verleihen, die ich in der Realität nicht besaß. Sogar im direkten Vergleich mit ihrer strahlenden Erscheinung, Arm in Arm, als wären wir Kindergarten-Gefährtinnen, verblasste ich nicht.

Ich entwickelte sogar erstmals ein wenig Respekt vor ihr. Wie sie das Motiv choreographiert hatte, das war meisterhaft.

Mein kleiner dünner Körper, der ansonsten etwas von einem Straßenkind hatte, wirkte in dem altmodischen Bikini wie der einer Tänzerin aus den verruchten 20ern. Die Farben, Altrosa und Staubgrün, harmonierten perfekt mit Zoes Silber und Schwarz, unsere beiden Köpfe, der eine Elfenbein, der andere Golden, leuchteten im falschen Sonnenlicht und unsere Münder verband das gleiche tiefe Pink.

Ich betrachtete den Schwung meines Wangenknochens und den Schatten meiner Wimpern darauf, und mein Herz brach ein bisschen.

Es war, als würde ich Skye sehen. Gewiss, wir waren Zwillinge, da sollte Ähnlichkeit nicht überraschen, jedoch hatte ich stets nur die Unterschiede wahrgenommen.

Das, was bei mir spitz und koboldhaft wirkte, machte aus ihm eine griechische Statue, fein gemeißelte Züge, marmorweiße Haut, ebenholzschwarzes Haar. Perlen, die zwischen seinen blutroten Lippen aufblitzten. Wimpern, die Schatten warfen wie kleine Flügel von Nachtfaltern.

Wie bei mir auf diesem einen Bild.

Auf dem die am deutlichsten ausgeleuchtete Stelle der kleine Hügel in meiner Bikinihose war.

Das holte mich zurück von meinem Bruder in die Gegenwart.

Ich hatte eine große Klitoris, ja, das war mir bekannt. Aber jetzt wirkte es wirklich eher so, als wäre da ein nicht mal ganz kleiner Penis zwischen meinen Beinen.

Ich schaute genauer hin und scrollte hinunter zu dem, was Zoe dazu geschrieben hatte.

»Niemand ist so zauberhaft wie meine Herzensschwester Willow, die Lady of Elderwood. Ihr Körper vereint männliche und weibliche Elemente in ästhetischer Harmonie, ihr Geist ist ursprünglich und frei. Seid ihr auch bereit, zu euren Makeln zu stehen? Tut das, und sie werden euch in krasse Schönheit transformieren! #yoga #childofnature #bodypositivity #womanpower #naturalbeauty #glow #vegan #bigklit #genderless #diverse #queer #sisterhood #aristocracy #nobletitle #boobs #outfitoftheday.«

Während ich das las, musste ich meine ganze Selbstbeherrschung bemühen, damit mein Gesicht nicht widerspiegelte, was ich empfand. In mir kochte eine heiße Welle von Wut wild nach oben.

Nicht einmal wegen der Erwähnung der körperlichen Makel in Zusammenhang mit #bigklit oder #genderless. Nach einem kurzen Anflug von Empörung dachte ich mir, warum sollten mich die Leute nicht für einen sexy Zwitter halten. So sah ich auf dem Bild ja auch aus. Dann hatte ich wenigstens einen Hauch von Exotik an mir.

Ich schäumte vor Wut wegen der Lady of Elderwood und den entsprechenden Hashtags. Ich hasste es, wenn man mich so nannte. Normalerweise stellte ich mich mit dem Nachnamen meines Vaters vor, der herrlich schnöde einfach nur »Schwarz« lautete, wenn ich nicht anderweitig gezwungen war.

Und schon gleich gar nicht war es auch nur denkbar, diesen beschissenen Titel derartig öffentlich zu machen. Das bedeutete nämlich nicht nur, dass Zoe so heiß auf Fotos mit mir gewesen war, weil sie die Freundschaft mit einer Gräfin als förderlich für ihren wachsenden Ruhm hielt, sondern es bedeutete auch und vor allem: Alwin hatte mich verraten. Ihr hatte ich in schwerst alkoholisiertem Zustand, klar, was sonst, ein paar Storys meine Herkunft betreffend mitgeteilt, wenn auch bestimmt nicht alles und auch nicht immer die Wahrheit. So dumm war ich nicht. Aber sie sollte wissen, wie empfindlich

ich bei dieser Sache war. Und sie hatte mich dennoch hintergangen.

Ich fühlte, wie die Luft ungefähr drei Meter in meinem Umkreis unter den Gefrierpunkt fiel, während es in mir vor Hitze tobte, als saugte meine Wut die Energie aus der Umgebung leer.

Die anderen fühlten das auch.

»Ist alles in Ordnung, Willow?«, fragte Alwin besorgt.

»Nimm meinen Namen da raus!«, sagte ich in einem Ton, der die Luft um uns herum zu Eiskristallen zerbersten ließ.

Ich spürte, wie Zoe neben mir mit einem Zucken gefror.

»Kein Problem, kein Problem …«, stammelte sie.

»Sofort!«, befahl ich mit der letzten Zurückhaltung, die ich aufbringen konnte.

»Kein Problem«, wiederholte Zoe leicht verstört, »das ist erst seit 5 Minuten online, das hat noch fast niemand gesehen!«

»Dann sollte das auch so bleiben!«, knurrte ich.

Ich rettete mich in den Garten, um kurz frische Luft einzuatmen und meine Wut spielen zu schicken, und als ich fünf Minuten später wieder das Wohnzimmer betrat, war mein Lächeln so unbefangen wie immer. Ich hatte mir den fetten Harry Potter geschnappt und kraulte sein rotes wolliges Fell, während ich sein Sträuben einfach missachtete. Es beruhigte mich, ihn zu kraulen.

»Ist jetzt wenigstens noch eine Flasche von diesem unerträglichen sauren Zeug da, was Bio-Winzer Prosecco nennen dürfen?«, scherzte ich und stieß auf geballte Erleichterung.

Der Abend endete gütlich.

Und damit, dass wir das nächste Treffen planten, jenes nämlich, das bei Zoe stattfinden sollte, um dort bei Leber und Rotwein über die Vorteile von blutigen Klumpen aus unserer Vagina zu konversieren.

Ich würde meine Tage in etwa einer Woche haben, Alwin in zwei, also legten wir den Termin knapp vier Wochen in die Zukunft.

Zoe, die Fridas Terminkalender in ihrem Telefon gespeichert hatte, stimmte es so ab, dass wir zu viert anwesend sein konnten.

Wenn das keine Aussichten wie auf Weihnachten waren.

Zum Glück war ich bald so betrunken, dass ich mir keine Gedanken mehr deswegen machte.

Und am nächsten Tag sowieso nicht mehr. Ich war gut darin, mir so wenig Gedanken wie möglich zu machen.

Deswegen bemühte ich mich auch gar nicht erst darum, ernsthafte Versuche zu starten, irgendeinen Einfluss auf meine Menstruation zu nehmen, als es dann so weit war.

Für mich war das noch nie eine großartige Sache gewesen. Andere Frauen schluckten haufenweise Schmerztabletten, rannten 5 Tage nur mit Wärmeflasche durch die Gegend und heulten ganze Taschentücher-Boxen leer.

Bei mir stieg höchstens der Snickers-Konsum beinahe unmerklich an, ansonsten stopfte ich mir Tampons in das blutende Loch und vergaß, dass da irgendwas anders war als sonst. Ich hatte auch kein Problem damit, in dieser Zeit sexuell aktiv zu sein. Der Akt an sich war dann zwar glitschiger als sonst, und es war ratsam, ein dickes Handtuch unterzulegen und auch, danach zu duschen, wenn man nicht als lebendes Jackson-Pollock-Kunstwerk herumlaufen wollte. Aber ich hatte nie verstanden, was daran eklig sein sollte.

Also war mein Zugeständnis zu dem gemeinsamen Pakt der, dass ich meinetwegen mal wieder Binden einlegte, um wenigstens nicht komplett lügen zu müssen, wenn der Tag der Offenbarung kam. Es war weit weniger schlimm, als ich es aus meiner Pubertät in Erinnerung hatte.

Komischerweise mochte ich sogar das Gefühl, wie das warme Blut aus mir herauslief, als könnte ich das Leben selbst spüren, das in mir wohnte.

Ich überlegte kurz, ob ich die Konsistenz und Farbe fotographisch dokumentieren sollte, entschied mich aber dagegen. Das würde übermotiviert wirken, und ich hatte keine Lust, in weitere Tätigkeiten eingebunden zu werden, die die Befreiung der natürlichen Weiblichkeit beinhalteten.

Mir gefiel es, wenn mein Leben genauso verstrich, wie es das die folgenden vier Wochen tat. Es gab den Sommer, meinen Balkon, Musik, Bücher, Alkohol und Männer wie Tom, die sich nicht gleich verliebten.

Obwohl, auf Letztere verzichtete ich tatsächlich in dieser Zeit komplett. Das war keine bewusste Entscheidung, ich verspürte einfach völlig grundlos keine Lust auf Flirten in Bars und Sex mit fremden Körpern.

Vielleicht war es das eher ernüchternde Erlebnis mit Tom gewesen, vielleicht machte ich auch eine ansonsten symptomlose Sommergrippe durch, aber ich war zu träge für Exzesse.

Ab und zu unternahm ich natürlich was mit Alwin, vorwiegend dann, wenn sie mich zum Essen einlud oder mich mit zum Baggersee einpackte, damit ich ein bisschen Bewegung bekam.

Sie war eine leidenschaftliche Schwimmerin. Ich nicht. Ich verabscheute kaltes Wasser. Und FKK-Strände. Sie nicht.

Obwohl, wenn schon FKK-Strand, dann mit Alwin. Die Spanner, die es da gab, die glotzten alle hypnotisiert auf ihre riesigen, weichen, weißen, frei baumelnden Brüste und nicht auf meine nicht vorhandenen. Und ich konnte wiederum komische Menschen beobachten.

Als die vier Wochen vorbei waren, war ich braungebrannt, wohlgenährt und ausgeruht.

Die beste Basis für das, was mich erwarten sollte.

Zoes Wohnung entsprach meinen Erwartungen. Auch deshalb, weil ich inzwischen fleißig auf Instagram gestöbert hatte. Deswegen kannte ich schon vorher ihre gesamte Einrichtung, den gesamten Inhalt ihres Kleiderschranks und ihre gesamten Essgewohnheiten.

Aus Interesse hatte ich sogar einmal bei einem ihrer Yoga-Videos mitgeturnt, es aber nach der Hälfte aufgegeben, weil es mich zum Schwitzen brachte.

Ich trat in den geräumigen Flur mit den Holzdielen und dem zwei Meter hohen goldgerahmten Spiegel und hörte bereits das Stimmengemurmel aus einem angrenzenden Raum.

»Die anderen sind alle schon da!«, sagte Zoe leicht vorwurfsvoll, nachdem sie mich erst mal ausgiebig betatscht und abgeknutscht hatte, wie sie es eben so machte.

Aber ich war über dem letzten Kapitel von »Der Meister und Margarita« eingedöst und erst vor einer Stunde wieder aufgewacht.

Ich hatte nicht mal geduscht, um wenigstens nicht unverschämt unpünktlich zu sein.

Nach kurzem Zögern hatte ich sogar auf Deo verzichtet, das machte es überzeugender, meinen Körpergeruch als gewollt natürlich zu verkaufen. Ich hatte so den unbestimmten Verdacht, dass es nicht schaden würde, Frida gegenüber den ein oder anderen Triumph im Ärmel zu haben. Sie konnte mich zu Recht nicht richtig einordnen und würde mich testen.

Und ich hatte den unerklärlichen Ehrgeiz, diesen Test zu bestehen.

Selbst wenn ich gezwungen war, dafür zu stinken. Das tat ich ja sowieso oft genug aus Versehen nach durchgefeierten Nächten, also verlor ich auch nicht meine Würde, wenn ich es einmal absichtlich tat.

Ich stolperte über die schiefe Holzschwelle ins Wohnzimmer – Scheiß-Altbau-Wohnungen – und fiel beinahe in ein knurrendes Muskelbündel aus gesträubtem Haar und blitzenden Augen.

Vielleicht setzte mein Atem einen Moment lang aus. Aber vor Hunden hatte ich mich noch nie und generell nicht gefürchtet. Im Gegenteil. Meine Mutter erzählte Gästen stets die Story, wie unser Nachbar mich in dem Zwinger seiner Wachhunde gefunden hatte. Er hielt sich zwei gewaltige Cane-Corso-Rüden aus genau den Gründen, aus denen man sie sich eigentlich nicht halten sollte, obwohl oder gerade weil sie dafür geschaffen worden waren: um seinen Grundbesitz zu bewachen und zu verteidigen. Ihre Namen waren Fritz und Hans, und sie nahmen ihren Job bitterernst. Nachdem sie einen Jungen beinahe getötet hatten, der über den Zaun geklettert war, um seinen Ball zu holen, durften sie nur noch nachts ihre Patrouille durch das Grundstück laufen. Sie galten als extrem gefährlich.

Als mich ihr Herrchen fand, schlief ich, fest angekuschelt an Fritz, mein Ärmchen um seinen riesigen Schädel, mein Beinchen über seine Flanke gelegt.

Es gab anscheinend die größten Probleme bei meiner Rettungsaktion, weil die Hunde mich nicht mehr hergeben wollten. Ich erinnerte mich nicht mehr daran und verdrehte nur genervt die Augen, wenn meine Mutter die Geschichte zum unendlichsten Male mit den neuesten Ausschmückungen zum Besten gab.

Geblieben war mir aber die Gelassenheit gegenüber Kötern aller Art, auch den giftigen, wie diesem hier.

»Tut mir leid«, entschuldigte ich mich dafür, dass ich ihn beinahe überrannt hatte. Er hörte auf zu knurren, schnupperte zuerst an meinen Füßen, dann an meinen Händen und zuletzt ausführlich an meinem Gesicht, welches ich ihm genau dafür hingestreckt hielt. Hunde berochen gern unsere Gesichter, und das machte sie irgendwie friedlich, keine Ahnung, warum.

Der Köter entpuppte sich als ziemlich hübsche schäferhundartige Hündin mit karamellbraunem Fell und schwarzer Schnauze.

Ich kraulte ihr den Hals, als sie ziemlich scharf zurückgerufen wurde.

»Lara!« Wie an einer Schnur schnellte sie zurück und legte sich lautlos zu den Füßen ihrer Herrin ab.

Lex

Lex hieß eigentlich Alexandra, aber niemand würde es wagen, sie so zu nennen. Sie sah auch nicht wie eine Alexandra aus, egal wie man sich eine solche vorstellen mochte.

Alexander der Große hatte vielleicht den gleichen Blick gehabt wie sie: bereit, irgendwas komplett und möglichst brutal zu zerstören. Bei ihm waren es die Römer gewesen, bei ihr waren es festgefahrene Rollenklischees, Tierversuchslabore, sexistische TV-Formate und Vergewaltiger, wobei für sie jeder Mann einen potentiellen Vergewaltiger verkörperte, weswegen wahrscheinlich auch allgemein Männer auf dieser Liste standen.

Das Erste, was man an ihr wahrnahm, war das lange Tattoo, welches sich ihr vom Hals und dem Kinn bis über das Jochbein erstreckte.

Alles an ihr war lang, und, wenn es anatomisch dazu in der Lage war, muskulös zu sein, dann war es auch das. Ihre Haut war ein dunkles Oliv, ihre Haare schwärzer als meine und zu einem sauberen Undercut ausrasiert, der Rest türmte normalerweise in einem festen Knoten auf ihrem stets hocherhobenen

Haupt. Dafür waren ihre Schultern immer leicht zusammengefallen, als hätte sie selbst ein bisschen Angst vor ihrer eigenen Entschlossenheit.

Sie hatte nordafrikanische Wurzeln, äußerte sich aber nicht gern zu ihrer Herkunft, was gerade ich gut verstehen konnte.

Von uns allen war sie mit Mitte 20 die Jüngste, daher rührten vermutlich ihre geballte Energie und das beinahe fanatische Streben nach einer neuen Weltordnung. Was den Fanatismus betraf, ergänzte sie sich natürlich ausgezeichnet mit Frida.

Im Gegensatz zu dieser war Lex keine Freundin der Theorie oder der vielen Worte überhaupt, außer es handelte sich um Gewaltphantasien, aber sie führte alles aus, was Frida ihr auftrug.

Lex war sozusagen Fridas Militär. Lex und Lara Croft, ihre Malinois-Hündin. Lara Croft stammte aus einer Auffangstation für schwer gestörte Hunde, die eigentlich nicht mehr zur Adoption taugten. Ihr Vorbesitzer war ein Idiot aus der rechten Szene gewesen, der sie von Welpe auf versucht hatte, in eine Tötungsmaschine zu verwandeln, und das so stümperhaft, dass sie irgendwann versucht hatte, ihn zu töten.

Lex hatte mit unendlicher Geduld und Liebe wieder etwas wenigstens einigermaßen sozial Verträgliches aus dem traumatisierten Tier gemacht, welches ihr seitdem noch mehr hündisch ergeben war, als es dieser Ausdruck eigentlich beschrieb.

Es gefiel Lex nie so richtig, dass Lara mich mochte.

Ich mochte dafür Lex und bewunderte sie ein bisschen für ihre leidenschaftliche Besessenheit.

Sie stand jeden Morgen um 5 Uhr auf, duschte kalt, absolvierte 100 Liegestütze und joggte nicht, sondern rannte mit Lara durch die Gegend, bevor sie sich ihrem Tagwerk widmete. Offiziell bestand es aus dem Studium der Sozialwissenschaften, inoffiziell plante sie den Umsturz des Patriarchats.

Natürlich hatte es mal wieder niemand für nötig befunden, mich darüber zu informieren, dass wir zu fünft sein würden anstatt zu viert.

Ich setzte mich auf den freien Platz neben Alwin, dort fühlte ich mich am sichersten, auch wenn ich dann wieder genau Frida und ihrem stechenden Blick gegenübersaß.

Alwin umarmte mich im Sitzen.

»Endlich!«, flüsterte sie, als wären wir mitten in einer Schulstunde und nicht beim Abendessen. »Wir warten nur auf dich!«

»Das habe ich bereits gehört«, antwortete ich. »Tut mir leid.« Ich winkte in die Runde.

»Hallo, Frida. Hallo, fremde Frau, ich bin Willow. Du kannst dir den Namen sowieso nicht merken, also frag einfach nach so oft du willst. Das bin ich gewöhnt. Hey, warum ist mein Glas immer noch leer? Ihr trinkt Rotwein, wie ich sehe!«

Alwin schenkte mir unverzüglich ohne ein weiteres Wort ein. Brav, Alwin.

Lex murmelte so was wie eine halbherzige Entschuldigung dafür, falls ihr Hund mich erschreckt haben sollte.

»Ach was«, wischte ich den Vorfall beiseite. »Ich habe eher sie erschreckt, richtig, Hund?« Der Hund klopfte ein paar Mal mit dem Schwanz auf den Boden und warf mir mit abgelegtem Kopf einen freundlichen Blick zu. Der Blick von Lex war weniger freundlich.

Aber ich nahm es nicht persönlich, schon zu dem Zeitpunkt, und ohne sie länger als 5 Minuten zu kennen, war mir klar, dass das ihr normaler Gesichtsausdruck war.

»Sie heißt Lara«, teilte Lex finster mit, bevor sie ihren eigenen Namen genannt hatte.

»Oh, wie Lara Croft?«, vermutete ich fröhlich.

»Genau so.« Lex blickte noch finsterer, obwohl ich mit meinem Schuss ins Blaue genau das Schwarze getroffen hatte.

Laras Crofts Ohren kippten von einer in die andere Richtung, als ihr Name genannt wurde. Sie hatte große Ohren.

»Cool«, nickte ich und verkniff mir einen Kommentar zu Lara Crofts eigentlicher Herkunft. Verkörperte sie doch in einem kultigen PC-Spiel eine Figur, die geradewegs rückständigster Männerphantasie entsprungen war.

Ich wollte nicht schon vor dem Essen unnötigerweise provozieren, aber ich schwor mir, Lex irgendwann danach zu fragen.

Erst bei der Stille, die eintrat, nachdem ich endlich schwieg, wurde mir bewusst, dass mein turbulentes Eintreffen wohl mehr als nur allgemeines Geplänkel unterbrochen hatte.

Ich musterte rasch alle Anwesenden und die Umgebung, um eine Antwort für das feierliche Schweigen zu finden.

Die Umgebung war blankgeputzt, beherrscht von minimalistisch arrangierten Designermöbeln und diente als perfekte Kulisse für Instagram-Bilder. Was ja auch ihr vorherrschender Zweck war.

Aber außer, dass wir um den massiven, mächtigen und runden Holztisch platziert waren wie die weiblichen Ritter der feministischen Tafelrunde, fand ich keinen weiteren Anhaltspunkt für unnötigen Ernst.

Waren wir nicht hier, um blutiges Fleisch zu essen und über blutige Themen zu plaudern?

»Ist jemand gestorben?«, rutschte es mir heraus, bevor ich es stoppen konnte.

»Das wäre nicht völlig falsch formuliert«, erwiderte Frida zu meiner Überraschung. »Prof. Dr. Frida Zeus lebt nicht mehr.«

Mir war schon klar gewesen, dass Frida einen gewissen Hang zur Dramatik hatte, spätestens bei der Wahl ihrer Buchtitel, aber das jetzt war ja beinahe schon theatralisch.

Ich gab ihr den Raum, diese interessante Ankündigung nach einer angemessenen Pause zu spezifizieren. Alle anderen wussten anscheinend schon Bescheid.

Zoe übernahm die Aufklärung.

»Frida hat ihren Lehrstuhl für Gender Studies geräumt«, wisperte sie. »Sie hat ihre Professur öffentlich während ihrem letzten Seminar niedergelegt. Es gibt ein YouTube-Video.«

Frida nahm einen Schluck Wein und starrte grimmig in die Ferne, das Haupt erhoben, der struppige Haarknoten wie eine goldene Krone.

»Es hat schon fast 100.000 Klicks«, ergänzte Zoe ehrfürchtig.

»Warum?«, fragte ich einfallslos.

»Weil ihre Rede mega inspirierend ist! Es wurde sogar über 1000 Mal geteilt«, flüsterte Zoe.

»Nein«, ich bedachte Zoe mit einem kurzen Kopfschütteln, »ich meine, warum hast du deine Professur gekündigt, Frida?«

Frida hatte das den anderen mit Sicherheit bereits ausführlichst dargelegt, aber sie zögerte nicht, das nochmals zu tun.

»Ich bin kein Instrument der Unterdrückung!«, erklärte sie entschieden. »Entweder ich lehre die Wahrheit oder ich lehre nicht!«

Das sollte als Zitat für die Nachwelt festgehalten werden, falls Frida einmal zu einer geschichtlich relevanten Persönlichkeit avancieren würde, was ich inzwischen als nicht komplett unwahrscheinlich erachtete.

Ich kickte Zoe mit dem Fuß gegen das Schienbein. So etwas fiel unter ihre Aufgaben als Assistentin. Aber die starrte mich nur perplex an. Oder es sah so aus, weil ihr Mund mit den heute alles andere als dezent orangefarbenen Lippen sowieso immer leicht offen stand. Jedenfalls kapierte sie den Hinweis nicht.

»Das verstehe ich gut!«, behauptete ich, obwohl ich immer noch nicht so ganz verstand, worum es ging. Und warum zum Teufel hatte Zoe grell orangefarbenen Lippenstift mitten im Gesicht und sah damit nicht aus wie eine farbenblinde Aerobic-Lehrerin aus den 80ern, sondern wie ein unschuldiges Mädchen auf dem Weg zum Pilzesammeln?

Alwin holte mich zurück zum eigentlichen Thema.

»Stell dir das mal vor, die Uni-Leitung wollte Frida verbieten, ihr Seminar zu halten. Sie behaupten, es wäre verfassungswidrig!« Ihre von Natur aus sanfte Stimme war zu einem Beben gedimmt.

»Was es natürlich nicht ist?«, hakte ich vorsichtig nach.

»Was es natürlich ohne jeden Zweifel ist!«, donnerte Frida. Nicht nur ich zuckte zusammen, das sah ich aus den Augenwinkeln.

»Jedenfalls dann, wenn unsere Verfassung weiterhin dafür sorgt, dass nur alte weiße Penisträger alle Machtpositionen innehalten als Zerrbild einer verkommenen Demokratie, die nichts anderes ist als die Diktatur des verkrüppelten Chromosoms!«

Oh, verdammt, ich musste dieses YouTube-Video unbedingt sehen, das hatte mehr als Weltklasse, wenn es derlei Aussagen beinhaltete!

»Die Leber ist fertig!«, piepste Zoe, als sich in just diesem Augenblick ein anderes Piepsen aus der Küche meldete.

Alle atmeten, wenn auch heimlich, erleichtert auf.

»Verschieben wir dieses Thema«, befahl Frida unwirsch. »Wir sind aus einem anderen Grund hier.«

Das klang wiederum weniger beruhigend als eher unheilvoll. Ich bereute es, keine Fotos von der Konsistenz meiner Monatsblutung gemacht zu haben. So würde ich bestimmt keine Eins plus mit Sternchen von Frida bekommen. Und irgendwie wollte ich das. Vielleicht war das der Augenblick, in dem mir klar wurde, dass ich wirklich den unbedingten Wunsch nach Fridas Respekt verspürte. Wir alle wollten das. So etwas machte sie mit Menschen. Selbst mit mir.

Ich verachtete mich dafür, und gleichzeitig verlangte es mich dennoch unbedingt danach, dass sie mich mochte.

An dem Abend war mir das noch nicht wirklich bewusst. Aber schon alleine, dass ich freiwillig anwesend war, um mit ein paar durchgeknallten Weibern über freie Menstruation zu plaudern, zeigte eigentlich bereits, zu was ich inzwischen alles bereit war.

»Ich kümmere mich schon darum, ich eile schon!«, flötete Alwin und verschwand mit wippenden Brüsten und wehenden selbst bestickten Röcken in der Küche.

Dann aßen wir. Der Wein war rubinrot und schwer, die Leber war saftig und dick und beinahe roh und hatte eine Farbe wie altes Blut, und dennoch wollte nicht so richtig die Stimmung aufkommen, um Menstruation mit auf den Tisch zu bringen, sozusagen.

Ich dachte vor allem darüber nach, wann ich für zehn Minuten auf der Toilette verschwinden und mir endlich das besagte Video auf YouTube zu Gemüte führen konnte.

Frida war sowieso ungewöhnlich schweigsam. Lex war, wie ich herausfinden sollte, so schweigsam wie immer, wenn es um belanglosen Smalltalk ging. Sie verweigerte sich auch radikal dem Alkohol, der das hätte ändern können.

Alwin versuchte krampfhaft, für entspannte Stimmung zu sorgen und erzählte irgendeine lustige Geschichte über Harry

Potter, wie er sich an ihren selbstgebackenen Hanfkeksen verschluckt hatte.

Und Zoe versuchte mich mit bewundernswerter Kaltblütigkeit und süßen Worten dazu zu bewegen, ein Fotoshooting mit ihr zu wiederholen.

Das weckte sogar Fridas Aufmerksamkeit.

»Ich habe das Bild gesehen, das Zoe von euch gemacht hat«, sagte sie und musterte mich mit neuerwecktem Interesse. »Im Bikini zu posieren wie ein gefälliges Weibchen, nur um dieses widerwärtige Klischee dann durch die Präsentation deiner aggressiven Weiblichkeit zu brechen … Bravo!«

Ich und meine Klitoris hatten Fridas Anerkennung! Mir blieb fast das Stück Leber im Hals stecken.

»Naja«, hustete ich, »eigentlich hat mich Zoe dazu überredet …«

Frida spießte ihr eigenes Stück Leber dermaßen brutal mit der Gabel auf, als handelte es sich dabei um das Patriarchat selbst. »Ihr solltet das tatsächlich wiederholen!«, befahl sie, während ihr ein Faden Blut den Mundwinkel hinabrann. Die tiefstehende Sonne warf einen goldenen Strahl direkt durch die Fensterscheibe auf ihr Haupt und ließ es wie eine Glorie erstrahlen. Es war ein ehrfurchtgebietender Anblick.

»Mach davon ein Foto!«, zischte ich Zoe an.

Die hatte nur einen weiteren irritierten Blick aus Bambi-Augen für mich übrig. Wenn Jesus mit lauter Jüngern wie Zoe gestraft gewesen wäre, würde ihn heute kein Schwein mehr kennen.

»Wir sollten allgemein mehr tun, anstatt nur zu reden!«, mischte Lex sich ein. »Wir alle!«

»Das ist korrekt!«, stimmte Frida zu.

»Ich fühle mich schon lange schuldig, weil ich so passiv bin«, gestand Alwin.

»Absolut!«, rief ich entschlossen, nur um dabei zu sein. »Geht mir genauso!«

»Wir könnten alle zusammen in der Natur nach den Regeln der Göttin leben und nur megareine Nahrung zu uns nehmen und bei Vollmond so krasse Rituale abhalten, mit so weißen Gewändern und Fackeln und so!«, begeisterte sich Zoe.

Diesmal starrten wir sie alle irritiert an.

»Und Einhörnern und so?«, ergänzte ich.

Aber bei Frida leuchtete augenblicklich etwas in ihren Augen auf, als sie daraufhin nachdenklich auf ihrer Leber herumkaute.

»Wir würden das gesamte System einfach boykottieren und unsere eigene Gesellschaftsform bilden«, überlegte sie laut. »Als Beispiel für eine funktionierende matriarchalische Struktur.«

»Wir würden unser eigenes Gemüse anbauen und uns selbst versorgen mit Hühnern und Ziegen und Bienen. Ich wollte schon immer eigene Hühner halten!«, stimmte Alwin schüchtern, aber mit vor Freude und vom Wein geröteten Wangen mit ein.

»Wir würden im Wald Fallen aufstellen und Wild jagen und wären im Falle der Apokalypse absolut autonom!«, ergänzte Lex mit einem wilden Grinsen, das darauf schließen ließ, dass sie schon darüber nachgrübelte, welche Waffen sie dafür beschaffen würde.

»Welche Apokalypse?«, fragte ich neugierig nach.

Die kaum ihren Teenager-Pickeln entwachsene Amazone bedachte mich mit einem herablassenden Blick, als wäre ich die Naive von uns allen.

»Die verfickte unausweichliche Apokalypse«, behauptete sie.

»Aha.«

»Wir steuern hart darauf zu. Das Einzige, was noch nicht klar ist, ist die Art, in der sie uns überrollen wird. Aber die

Menschheit betreibt seit Jahrhunderten dermaßen krassen Raubbau an der Erde, dass es nur noch eine Frage der Zeit ist, bis sie sich brutal rächen wird! Entweder in Form einer Pandemie, die uns alle tötet, während unsere Gedärme platzen, oder als Atomkrieg oder durch genetische Mutationen!«

Okay, Lex war durchaus dazu in der Lage, zu reden, wenn sie wollte. Sie wollte eben nur dann, wenn es um Apokalypsen, Waffen oder ansonsten irgendwie um Gewalt ging.

»Aber bei einem Atomkrieg würde es uns auch erwischen, egal wie autonom wir leben«, traute ich mich zu entgegnen.

»Dann brauchen wir eben zusätzlich noch einen verdammten Bunker und genug Vorräte! Und einen Brunnen!«, trumpfte Lex auf.

»Ich sehe hier Potential und mehr als das!«, verkündete Frida, und aus dem Funkeln in ihren Augen war ein unheilvolles Feuer geworden. »Ich sehe, wie hier das Schicksal eine Gruppe von starken Frauen zusammenführt, um eine Bestimmung zu erfüllen!«

Alle verstummten und richteten ihre Aufmerksamkeit auf sie, die schon damals unsere Anführerin war, ohne dass wir sie so bezeichnet hätten, und ich nutzte den atemlosen Augenblick, um rasch allen die Gläser mit Rotwein zu füllen, denn diesen, da war ich mir sicher, würden wir heute Abend noch brauchen.

»Wir werden die Frauen sein, die das aktuelle System boykottieren, indem wir unser eigenes erschaffen. Ein System der Gerechtigkeit im Einklang mit der Natur. Ein System ohne das aggressive Machtstreben der männlichen Diktatur. Ein System der gütigen Stärke!«

»Und wir werden das alles auf Insta und YouTube dokumentieren«, hauchte Zoe neben mir fast lautlos, und ich wette, sie hatte einen kleinen Orgasmus dabei, als sie die Follower-

Zahlen in einer goldenen Zukunft mit vielen, vielen Nullen aufleuchten sah.

Frida erhob sich langsam. Regungslos und aufrecht verharrte sie einen Augenblick im letzten Licht. Dann riss sie sich in einer einzigen, beinahe eleganten Bewegung ihr schwarzes hochgeschlossenes Oberteil über den Kopf. Sie trug keinen BH darunter, natürlich nicht, und ihr dickes, blondes Haar, welches sich aus dem Knoten gelöst hatte, fiel ihr in üppigen Wellen über die erstaunlich knabenhafte Brust.

»Wir werden die erste Generation der freien Frauen sein!«, verkündete sie, während der letzte Tropfen Blut in ihrem Mundwinkel glühte wie ein Rubin. Hätte die Welt dies vernommen, so wäre sie vor Schreck zusammengezuckt.

So aber hörten nur wir diese Drohung, wir vier, die in Fridas Schatten standen, und denen nichts anderes übrigblieb, als ihre Geste zu wiederholen.

Zuerst sprang Lex auf und entledigte sich ihres Tanktops, das sowieso nicht viel mehr war als ein Sport-BH, dann Zoe, die mehr Mühe hatte, sich aus ihrem engen Seidenteil zu schälen, dann legte etwas zögerlicher Alwin ihre Schichten aus Selbstgenähtem frei, und zum Schluss saß nur noch ich, und was sollte ich tun, außer mich anzuschließen.

Da standen wir. Im Kreis. Mit nacktem Oberkörper. Vor einer Tafel, auf der die umgestoßene Flasche Rotwein eine Lache wie aus Blut hinterlassen hatte.

Aber noch war dank mir genug in unseren Gläsern, um diese still zu heben. Da standen wir also und sahen uns an.

Es war banal. Und es war atemberaubend. Keine motivierende Rede unseres Anführers. Kein perlender Champagner.

Alter Rotwein und fast rohe Rinderleber und freie Menstruation.

Damit begann es.

KAPITEL DREI

Bevor es allerdings so richtig begann, musste noch so einiges anderes geschehen. Sowohl in meinem Kopf als auch außen.

Zuerst einmal vergaß ich sofort und ohne Umschweife jenen Abend, als wir uns gegenseitig unsere Titten gezeigt hatten, und irgendwie Fridas Geschwurbel von der Boykottierung des Systems und dem Aufbau einer neuen Gesellschaft verfallen waren.

Ich war nicht besonders gut in vielen Dingen, aber ich war großartig darin, Dinge zu vergessen, die mich ansonsten nur belasten würden. Dafür musste ich nicht einmal zu Alkohol greifen, das war einfach eine angeborene Begabung.

Und der Abend belastete mich. Aus Gründen, die mir nicht einmal richtig klar waren, schwirrte die Erinnerung daran wie ein heimtückisches Insekt durch meine Gedanken und stach ab und zu unerwartet zu.

Vielleicht, weil ich es schockierenderweise genossen hatte, der Teil von etwas zu sein. Etwas, das eine Bedeutung hatte. Und so krude Fridas Theorien auch sein mochten – sie glaubte daran. Und erstmals in meinem mickrigen Leben verspürte ich den Reiz, an etwas inbrünstig zu glauben. Es war wie eine Droge. Ich hatte mir aus Langeweile einen ersten Schuss gesetzt, einfach um zu sehen, was passieren würde. Und ich hatte nicht damit gerechnet, dass es mir gefallen würde.

Ich spürte, wie die Sucht ihre heißen Finger nach mir ausstreckte. Und ich rannte davon. Erst mal direkt in die Arme von Philip Djian. Bei ihm war die Welt noch in Ordnung. Dort gab es ganz normale Leute, die tranken und vögelten und an ihrem Leben scheiterten. Und er hatte ungefähr 50 Bücher daraus gemacht, was bedeutete, dass ich mich sehr, sehr lang damit ablenken konnte. Oder eben auch nicht. Die Voraussetzungen waren eigentlich ideal.

Ab Ende Juli hatte ein seichter Dauerregen eingesetzt, der ausdauernd pünktlich jeden Morgen einsetzte und den ganzen Tag durchhielt.

Es gab also nicht den geringsten Grund, um nach draußen zu gehen und bei Freiluft-Betätigungen zu schwitzen. Ich mochte Sommerregen. Er war warm und gemütlich.

Aber mein Bett war es trotz ausgewählter Lektüre nicht. Nach jeder zweiten Seite vergaß ich, dass ich jenen Abend bei Zoe eigentlich vergessen hatte, und beobachtete mich dabei, wie ich an die Decke starrte und an Rinderleber und Fridas Brüste dachte. Oder eigentlich nicht an ihre Brüste, die waren mir egal, aber inzwischen zu einem optischen Sinnbild geworden für alles, was mich seither beschäftigte.

Nachdem also mein altbewährter französischer Schriftsteller als Ablenkung versagte, floh ich in die Arme von jemand anderem, um selbst wieder zu trinken, zu vögeln und an meinem Leben zu scheitern. Tom, das Schaf, war mein auserkorenes Opfer. Und seine haarigen Arme waren offen für mich, und sein brauner Penis war bereit.

Diese Taktik bewährte sich besser. Tom bemühte sich derart, ein aufmerksamer Liebhaber und Gastgeber zu sein, dass ich praktisch bei ihm einzog, um mich kulinarisch und erotisch von ihm bedienen zu lassen. Es war bereits Ende August, als sich Alwin wieder bei mir meldete und mir dadurch erst auffiel, dass sie die letzten Wochen auffällig still gewesen war.

Ich lag gerade im Bett, in Toms Bett, mit der duftenden weißen Baumwollbettwäsche, und ließ mir von ebendiesem die Füße massieren, als Alwin anrief.

»Nicht aufhören!«, befahl ich, während ich mich herumräkelte, um nach meinem Telefon zu greifen, das irgendwohin neben das Bett gefallen war.

»Du lebst ja noch«, begrüßte ich vergnügt meine liebste Bikinistrickerin.

»Ja, Willow, Schatz, deswegen rufe ich an. Es tut mir so leid, dass ich dich vernachlässigt habe!« Sie klang, als hätte sie wirklich ein abgrundtief schlechtes Gewissen.

»Kein Problem. Was war los?«

»Du bist mir nicht böse? Wollen wir heute vielleicht zusammen ein Eis essen gehen? Und ein bisschen plaudern?«

Niemand außer Alwin sagte plaudern. Ich musterte den nackten Mann, der sich nach wie vor leidenschaftlich meinen Zehen widmete und mich dabei hingerissen anlächelte und merkte, dass ich tatsächlich mehr als dankbar für eine Pause von diesem ganzen Verliebtheitsding war.

»Klar«, antwortete ich also, obwohl Tom eigentlich geplant hatte, den Nachmittag mit mir im Zoo zu verbringen. Er hielt es für romantisch, Händchen zu halten und Kamelen beim Kacken zuzusehen.

»Oh, ich freue mich!« Alwins Stimme war anzumerken, dass sie sich tatsächlich freute. »Ab wann hast du Zeit?«

»Eigentlich ab sofort. In einer halben Stunde bei dem Kroaten, der so tut, als wäre er ein Italiener?«

Ich legte auf und schmiss mich auf Tom, um ihm ein paar Küsse auf den flaumigen Bauch zu geben.

»Das war meine beste Freundin, sie wurde gerade verlassen und ist nur am Heulen«, log ich. »Ist es okay für dich, wenn ich mich gleich mit ihr treffe?«

Natürlich war es okay für ihn. Er war immer noch in diesem berauschten Stadium der Hingerissenheit, nachdem ich so unverhofft seit einigen Wochen sein Spiel von der glücklichen Beziehung mitspielte. Er hätte mir momentan noch alles verziehen. Das würde sich irgendwann ändern, also war es in Ordnung, es noch auszunutzen.

Ich suchte mir was zum Anziehen aus dem Schrank, in den Tom mein bisschen Wäsche ordentlich zusammengefaltet deponiert hatte, und war zehn Minuten später verschwunden.

Draußen im Regen atmete ich auf. Es tat gut, allein zu sein. Ich lief drei Straßen, einfach nur um die nassen Tropfen und den Wind auf meinen bloßen Beinen zu spüren, bevor ich mir ein Taxi suchte.

Warum um alles in der Welt kam Alwin auf die absurde Idee, ausgerechnet bei diesem Wetter Eis essen gehen zu wollen?

»Warum kommst du bei diesem Wetter auf die absurde Idee, Eis zu essen?«, fragte ich sie zur Begrüßung, nachdem ich mich aus ihrer nach Küche und selbstgemachter Seife duftenden Umarmung gelöst hatte.

Wir mochten den Kroaten, der vorgab, Italiener zu sein. Man konnte dort auf einer alten überdachten Terrasse fernab vom Straßenverkehr sitzen und sicher sein, mit »Belissima!« angesprochen und extragroßen Kugeln Stracciatella verwöhnt zu werden, was Guido, der in Wirklichkeit Stipe hieß, Schratsatella aussprach.

Wir mochten ihn, auch wenn wir die Vermutung hegten, dass nach Ladenschluss noch ganz andere Geschäfte zwischen den hässlichen Polsterstühlen aus den 70ern und den Italien-Flaggen abliefen.

Eine Zeitlang waren wir regelmäßig hierhergekommen,

bevor Alwin angefangen hatte, Zucker und Milchprodukte als Drogen zu bezeichnen.

»Ich lade dich zu einem Spagettieis ein!«, antwortete Alwin. »Du liebst Spagettieis!«

»Natürlich liebe ich Spagettieis. Jeder liebt Spagettieis.«

Ich musterte mit verschränkten Armen ihr verkrampftes Lächeln und das Zucken ihres linken Augenlids. Sie hatte ein schlechtes Gewissen.

»Ich habe dich ziemlich vermisst, Alwin!«, behauptete ich deswegen, um herauszufinden, was verdammt noch mal eigentlich los war.

Das genügte. Alwin war viel zu leicht emotional erpressbar.

»Es tut mir so leid, Schatz!«, brach es auch schon aus ihr heraus. Sie schielte mich unter ihrer dicken schwarzen Brille hilflos an, und ich glaube, es standen bereits Tränen in ihren wässrig-blauen Augen.

»Was tut dir genau leid?«, brüllte ich beinahe. Ich kapierte es einfach nicht und ihre Schwammigkeit kotzte mich ein bisschen an.

»Naja, ich habe versucht, die anderen zu überzeugen, aber du weißt ja, wie Frida ist …«

»Ja, ich weiß, dass Frida eine Irre ist, die Bücher mit Porno-Titeln schreibt und einen Hang zum Exhibitionismus hat!«

»Sag doch so was nicht!«, schluchzte Alwin. Dann brachte die Bedienung unser Eis. Sie musste sich wie alle Angestellten bei Guido die Haare schwarz färben und das Grundvokabular von Italienisch beherrschen. »Ciao, Bellas«, sagte sie gelangweilt und knallte uns die Glasschüsseln vor die Nase.

Ein paar Löffel voller cremigem Vanilleeis und viel zu süßer Erdbeersoße herrschte Schweigen.

»Jetzt erzähl doch einfach mal von Anfang an«, meinte ich

irgendwann versöhnlich. »Alles, was ich weiß, ist, dass du die letzte Zeit beschäftigt warst. Aber das ist doch in Ordnung. Ich war auch fast nie zuhause. Ich habe jemanden kennengelernt.«

»Ach ja, wirklich?« Alwin strahlte mich an. »Du hast dich verliebt? Wer ist es? Hast du ein Foto?«

Die einzigen Fotos, die ich von Tom hatte, zeigten ihn und mich in wenig jugendfreien Situationen, aber er sollte nun auch wirklich nicht Gegenstand unseres Geplauders sein, wenn wir schon plauderten.

»Ich weiß noch nicht so richtig, wie sich das entwickeln wird«, behauptete ich, obwohl ich es selbstverständlich ohne Zweifel wusste. In nicht allzu ferner Zukunft, zum Beispiel in drei Tagen, würde Tom anfangen, mir mit seinen ständigen Küsschen und Zettelchen, auf die er kleine, und wie er fälschlicherweise annahm, bezaubernde Liebesbotschaften schrieb, so dermaßen auf die Nerven gehen, dass ich gehen würde. Für immer.

»Aber jetzt sag doch endlich mal, was mit dir passiert ist, Alwin? Was ist mit Frida und den anderen?«

»Du erinnerst dich doch noch an das Abendessen bei Zoe?«, fragte Alwin zögerlich.

»Nein, das habe ich verdrängt.« Zumindest versuchte ich es seither angestrengt.

Alwin konnte nicht anders, als mich trotz ihrer inneren Aufgewühltheit mit einem kurzen Lehrerblick zu bedenken.

»Ja, natürlich erinnere ich mich«, seufzte ich. »Wie sollte ich diese ganzen Brüste auch vergessen?«

»Ach, das ...« Sie wurde tatsächlich ein bisschen rot. »Das war ein besonderer Augenblick. Das war Magie. Und wir sollten uns nicht unserer Nacktheit schämen!«

»Hey, ich bin diejenige, die ihre Klitoris auf Instagram

gestellt hat!«, erinnerte ich sie. »Und was war also mit diesem Abend, an den wir uns beide noch so gut erinnern, wenn auch aus anderen Gründen?«

Alwin druckste ein bisschen herum, tunkte ihren Löffel in die rosa Sahnereste und schleckte ihn ab und derlei Übersprungshandlungen mehr.

»Frida hat danach eine Gruppe gegründet. Mit Frauen, die ihre Vision teilen. Von einer selbstbestimmten Lebensform auf dem Land.«

»Aha.« Ich glaube, meine Arme verschränkten sich von selbst wieder, weil ich so ungefähr ahnte, was folgen würde. »Lass mich raten. In der Gruppe sind du, Frida, Zoe und Lex.«

»Ja, irgendwie schon …«

»Und ich nicht.«

»Naja, wir dachten, du wärst nicht interessiert …«

»Und warum habt ihr nicht gefragt?«

Ich war nicht interessiert. Ich hätte geantwortet, mit Sicherheit nicht interessiert zu sein, und einen sarkastischen Kommentar dazu abgegeben. Aber es kränkte mich, gar nicht erst gefragt worden zu sein.

Sogar sehr, musste ich mir eingestehen. Ich schmollte sogar ein wenig ernsthaft herum, machte genau das, was Alwin zuvor gemacht hatte, spielte mit meinem Löffel und den Eisresten und raunzte der Bedienung zu, dass wir noch zwei Cappuccino und zwei Prosecco benötigten.

»Si, Si, bring ich euch subito«, erklärte sie unbeeindruckt und kaugummikauend.

»Ich trinke eigentlich keinen Alkohol und kein Koffein mehr«, merkte Alwin vorsichtig an.

»Heute schon«, befahl ich düster. Ich hatte mieseste Laune. Dabei konnte es mir eigentlich völlig gleichgültig sein, was die verrückten Feministinnen von mir dachten.

Was dachten sie eigentlich genau, um mich einfach so zu verbannen?

»Warum denkt Frida, ich wäre nicht interessiert?« Ich hörte selbst, dass ich wie ein beleidigtes Kind klag. Das hob meine Laune nicht unbedingt.

Alwin räusperte sich und nahm ihre Brille ab, um sie zu putzen. Mir fiel zum ersten Mal auf, dass ihre Augen kaum Wimpern hatten und von unzähligen blauen Äderchen gesäumt wurden, wahrscheinlich, weil ich sie zuvor noch nie so lange ununterbrochen angestarrt hatte.

»Frida denkt, du bist oberflächlich, eine typische Anhängerin der egozentrischen Spaßgesellschaft und an nichts anderem interessiert als an dir selbst«, murmelte sie irgendwann mit gesenktem Blick.

»Aha«, sagte ich, weil mir nichts anderes einfiel. Die Charakterisierung war erschreckend zutreffend. Deswegen würde ich ihr vehement widersprechen.

»Und was denkst du?«, fragte ich Alwin.

»Das weißt du doch. Ich habe Frida gesagt, dass du erst mal vielleicht schon so wirkst, aber nur, um dich zu schützen. Wenn man dich besser kennt, merkt man, dass du ein wirklich, wirklich gutes Herz hast …«

Alwins Charakterisierung hingegen war erschreckend naiv und diktiert von ihrem eigenen viel zu guten Herzen, das viel dringender als ihre Augen eine Brille benötigte.

Aber es tat mir trotz allem gut, etwas Nettes über mich zu hören.

»Danke«, sagte ich aufrichtig. »Außerdem bin ich absolut interessiert!«

Wenn ich später darüber nachdenken sollte, war genau dies der Bruchteil eines Momentes, in dem ich die Wahl gehabt hatte. Die Wahl, zu meinem unspektakulären Leben zurückzukehren und friedlich, nun ja, mehr oder weniger friedlich, bis ans Ende meiner wahrscheinlich nicht allzu vieler Tage zu leben. Andererseits – wer weiß denn schon. Das Schicksal hätte auch dafür sorgen können, dass ich von Toms reichhaltig vergossenem Samen erst schwanger und dann eine Mutter geworden wäre. Eine wundervolle Mutter. Die ihre Erfüllung in Kinderlachen und dem Verarzten von abgeschürften Knien finden würde.

Es wäre möglich, dass im grauen Regenhimmel über mir eine Wolke ganz kurz die Form einer dreckigen Windel annahm.

Dann war der schicksalhafte Augenblick vorbei. Und ich sagte die Worte, die diese eine Türe in jene nicht allzu weit entfernte Zukunft öffnen und alle anderen schließen würde.

»Außerdem bin ich absolut interessiert«, sagte ich und steigerte es sogar noch in: »Ich will auf jeden Fall dabei sein! Egal, was ihr vorhabt!«

Sie hatten ziemlich genau das konkret vor, was Frida bereits angekündigt hatte: Sie planten langfristig den Umsturz der Gesellschaft und wollten kurzfristig damit beginnen, eine eigene kleine Gesellschaft zu gründen. Als Selbstversorger-Kommune irgendwo mitten auf dem Land.

In den letzten Wochen, in denen ich wenig politisch motivierten Handlungen gefrönt war, um mich abzulenken und zu vergessen, hatten bereits mehrere Treffen eben zu diesem Zweck stattgefunden, Treffen, in denen konkrete Pläne auf gestellt wurden, nach geeigneten Lokalitäten zu suchen, die Finanzierung sicherzustellen und Aufgaben zu verteilen.

Treffen, zu denen ich nicht eingeladen worden war. Als Alwin mir das erzählte, meldete sich sogleich wieder das beleidigte Kind in mir.

Und das Schlimmste kam erst noch. Sie hatten mich nicht nur ausgestoßen, sie hatten mich ersetzt.

»Ihr habt mich einfach durch eine Nutte ersetzt, die Gretchen heißt?« Diesmal kreischte ich wirklich vor Empörung.

»Eine ehemalige Sexarbeiterin!«, verbesserte mich Alwin.

»Und was qualifiziert eine Nutte dazu, das Mitglied einer feministischen Kommune zu sein, wenn nicht mal ich den Ansprüchen genüge?«

»Wir dachten einfach nicht, dass du ...«, stammelte Alwin. »Meinen Ansprüchen genügst du total! Aber Frida meinte, wir brauchen Frauen mit bestimmten Fähigkeiten ...«

»Wie zum Beispiel die einer Nutte?«

»Jetzt hör doch mal auf! Willst du wirklich mit uns aufs Land ziehen? Und dein ganzes altes Leben hinter dir lassen? Wirklich?«

»Ja!«, behauptete ich ohne zu zögern. »Und ich habe auch Fähigkeiten!«

Alwin lächelte mich vorsichtig an.

»Natürlich hast du die, Schatz. Wir müssen nur Frida davon überzeugen.«

Wir nippten an unserem Prosecco.

»Was kannst du denn so?«, fragte Alwin schließlich.

Die Frage an sich stellte gewissermaßen einen Affront dar, aber leider gab es keinen Grund für ehrliche Empörung. Mir fiel selber nämlich nicht allzu viel ein.

Ich war gut darin, Wochen mit Nichtstun zu verbringen, unangenehme Dinge zu vergessen und mich von liebestollen Schafen durchfüttern zu lassen. Nichts davon würde Fridas Respekt erzwingen.

»Ich kann gut Alkohol trinken!«, grinste ich und leerte mein Glas auf ex. Alwin lachte nicht.

»Willow, genau das ist der Grund, warum Frida dich ablehnt. Du nimmst nichts ernst. Wenn du wirklich bei unserem Projekt ›Menschen mit Vaginas‹ dabei sein möchtest, dann musst du wirklich anfangen, ein bisschen erwachsen zu werden!«

Mir verschlug es kurz die Sprache. Aber nicht aufgrund des strengen Tons, den meine heute übrigens in grasgrünes Häkelgarn gehüllte Freundin angeschlagen hatte.

»Wirklich?«, fragte ich mit gerümpfter Nase.

»Ja, wirklich! Ich weiß, dass du es nicht böse meinst, aber du kannst nicht über alles Witze machen!«

»Ich meine, wirklich, das Projekt heißt ›Menschen mit Vaginas‹?«

»Ja.«

Ich sah an Alwins zusammengepressten Lippen, dass sie eine erneute wenig erwachsene Bemerkung von mir erwartete.

»Okay, von mir aus, wenn ihr das so entschieden habt … ich finde zwar, in dem Zusammenhang klingt ›Vagina‹ eher wie eine Behinderung, du weißt schon, wie ›Menschen mit Autismus‹ oder so, aber ich akzeptiere das.«

Alwins Mundwinkel entspannten sich wieder ein bisschen.

»Und was muss ich jetzt tun, um bei den Menschen mit Vaginas mitmachen zu dürfen, außer eine Vagina zu haben?«

»Das versuchen wir jetzt herauszufinden.« Alwin kramte mit entschlossenen Fingern in ihrer selbstgefilzten Tasche, die mit gelben Filzrosen bestickt war, und zog einen Notizblock sowie ein Mäppchen heraus. In diesem wiederum befanden sich allerlei Buntstifte.

»Wir werden jetzt eine Mindmap von deinen Fähigkeiten erstellen. Ganz ungezwungen, in Form von einem entspannten Brainstorming.«

Manchmal vergaß ich ganz, dass Alwin in ihrem Alltag irgendwas irgendwo mit Projektmanagement machte. Sie redete auch selten darüber, weil es ihr ein bisschen peinlich war, derart bürgerlich angestellt zu sein.

»Okay«, seufzte ich, als ich erkannte, dass das heute wohl in echter Arbeit münden würde. »Du meinst das richtig ernst, oder?«

»Du solltest das richtig ernst nehmen!«, entgegnete Alwin, für ihre Verhältnisse schon fast laut. »Du bist meine beste Freundin, und ich wünsche mir sehr, dass du mit uns zusammenziehst. Aber ich muss es Frida gegenüber vertreten können, dich mit ins Team zu holen. Und wir können so etwas nicht durch persönliche Sympathie entscheiden.«

»Ich bin hocherfreut, dass du noch so was wie persönliche Sympathie für mich hegst«, erwiderte ich, wahrscheinlich minimal schnippisch.

Alwin überhörte das. Sie hatte eine Mission. Ich konnte mir vorstellen, wie die letzten Wochen das schlechte Gewissen in ihr immer mehr gewachsen war, bei dem Gedanken daran, mich auszugrenzen, wie sie es nicht gewagt hatte, Frida in dieser Entscheidung zu widersprechen, aber wie der Wille immer mehr in ihr gereift war, dafür zu sorgen, mich wieder zu integrieren.

Ich kaute auf einem lilafarbenen Fineliner herum, trank dazwischen einen Schluck kaltgewordenen Cappuccino und dachte nach. Das war eine ungewohnt anstrengende Tätigkeit.

Dabei sollte ich nur die ersten drei Dinge notieren, die mir einfielen, die mir am meisten Spaß machten. Und dann die drei, die mir am wenigstens Spaß machten. Und dann die drei, die ich am besten konnte. Und dann die drei, die ich am wenigsten konnte. Und schließlich die drei, die ich noch unbedingt lernen wollte.

Ich bemühte mich redlich darum, die Sache ernst zu nehmen und ehrlich zu sein. Was einen Widerspruch in sich darstellte, weil wäre ich absolut ehrlich gewesen, hätte Alwin angenommen, ich wolle sie nur verarschen.

Am Ende kam Folgendes bei diesem wenig erquicklichen Spiel heraus: Am meisten Spaß machten mir saufen, vögeln und lesen. Am wenigsten früh aufstehen, Familienfeiern und arbeiten. Meiner Meinung nach konnte ich am besten mit Tieren umgehen, Saufen und Vögeln, was immerhin mit dem korrelierte, was mir am meisten Spaß machte. Am wenigsten gut konnte ich Kochen, Rechnen und Singen. Dafür wollte ich unbedingt lernen, wie man frei menstruierte, das Patriarchat stürzte und Frettchen züchtete.

Alwins Reaktion bestand darin, dass sie noch zwei Prosecco bestellte. Offensichtlich hatte sie vergessen, dass sie momentan keinen Alkohol trank.

»Ich glaube kaum, dass Saufen und Vögeln Eigenschaften sind, die Frida brauchen kann!«, seufzte sie. Sorgenfalten zeigten sich auf ihrer Stirn.

»Oh, doch, ich glaube, das ist genau das, was Frida mal brauchen könnte«, murmelte ich in mein Glas.

Alwin ignorierte mich.

»Vielleicht wird sie es anerkennen, dass du frei menstruieren und das Patriarchat stürzen willst … aber du willst wirklich Frettchen züchten?« »Ja, war schon immer mein Traum«, behauptete ich trotzig.

War es wirklich einmal gewesen. Skye und ich hatten zu unserem 10. Geburtstag zwei schneeweiße Frettchen bekommen, wahrscheinlich weil meine Mutter dies für adäquate Schoßtiere von Adelssprösslingen hielt. Es existierten mehrere einschlägige Gemälde, die genau das darstellten.

Ihr Fell war unglaublich weich und seidig gewesen und ihre Äuglein so rot wie frisches Blut. Ich liebte das Gefühl ihrer spitzen kleinen Krallen, wenn ich sie herumschleppte, und es störte mich nicht, dass sie ab und an ihre spitzen kleinen Zähne in mein Fleisch schlugen, wenn ihnen danach war. Meines hieß

Schneeweißchen und Skyes hieß Rosenrot. Wir führten sie an kleinen Geschirren durch den Garten und brachten ihnen bei, ein Katzenklo zu benutzen. Mutter verbot es uns, aber wir ließen sie nachts dennoch in unserem Bett schlafen und fütterten ihnen heimlich Käse und Ei vom Frühstückstisch.

Irgendwann waren sie verschwunden.

»Ich mag Frettchen. Es sind sehr nützliche Tiere. Wir könnten sie zur Kaninchenjagd einsetzen und so«, erklärte ich.

»Naja, Lex mach gerade den Jagdschein … vielleicht hätte sie Verwendung für so was«, überlegte Alwin. »Du hast wirklich ein Faible für Tiere, Willow, oder?«

Ich zuckte mit den Schultern. Es hatte jedenfalls mehr Tiere in meinem Leben gegeben als Menschen, die ich mochte. Wahrscheinlich war das der Grund, warum ich es momentan so gut mit Tom aushielt. Seine starke Behaarung war wie ein Fell und seine Ergebenheit wie die eines Hundes.

»Klar. Ich könnte auch Hühner züchten und so«, schlug ich proaktiv vor.

»Das ist gar keine schlechte Idee … wir haben noch niemand explizit für die Nutztiere. Das hätte ich zwar auch gern übernommen, aber ich werde mit der Organisation des Gartens ausgelastet sein«, überlegte Alwin und schob die Brille auf ihrer Nase hin und her.

Ich verkniff mir einen Kommentar zu der Fragwürdigkeit von der Haltung von Nutztieren in einer gegen Ausbeutung jeder Art kämpfenden Kommune, weil meine Teilnahme offensichtlich von diesen Nutztieren abhängig war.

»Ich weiß auch, wie man Kühe melkt«, nutzte ich meine Chance.

»Kühe sind bis jetzt noch nicht geplant …«, überlegte Alwin, »aber ich glaube, so müsste das eigentlich funktionieren.

Morgen findet unser nächstes Treffen im Seminarraum vom ›Querbeet‹ statt. 19 Uhr. Sei pünktlich.«

»Morgen schon? Warum?«

Aber ich hatte keine Wahl mehr. Ich hatte die Herausforderung angenommen. In mir kochte ein Groll gegen Frida, die mich so kaltblütig verbannt hatte, und ich würde ihr beweisen, wie sehr sie sich damit geirrt hatte.

»Alles klar. Morgen um 19 Uhr«, korrigierte ich mich also entschieden.

Guido-Stipe kam persönlich mit einer Flasche Amaretto heraus, um uns zu verabschieden. Es würde das letzte Mal sein, dass er Alwin und mich sehen würde. Vielleicht spürte er das.

Mit dem Geschmack von süßen Mandeln im Mund und leicht beschwipst von zu viel Prosecco schlenderte ich durch den monotonen Dauerregen.

Ich hatte kurz das Bedürfnis, bei Skye vorbeizuschauen und ihm davon zu berichten, dass ich jetzt vielleicht wirklich bald Frettchen züchten würde. Aber er war zu weit weg und ich war zu müde.

Tom machte mich noch mehr müde. Er erwartete mich nackt auf dem Bett, mit einer Rose zwischen den Zähnen. Ernsthaft. Ich hätte ihm nicht schreiben sollen, dass ich auf dem Nachhauseweg war.

Kurz versank ich in der Betrachtung dieses Bildes, dem langen, mageren Leib, der beinahe genau so weiß war wie das Laken und von unten bis oben bedeckt mit golden schimmerndem Flaum. Die Locken auf seinem Haupt rankten sich üppig um sein schmales Gesicht, und in den Locken zwischen seinen Beinen versteckte sich sein brauner Penis als schrumpeliges schüchternes Ding.

Ich hatte ihn irgendwie gern, also nicht nur seinen Penis, sondern den ganzen Mann daran. Und er tat mir unendlich leid, wie seine braunen Augen mich so hoffnungsvoll anstrahlten und ihm die Rose so dümmlich aus dem Mund hing.

Eigentlich hatte ich vorgehabt, gleich nach meiner Ankunft mein Zeug zusammenzupacken und wieder in meine Wohnung zu verschwinden. Irgendein Grund wäre mir schon eingefallen. Aber dieser Mann wirkte so hoffnungsfroh, dass ich nicht anders konnte.

Ich riss mir meine feuchten Klamotten herunter und fickte ihn ein letztes Mal, bevor ich ging und damit die Höhle verließ, in die ich mich verkrochen hatte, um zu vergessen.

Es schmerzte ein bisschen, als ich ihn zum Abschied küsste. Ich hatte mich an das Gefühl seiner warmen, stets spröden Lippen gewöhnt und daran, wie seine Zunge vorsichtig vorschnellte, um meine Lippen zu berühren.

»Ich verstehe, dass du Zeit für dich brauchst«, sagte Tom und drückte mich zu fest an sich. Aber er klang verwirrt und verletzt. »Versprich mir nur, dass du dich regelmäßig meldest? Damit ich weiß, dass alles in Ordnung ist?«

Ich versprach es ihm und machte mir nicht einmal die Mühe, dabei die Finger hinter meinem Rücken zu kreuzen oder so.

In meiner eigenen Wohnung war es leer und still. Zu leer und still. Ich lag in meinem eigenen ungemachten Bett, das leicht muffig roch, weil es hier niemanden gab, der regelmäßig die Laken wusch, und starrte an die Decke. Ich konnte mich nicht erinnern, jemals so oft an irgendeine Decke gestarrt zu haben wie in diesem verregneten Juni, aber es fühlte sich passend an.

Um mich herum verstreut lagen achtlos aufgeschlagene Bücher, Snickers-Verpackungen und dreckige Höschen.

Das summierte relativ akkurat meinen augenblicklichen Lebensstil. Und zum ersten Mal hinterfragte ich diesen. Also, nicht in einem größeren Maßstab. Dazu war ich zu faul. Mir wurde nur bewusst, dass ich mich eigentlich schon seit geraumer Zeit mit mir selbst abgrundtief langweilte.

Vielleicht war es gar nicht so schlimm, ein Ideal zu haben und dafür zu kämpfen. Vielleicht war es nicht nur Zufall gewesen, dass ich Alwin zu jenem Vortrag über freie Menstruation begleitet hatte. Vielleicht hatte etwas in mir nach genau so etwas gesucht, was die irren Feministinnen planten.

Über die vielen Vielleichts wurde mein Kopf ganz schwer und meine Augen fielen zu, und ehe ich es merkte, war es schon wieder Morgen, und ich erwachte in genau der gleichen Stellung, in der ich entschlummert war, nämlich an die Decke starrend.

An diesem Tag blieb ich aber nicht ewig liegen, um noch in irgendeinem Buch zu blättern oder im Bett zu frühstücken. Möglicherweise auch deshalb, weil niemand da war, um mir ein Frühstück ans Bett zu bringen. Ich vermisste Toms weichgekochte Eier.

An diesem Tag wälzte ich mich wenig elegant, aber dynamisch von der Matratze, begab mich auf direktem Wege ins Bad und duschte eiskalt. Ohne zu zögern. Das war schockierend, selbst für mich, denn ich verabscheute kaltes Wasser.

Aber ich fühlte instinktiv, dass ich heute einen klaren Kopf und einen wachen Körper benötigte. Denn ich würde mir einen Weg in den Zirkel der krassen Menschen mit Vaginas erkämpfen.

Ich betrachtete mich im Spiegel. Mein feuchtes, schwarzes Haar hing irgendwie formlos um meine Schultern, dafür waren meine dunklen Augenringe beinahe verschwunden. Die letzten Wochen bei Tom waren wie eine Art Kur gewesen.

Ich sah tatsächlich beinahe gesund aus, was mir nicht besonders gut stand, aber alles andere als das Abbild von progressiver Weiblichkeit.

Also musste ich das ändern. Noch vor dem ersten Schluck Kaffee kramte ich also in den chaotischen Untiefen meines Badezimmerschranks, bis ich den alten Rasierer gefunden hatte, den ein Exfreund, an dessen Namen ich mich nicht mehr erinnerte, hier vor Jahren vergessen hatte. Der Akku war leer, aber das Ladekabel steckte noch in dem Ding, also rammte ich es in die Steckdose.

Bis es geladen hatte, schnappte ich mir die Küchenschere und leistete schon mal Vorarbeit.

Der erste Schnitt war der schlimmste. Als die erste seidige Strähne federleicht ins Waschbecken glitt, stockte mir kurz der Atem. Bei der zweiten war es schon leichter.

Und dann fiel ich in eine Art konzentrierter Trance und arbeitete stumm und verbissen, bis ich mir das letzte Haar so dicht wie möglich direkt an der Kopfhaut abgesäbelt hatte.

Als ich das nächste Mal in den Spiegel blickte, schmerzten meine Arme und meine Augen. Das Geschöpf, welches mir entgegenstarrte, entstammte einem Horrorfilm. Einem schlechten. Der in einer alten Irrenanstalt aus dem letzten Jahrhundert spielte, wo die Insassen derartig zugerichtet wurden, wie ich es gerade mit mir selbst geschafft hatte.

Zwischen beinahe kahlen Stellen ragten struppige Büschel vereinzelter Haare auf, und mein nackter magerer Körper wirkte noch nackter und noch magerer.

Ich nickte zufrieden. Das sollte eigentlich genügen.

Und als ich dann später noch einmal mit dem Rasierer sorgfältig den gesamten Schädel nachfuhr, war das Ergebnis nicht einmal mehr erschreckend.

Eine Schicht aus schwarzem Samt rahmte mein Gesicht ein und ließ meine Augen von groß auf riesig wachsen. Meine Wangenknochen wirkten noch kantiger, mein Kinn noch spitzer, aber nicht unharmonisch. Wenn ich vorher im besten Fall beinahe hübsch gewesen war, so war ich jetzt ein sexy Alien. Und das Beste und Traurigste: Ich sah weniger aus wie Skye als jemals zuvor, der stets lange Haare getragen hatte. Behutsam fuhr ich mit dem Finger den Schwung meiner minimalistischen Lippen nach und dachte daran, wie seine Lippen immer rot gewesen waren, rot wie die Johannisbeeren, die er geliebt und direkt vom Strauch gepflückt hatte, und wie er mich damit gejagt hatte, weil ich sie aufgrund ihrer Säure hasste, und wie er mich damit eingerieben hatte, bis ich selbst überall rote Flecken hatte, als wäre ich direkt vom Baum gefallen und halb verblutet.

Ich sah meinem Mund im Spiegel dabei zu, wie er bei der Erinnerung lächelte, und befahl ihm, sofort wieder damit aufzuhören.

Es war nicht die Zeit für Nostalgie. Es war Zeit, in den Krieg zu ziehen.

Und als ich später am Abend die Wohnungstür schloss, sah ich auch ganz danach aus.

Zu schwarzen Shorts und einem schwarzen Shirt trug ich meine alten Lederboots und meine neue nicht mehr vorhandene Frisur.

Jetzt sah ich aus wie eine, vielleicht ein bisschen mickrige, Söldnerin aus einem Endzeitfilm. Es gefiel mir, so auszusehen.

Und ich bildete mir ein, auch die Leute, denen ich auf der Straße begegnete, sahen mich anders an als sonst.

Voller Selbstvertrauen stolzierte ich breitbeinig ins ›QueerBeet‹, wo ich mich in meinem neuen Look gar nicht mehr so fehl am Platz fühlte.

»Wo findet die geheime Besprechung statt?«, raunte ich der Frau hinterm Tresen mit einem Augenzwinkern zu.

Sie trug tausend Piercings im Gesicht und lächelte mich an. »Gehörst du zu Frida?«

»Auf jeden Fall!«

Nur wusste Frida noch nichts davon. Aber das würde sich gleich ändern.

Mir wurde der Weg ins geheimnisvolle Hinterzimmer gewiesen, und ich betrat es Punkt 18:55 Uhr. Wenn das kein Beweis dafür war, wie verdammt ernst ich dieses verdammte Treffen nahm.

Alle anderen waren dennoch schon anwesend und saßen auf ihren Plätzen an dem hässlichen weißen Tisch aus Billigholz. Dieser Seminarraum war nichts anderes als eine ehemalige Abstellkammer, an deren Wänden wenigstens ein paar linksradikale Poster klebten. Ich hatte mir Glorreicheres erhofft. Und mehr als das Wasser ohne Kohlensäure, das zu dieser Sitzung gereicht wurde. Nüchtern würde das hier dreimal so anstrengend werden.

»Seid gegrüßt, Schwestern!«, begrüßte ich die Anwesenden, als hätten wir uns vorgestern das letzte Mal gesehen. Ich ließ mich auf den freien Platz neben Alwin gleiten, die mich entsetzt und mit ungelogen offenem Mund anstarrte.

Ach ja, als wir uns am Tag zuvor bei dem Kroaten, der vorgab, ein Italiener zu sein, getroffen hatten, war meine Haarpracht noch intakt gewesen.

Ich grinste Alwin an und fuhr mir aufreizend über mein Fell aus Samt.

Dann stellte ich fest, dass ausnahmslos alle mich anstarrten.

»Hallo, Willow«, sagte Frida schließlich ernst, aber nicht feindselig. »Alwin hat uns bereits mitgeteilt, dass du bei unserem heutigen Treffen teilnimmst.«

Frida sah aus wie immer: schwarzes, hochgeschlossenes Oberteil, wirrer Haarknoten, schiefer Pony und rosige Pausbacken.

Alle sahen aus wie immer.

Zoe zauberhaft, Lex furchterregend, Alwin farbenfroh … und dann war da noch Gretchen. Keine Ahnung, wie die sonst so aussah, aber das, was ich sah, konnte ich auf den ersten Blick nicht leiden.

Um fair zu bleiben: Gretchen hätte der reizendste Mensch auf Erden sein können und ich hätte sie gehasst. Zum Glück war sie auch unter normalen Umständen nicht besonders reizend. Also erst recht nicht dann, wenn sie engagiert worden war, um mich zu ersetzen. Sie saß mir schräg gegenüber, so dass ich genug Zeit hatte, sie genau zu mustern.

Zu meiner Enttäuschung sah sie nicht so aus, wie man sich eine ehemalige Nutte vorstellte. Es war einfach eine durchschnittliche Frau in einem zu großen, grob gestricktem Wollpulli mit einem kleinen Glitzerstein in der Nase und zu dünn gezupften Augenbrauen.

Blickte man ihr jedoch aufmerksam ins Gesicht, dann sah sie, zu meiner Genugtuung, genauso aus, wie man sich eine ehemalige Nutte vorstellte. Irgendwie müde und mit harten Falten um den Mund und zwischen den Augen, als hätte sie zu viele Widerlichkeiten geschluckt und gesehen. Was wahrscheinlich sogar zutreffend war. Dabei war sie noch nicht einmal besonders alt, vermutlich in meinem Alter mehr oder weniger. Aber sie wirkte mindestens fünfzehn Jahre älter als Zoe. Nicht nur wegen ihrem angefurchten Gesicht und dem künstlich blauschwarz gefärbten und künstlich geglätteten Haar, welches ihr von glitzernden Plastikspängchen zurückgehalten wurde, nicht nur wegen den krallenartigen Fingernägeln, sondern vor allem wegen ihrer gebeugten Haltung. Als weile sie bereits seit hunderten von Jahren in dieser schrecklichen Welt.

Bestimmt war sie mal sehr schön gewesen, damals, als sie noch auf den Kinderstrich ging. Spuren davon waren noch vorhanden. Bestimmt gab es immer noch genug Freier, die sie attraktiv finden würden. Warum also war sie auf die dumme Idee gekommen, ihren zwar nicht besonders ehrbaren, aber bestimmt lukrativen, Brotberuf aufzugeben und sich irgendwelchen durchgeknallten Feministinnen anzuschließen?

Aber ich hielt erstmal meinen Mund. Ich war als Bittstellerin hier. Ich musste demütig erscheinen. Und so, als würde ich unsere Mission ernst nehmen. Also keine ironischen Bemerkungen über neue Mitglieder.

»Ich bin dafür, als ersten Punkt gleich Willows Teilnahme zu besprechen«, unterbrach Frida meine Gedankenspaziergänge ins Rotlichtmilieu. »Das sollte Priorität haben, damit wir wissen, ob wir sie in unsere weitere Planung miteinbeziehen oder nicht.«

Das klang gar nicht so schlecht. Ich hatte mich darauf eingestellt, mehr Widerstand brechen zu müssen. Alwin hatte wahrscheinlich schon Vorarbeit geleistet, die Gute. Sie starrte mich übrigens immer noch an.

Zoe beugte sich über den Tisch und raunte mir zu, so laut und begeistert, dass es die Gäste im ›QueerBeet‹ noch hören konnten: »Deine neue Frisur steht dir mega, Willow, einfach der Hammer!«

Das war eine perfekte Vorlage für meine kleine Rede.

»Ja, die letzten Wochen hatte ich viel Zeit zum Nachdenken«, begann ich. »Etwas in mir hat sich verändert. Wahrscheinlich hat sich deswegen auch äußerlich etwas verändert. Und das liegt an euch.« Ich machte eine kurze strategische Pause, damit auch Frida noch einmal ausreichend Zeit hatte, um meinen rasierten Schädel zur Kenntnis zu nehmen. Dann senkte ich Kopf und Lider, um mit leiser Stimme fortzufahren. »Und ich muss zugeben, ich war verletzt und traurig, als ich durch Alwin erfahren habe, dass ihr dieses Projekt ohne mich aufbauen wollt.« Aus den Augenwinkeln nahm ich wahr, dass zumindest Zoe dabei betreten zu Boden schaute. »Aber ich kann euch verstehen. Wirklich. Ich würde mich selbst nicht dabeihaben wollen.«

»Es war keine Entscheidung aus persönlichen Gründen, Willow!«, unterbrach Frida mich. »Aber wir brauchen Frauen, die dieses Leben auch wirklich zu hundert Prozent aus tiefster Seele wollen und bereit sind, alles dafür zu geben!«

»Ich weiß«, behauptete ich. »Und ich bin bereit dazu. Kann sein, dass ich mich hinter dummen Bemerkungen verstecke, aber eigentlich war ich schon lange auf der Suche nach … etwas, das ich nicht beschreiben kann. Ich habe in der letzten Zeit deine Bücher gelesen, Frida …«, also genau genommen hatte ich sie heute in wenigen Stunden illegal im Internet überflogen, »…und ich habe meine Antworten darin gefunden. Ich wurde konservativ erzogen und bin mein Leben lang falschen Idealen nachgerannt … aber ich will das ändern. Wirklich.« Ich zwang mich dazu, meine Stimme brechen und eine kleine Träne meine Wange hinabrinnen zu lassen. Hatte ich es übertrieben? Aber niemand lachte. Jetzt kam der schwierigste Satz von allen.

»Ich will zu den Menschen mit Vaginas gehören.« Ich schaffte es, ihn auszusprechen, ohne selbst zu lachen. »Ich will das Patriarchat verlassen. Ich will lernen, selbstbestimmt und frei zu leben und für Millionen von geknechteten Frauen ein Vorbild zu sein.«

»Und Willow könnte uns unterstützen«, kam mir Alwin zu Hilfe. »Sie hat viel Erfahrung mit Tieren. Haltung und Zucht. Wir brauchen sie für die Hühner und Ziegen.«

Von Ziegen wusste ich noch gar nichts. Aber von mir aus. Mit denen würde ich auch irgendwie fertig werden.

Als wäre es ihr Stichwort gewesen, streckte in diesem Moment Lara ihre Schnauze unterm Tisch hervor und legte sie auf meinen Knien ab. Ich flirtete zum Dank für diese unverhoffte Verstärkung ein bisschen mit ihr und grinste dann in die Runde.

»Ja, Tiere mögen mich!«

Nicht einmal Lex schaute finster. Ich hatte den Eindruck, mein neuer Stil sagte ihr zu. Vielleicht sollte ich auch mit Laras Besitzerin flirten.

Ich strahlte Lex an. »Ich habe gehört, Lex lernt gerade Jagen. Vielleicht könnte ich sie unterstützen, indem ich Frettchen für die Jagd ausbilde und so …«

»Das ist gar keine schlechte Idee!«, zuckte Lex mit den Schultern. »Von euch interessiert sich ja sonst niemand für die Jagd!«

»Wer welche Aufgaben übernimmt, soll jetzt nicht der Gegenstand von Diskussionen werden«, unterbrach uns Frida streng. »Wir müssen erst zu einem endgültigen Entschluss kommen, was Willow betrifft.«

Es war ein seltsames Gefühl, der Mittelpunkt einer Abstimmung zu sein. Ich genoss es. Und Gretchen zerstörte diesen majestätischen Augenblick.

»Ich geh erst mal eine rauchen!«, sagte sie mit einer Stimme, die klang, als würde sie seit ihrem 12. Lebensjahr rauchen, was sehr wahrscheinlich auch der Fall war.

Alle schauten ihr zu, als sie mit ihrem engen Kunstlederrock den Raum verließ.

»Gibt es irgendwas an ihr, das nicht künstlich ist?«, zischte ich Alwin zu. Die zog mich vorwurfsvoll am Ohrläppchen, aber ich wusste, dass sie genau dasselbe dachte, war sie doch diejenige, die sich in ausschließlich natürliche Materialien hüllte.

Lex und Frida nutzten die kurze Pause, um irgendwas zu

tuscheln, und Zoe nutzte sie, um mich über die Likes aufzuklären, die mein Bikini-Foto bereits bekommen hatte.

»Das ist so krass, es ist unter meinen Top Ten aller Zeiten!«, hauchte sie. »Wenn wir das mit deinem neuen Look wiederholen, knacke ich vielleicht die 500.000.«

Es war immer weniger zu fassen, dass Frida gerade mich wegen Oberflächlichkeit verstoßen hatte.

»Vielleicht hat Gretchen ja Lust auf ein Shooting mit dir«, schlug ich hilfsbereit vor.

Zoe verzog ihr puppenhaftes Gesicht. »Ja, vielleicht …« Ganz ehrlich, auf eine Art war sie noch viel gemeiner als ich.

Ich wandte mich an Alwin. »Denkst du, ich bin wieder drin?«

»Ich stimme für dich, Schatz!« Ihre sonnengelben Riesenohrringe wippten bestätigend.

Beinahe alle stimmten für mich. Außer Frida. Während alle den Arm hoben, Alwin und Zoe sofort, Lex etwas zögerlicher, und die Ex-Nutte, weil es halt die anderen auch machten, blieben Fridas Arme verschränkt. Demonstrativ, während ihr Blick unbewegt in meinem ruhte. Ich wusste genau, was sie mir damit sagen sollte: Gut, probieren wir es mit dir, du kleine Fotze, aber ich traue dir immer noch nicht.

Das hatte ich erwartet. Es störte mich nicht. Ich hatte mein Ziel erreicht: Ich würde mit diesen gestörten Weibern irgendwohin in die Einöde ziehen und Frettchen züchten. Wenn das kein Wunschtraum eines jeden kleines Mädchens war. Und meinen Trumpf hatte ich noch gar nicht ausgespielt.

Ich räusperte mich bedeutungsvoll.

»Danke für euer Vertrauen«, sagte ich, und diesmal war ich es, die dabei Frida nicht aus den Augen ließ. »Es gibt noch etwas, das ich euch sagen muss. Ich habe damit extra bis nach der Abstimmung gewartet, um das Ergebnis nicht zu beeinflussen.« Ich spürte, wie die Aufmerksamkeit aller sich noch mehr auf mich verdichtete. »Soweit ich das kapiert habe, sucht ihr noch nach einem geeigneten Objekt. Und soweit ich mir das selbst zusammengereimt habe, scheitert es am Geld, richtig?«

»Ich würde es nicht so formulieren, dass es daran scheitert, aber ja, unsere finanziellen Mittel sind begrenzt«, berichtigte Frida.

»Ich möchte das ändern. Nein, ich werde das ändern«, verkündete ich. Auch darüber hatte ich heute gründlich nachgedacht, etwas länger als über meine spontane Rasur, aber nicht viel länger. Es gab eigentlich keine alternative Option. »Ich war mein ganzes Leben nichts anderes als ein Schmarotzer des Kapitalismus. Das Geld, das ich besitze, stammt aus dem Erbe von Schmarotzern des Kapitalismus.« Das war die pure Wahrheit. »Ich will es dazu benutzen, dem Kapitalismus und dem Patriarchat etwas entgegenzustellen. Ich will endlich einmal den einzig richtigen Weg gehen und etwas Gutes tun.« Korrekt wäre gewesen: Ich habe keine Ahnung, was ich mit meinem Leben anfangen soll und wenn ich so weitermache, werde ich nicht alt und das Geld wäre sowieso weg, also kann ich es auch benutzen, um etwas richtig Dummes zu tun, nicht nur so mittelmäßig Dummes. Aber das klang bei weitem nicht so feierlich. »Es handelt sich dabei um etwas mehr als eine halbe Million.«

Das führte wie erwartet zu geschockten Gesichtern und Geräuschen. Ich lehnte mich zurück und versuchte, kein allzu zufriedenes Gesicht dabei zu machen, sondern weiter demütig auszusehen. Dafür waren meine Mimikmuskeln nicht wirklich gemacht, aber ich versuchte es dennoch.

»Ist das dein Ernst?« Alwin konnte sich nicht zurückhalten und schloss mich in ihre weiche und geruchsintensive Umarmung. »Aber Willow, das ist alles, was du hast.«

»Und ihr seid alles, was ich habe«, flüsterte ich. Laut genug.

Ich fühlte mich kein bisschen schäbig. Im Krieg und in der Liebe war bekanntlich alles erlaubt. Und befanden wir uns nicht stetig in einem Zustand des Krieges oder der Liebe, auf irgendeine Art?

»Mädels, dann fliegen wir erst mal auf die Malediven und machen Party!«, jubelte Gretchen.

»Ich glaube, du hast immer noch nicht ganz verstanden, worum es hier geht, Gretchen«, rügte Frida sie. Das war Balsam auf meiner geschundenen Seele. Endlich war ich aus der Schusslinie. Erst mal. Auch wenn erst ein Haufen Geld und eine Nutte dafür zusammenspielen mussten. Am liebsten hätte ich es laut wiederholt: »Ja, Gretchen, hörst du, du hast absolut gar keine Ahnung, worum es hier geht! Fang doch mal an, erwachsen zu werden und frei zu menstruieren und so!«

Aber ich musste nicht nur Demut, sondern auch meine eigene Reife demonstrieren und hielt mich zurück.

Ich spürte, wie mein Herz laut und hart einen Triumphtanz zwischen meinen Rippen aufführte. Ich hatte es tatsächlich geschafft. Ich war ein Teil von etwas, das eine Bedeutung hatte. Es handelte sich dabei möglicherweise um eine eher irrsinnige Ideologie, aber wen interessierte das. Seit wann hinterfragten Menschen die Ideologie, der sie hinterherrannten, wenn sie nur etwas zum Hinterherrennen hatten.

Und das Ende der Penisherrschaft herbeizuführen versprach mehr Spaß als zum Beispiel das Einsammeln von Kröten am Straßenrand zum Zwecke des Artenschutzes oder aus welchem Zwecke auch immer Menschen gern im Dreck herumkrochen.

KAPITEL VIER

Natürlich bereute ich es, als dann tatsächlich alles so richtig losging. Es erforderte mein konstantes Engagement und machte erst mal viel weniger Spaß als gedacht.

Wir trafen uns beinahe täglich, zum einen um Listen anzufertigen, Aufgaben zu verteilen und sowohl notwendige als auch völlig hirnrissige Diskussionen zu führen, zum anderen um uns auf Fridas Anweisung besser kennenzulernen und als Familie zusammenzuwachsen.

Ich wünschte, sie hätte nicht das Wort ›Familie‹ benutzt, denn damit verband ich unweigerlich Dysfunktionalität. Das wiederum passte ganz gut, denn wir waren alles andere als funktional. Wir hassten, stritten und vertrugen uns im stetigen Wechsel, während wir Listen über die nötigen Anschaffungen anlegten und wechselweise über die Thematiken referierten, in die wir uns einarbeiten mussten.

In meinem Fall waren das die Aufzucht und Haltung von Hühnern, Bienen und natürlich Frettchen. Ich wunderte mich immer noch, wie schnell ich die anderen davon überzeugt hatte, dass eine Frettchenkolonie essentiell für das Überleben in einer Selbstversorger-Kommune wären. Aber jetzt hatte ich halt diese Viecher am Hals. Zum Glück hatten wir wenigstens die Ziegen vorerst auf Eis gelegt.

Alwin plante durchdacht angelegte Gärten mit schicken Frühbeeten, ausgeklügelten Kompostsystemen und gesunden

Nutzpflanzen, die sich gegenseitig befruchten sollten. Sie machte einen viel besseren Job als ich.

Zoe sollte die Küche und Vorratshaltung übernehmen. Soweit ich das mitbekam, beschäftigte sie sich vor allem damit, welche Vorratsgläser am hübschesten aussahen und einen neuen YouTube-Kanal mit Rezepten aus der veganen hippen Küche anzulegen. Außerdem vergiftete sie uns ständig mit immer neuen Kreationen scheußlich schmeckender grüner Smoothies. Ich war mir sicher, dass man das Zeugs auch schmackhaft hinkriegen würde, aber sie mischte immer wild irgendwelche nicht miteinander harmonierenden Pülverchen hinein. Wenn das unsere kulinarische Zukunft war, würden wir alle sehr früh sterben.

Lex ging voll in ihren Jagd- und Survivalworkshops auf. Sie glühte vor Begeisterung, wenn sie davon erzählte und hatte bereits angedroht, uns alle zu einem Wochenendbasiskurs mitzuschleppen. Nach ihren drastischen Beschreibungen vom Ausweiden verschiedenster Tiere fürchteten wir uns alle davor. Auch Frida, wenngleich sie das niemals zugegeben hätte.

Frida plante die übergeordneten Dinge. Wie unser Alltag dort im noch unbekannten Nirgendwo abzulaufen hatte. Welche täglichen Aufgaben nötig waren. Ziemlich viele, so viel kristallisierte sich rasch heraus. Wie wir mit unseren Aktivitäten Geld verdienen konnten, um die Waren zu erwerben, die wir nicht selbst produzieren konnten. Da gab es eher nicht so viele.

Mein Vorschlag war gewesen, doch Gretchen wieder in ihrem alten Gewerbe einzusetzen, was selbstverständlich für Empörung gesorgt hatte. Nicht bei Gretchen. Die wäre wahrscheinlich erleichtert gewesen, einfach nur ihre Löcher wieder fremden Männern für deren Befriedigung zur Verfügung zu stellen, anstatt in unsere irren Machenschaften verwickelt zu sein.

Aber Frida ließ sie nicht so einfach gehen. Sie hatte es sich in den Kopf gesetzt, Gretchen als Sinnbild der versklavten Weiblichkeit zurück in die geistige und körperliche Freiheit zu führen, und wenn sie Gretchen dafür fesseln und knebeln musste. Ich hätte nichts dagegen gehabt, Gretchen zu fesseln und zu knebeln und im nächsten Straßengraben liegen zu lassen.

Aber ich schwieg, sogar als die Ex-Nutte von meinem Geld eine Schulung für Buchhaltung absolvierte, und verkroch mich lieber stumm mit meiner Lektüre über das Schwarmbewusstsein von Bienenvölkern.

Während wir also selbst so fleißige wie radikal feministische Bienchen waren, stahl sich der Sommer unmerklich davon und machte dem Herbst Platz, der sich nicht lange bitten ließ, den Winter einzuladen. Plötzlich war Weihnachten. Wir machten eine kleine Pause voneinander, weil doch jede noch irgendwie irgendwo eine echte Familie mitsamt familiären Verpflichtungen hatte. Noch. Im nächsten Jahr würde sich das ändern, drohte Frida uns an. Aber noch erlaubte sie das weihnachtliche Fremdgehen.

Und dann war Sylvester vorbei. Und Frida hatte mehrere Immobilien ausfindig gemacht, die für uns in Frage kommen würden. Was bedeutete, jetzt ging die Arbeit wieder los, erforderte mein ganzes Engagement und machte keinen Spaß.

Das fühlte ich besonders deutlich, als ich mit Frida, Lex, Alwin, Zoe und Gretchen in einem Auto saß. Über ewig währende Stunden. Sozusagen den ganzen Tag lang. Bei dem Auto handelte es sich um einen alten ausgemusterten Feuerwehrbus, der von seinem Vorbesitzer liebevoll zu einem Camping-Transporter umgebaut und von meinem Geld als erste Anschaffung unseres Vereins getätigt worden war. Weil wir jetzt nämlich tatsächlich ein Verein waren.

Menschen mit Vaginas e. V. Ich wünschte, ich würde scherzen, aber nein, es gab in dieser Wirklichkeit ab sofort einen notariell eingetragenen Verein mit diesem Namen. Und ich war ein Mitglied. Wenn auch eines ohne weitere Titel.

Nicht einmal für die Aufgabe des Kassierers war ich auserkoren worden, trotz meiner maßgeblichen Rolle in unserem Finanzbereich.

»Erstens heißt es Kassiererin!«, war Fridas Antwort gewesen, »und zweitens hat Gretchen eine Ausbildung als Bäckereifachverkäuferin und kann mit Geld umgehen.« Damit war die Ex-Nutte für unser Geld zuständig. Das war kein Grund, um an Fridas Zurechnungsfähigkeit zu zweifeln, wie man meinen könnte, sondern eine wohlüberlegte Demonstration ihres Vertrauens in die Fähigkeiten einer von der Gesellschaft zu Unrecht verachteten Sexarbeiterin. Nichtsdestotrotz zweifelte ich extrem an dieser Entscheidung und hasste Gretchen dafür noch mehr.

An dem besagten Tag, als wir unsere gemeinschaftliche Tour begangen, um all die Orte zu besichtigen, die Frida als mögliche zukünftige Residenzen auserkoren hatte, war ich zusätzlich verkatert und vormenstruell. Keine guten Voraussetzungen, um in einem holpernden Blechkasten zusammengepfercht zu sein. Aber es war unsere Pflicht, alle gemeinsam jedes Objekt in Augenschein zu nehmen, da jede von uns die Möglichkeit haben sollte, ein Gefühl für den Ort zu entwickeln. Mir war das zu esoterisch, aber ich hielt meinen Mund. Ich hatte gelernt, besser still zu sein, wenn ich schlecht gelaunt war und den anderen bei ihren Diskussionen zuzuhören oder eben nicht zuzuhören und in Gedanken abzuschweifen wie als Kind im Unterricht.

Aber dieses Herumgerüttel auf unebenen Landstraßen. Diese latente Übelkeit, die in meinem Magen mit jeder Kurve nach oben geschwenkt wurde. Und diese unsäglich grellen Frauenstimmen, die einmal mehr, was auch sonst, diskutierten. Die gesamte Fahrt über. Es gab Grenzen des Erträglichen.

Noch bevor wir das erste Haus erreicht hatten, einen alten Forstbetrieb mitten im Wald, brach ich mein Schweigegelübde.

Grund war die Thematik der inzwischen wieder einmal recht hitzigen Debatte. Es ging um Vergewaltigung und Misshandlungen von Frauen allgemein.

Hätten wir nicht einfach fröhliche Reiselieder singen können wie andere Vereine auch? Oder sinnlose Spiele spielen? Und dabei Prosecco aus Dosen trinken?

Stattdessen gab es Alwins selbstgebackene Ingwerkekse, die ich ununterbrochen kaute, weil sie zwar widerlich waren, aber dennoch oder gerade deswegen meine Übelkeit im Zaum hielten.

Und es gab eine Debatte über Vergewaltigung.

Das war kein Thema, über das ich bisher besonders viel nachgedacht hatte, und es war auch nie mein erklärtes Ziel gewesen, es zu tun.

Gretchen erging sich gerade in drastischen Schilderungen ihrer eigenen erlebten Erfahrungen und erfuhr darum einstimmiges Entsetzen und Mitleid.

»Ich würde jedem Mann, der mir so brutal meine Würde stiehlt, seinen Schwanz mit seinen eigenen Zähnen absäbeln, nachdem ich ihm die mit einem Hammer aus der hässlichen Fresse geschlagen habe!«, verkündete Lex gerade hasserfüllt. Das brachte mich endgültig dazu, meinen schweren Kopf aus Alwins Schoß zu heben, wo er unter ihren weichen Brüsten gebettet immerhin ein bisschen vor dem Lärm geschützt gewesen war.

Ich verspürte den Drang, mich einzumischen. Nicht weil ich Lex wegen der Brutalität ihrer Rache an dem brutalen

Würderaub tadeln wollte. Ihre blutigen Fantasien waren ja noch das Unterhaltsamste bisher.

»Ich finde, Gretchen hat sich ganz allein ihre Würde geraubt«, behauptete ich laut.

»Wie kannst du so was Gemeines sagen?«, entsetzte Alwin sich als Erste.

»Bist du noch ganz dicht, Willi?«, ergänzte Lex. Sie hatte damit angefangen, mich Willi zu nennen, und ich befürchtete, es würde nicht mehr allzu lange dauern, bis die anderen ihrem Beispiel folgen würden. Ich konnte diesen Spitznamen nicht leiden, nicht im Geringsten.

»Gretchen ist ein Opfer«, betonte Frida streng, ohne ihren Blick von der Straße oder ihre Hände vom Lenkrad zu nehmen. Sie war eine grimmige Fahrerin, die mit geradem Kreuz auf dem breiten Sitz des Busses thronte und in den Kurven nur gerade so viel abbremste, dass es uns nicht herausschleuderte. »Was du gerade tust, ist die Beschämung eines Opfers, Willow. Das ist nichts Neues in einer patriarchalischen Gesellschaft, aber etwas, das wir überwinden müssen. Was bringt dich dazu, Gretchen beschämen zu wollen? Hinterfrage dich!«

Ich seufzte. Das war Fridas neuer Ansatz. Sie belehrte nicht, oder sie versuchte es zumindest, sondern sie griff zu pädagogischen Methoden, um uns auf den rechten ideologischen Pfad zu führen. Also größtenteils mich und Gretchen, die anderen hatten schon längst ihre Theorien auswendig gelernt.

Ich hinterfragte mich generell nicht, aber ich imitierte es dann und wann, um unsere Anführerin zufriedenzustellen.

Heute hatte ich keine Lust dazu.

»Klar, Gretchen ist ein Opfer«, bestätigte ich. »Sie hat aber einen Beruf gewählt, der ein gewisses erhöhtes Risiko beinhaltet, was das betrifft!«

»Aha, also ist jede Frau schuld, die einen kurzen Rock trägt!«, wütete Lex.

»Trägst du deswegen nie kurze Röcke? Weil du Schiss hast?«, fauchte ich zurück.

Ohne ihren Gurt, der sie in das Polster drückte, wäre Lex jetzt aufgesprungen und hätte mich verprügelt. Ich nutzte den Moment, in dem sie sprachlos vor Wut war, und setzte nach: »Außerdem war ich noch nicht fertig. Ich wollte sagen, dass Gretchen ihre Würde nicht dadurch verloren hat, dass irgendwelche Typen irgendwas gegen ihren Willen mit ihr gemacht haben. Sie hat ihre Würde verloren, als sie ihren Körper freiwillig zur Fremdbenutzung abgegeben hat.«

Der Bus, den wir erstanden hatten, war ein wahrlich altes Ding. Er sollte dafür sorgen, dass wir alle zusammen von A nach B gelangten und gleichzeitig als Transporter fungieren.

Deswegen saßen wir dicht gedrängt, in zwei Reihen, Lex und Zoe im Doppelsitz ganz vorne neben Frida, dahinter zu dritt in einer Reihe Gretchen, Alwin und ich.

Nach meinen letzten Worten spürte ich, wie Gretchens böser Blick erst Alwins Körper und dann mich durchbohrte.

»Sexarbeit ist ein sozialer Beruf und auf einer Stufe mit Krankenpflegerinnen und Altenpflegerinnen!«, entgegnete Frida, weiterhin als Einzige betont sachlich, was mich noch mehr reizte. »Würdest du behaupten, dass Altenpfleger ihre Würde verlieren, wenn sie einem Greis die Scheiße von seinen Geschlechtsteilen waschen, Willow?«

Wenigstens bei ihr war Willi noch nicht angelangt.

»Nein«, antwortete ich und versuchte ebenfalls angestrengt, sachlich zu klingen. »Das ist harte Arbeit für wenig Lohn und dient den Schwächsten unserer Gesellschaft, die selbst nicht alleine überleben würden. Eine Nutte hingegen ...« Ich betonte das Wort extra, um Gretchen und alle anderen zu erbosen, »eine Nutte hingegen bereichert sich an einem System, das Männern erlaubt, die Körper von Frauen als käufliches Ventil ihrer Lust zu betrachten, was wiederum dazu führt, dass sie diese Benutzbarkeit auf alle weiblichen Körper projizieren, was ihnen das Recht auf Vergewaltigungen gibt.«

Es kam zu keiner spontanen Entgegnung, was daran lag, dass niemand auf eine derart fundierte Theorie von mir vorbereitet gewesen war. Natürlich nicht. Ich auch nicht. Also nutzte ich die Stille, um fortzufahren: »Was Nutten aber nicht klar ist … sie opfern dafür ihr eigenes Ich. Sie geben den intimsten Teil von sich weg, den, der dazu fähig ist, echte Nähe zwischen sich und einem anderen Menschen herzustellen. Sie lassen zu, dass ihr Körper gefickt wird, aber eigentlich wird ihre Seele gefickt. Und das ist das, was ihnen die Würde raubt. Nicht irgendein idiotischer Freier, der mal ein bisschen grober wird.«

Das genügte, um wenigstens Lex wieder zu aktivieren.

»Verteidigst du hier gerade echt Freier, die Prostituierte misshandeln? Echt jetzt?«

»Nein«, sagte ich und grinste. »Freier, die Nutten misshandeln, sind Wichser und gehören in den Knast oder von mir auch aus kastriert, wenn dir das lieber wäre, Lex.«

»Und ob mir das lieber wäre!«

»Aber warum sollte so ein erbärmlicher Idiot dazu in der Lage sein, mir meine Würde zu rauben, nur weil er seinen armseligen kleinen Pimmel in mich steckt? Klar würde ich das nicht lustig finden. Aber ich fände es auch nicht lustig, wenn mich ein paar Mädels einer Straßen-Bande vermöbeln. Oder mir sonst jemand eine Form von Gewalt antut. Aber meine Würde raubt mir so eine lächerliche Vergewaltigung bestimmt nicht!«

»Du hast ja keine Ahnung!«, kreischte Gretchen mit be-

bender Stimme. »Dir sollte so was mal passieren, dann reden wir weiter!«

»Mir wird so was aber nie passieren, das ist ja der Punkt, Gretchen!«, klärte ich sie gelassen auf. »Ich habe mich nämlich nicht in die Situation gebracht, dass ich mir von Typen Geld dafür geben lasse, damit sie meinen Körper benutzen und ich ihnen damit die Macht verleihe, mich zu missbrauchen. Das ist das, was euch Nutten kaputtmacht. Nicht ein mickriger Penis. Wenn mich so ein Arsch vergewaltigen würde, wäre das beschissen. Ich würde mich wehren, ich hätte Angst, ich hätte Schmerzen, ich würde ihn hassen, was weiß ich. Aber meine Würde wäre intakt. Deine nicht, Gretchen. Die hast du selber vergewaltigt.«

Ich verschränkte zufrieden die Arme. Gretchen fing an zu heulen.

»Willow hat im Großen und Ganzen recht«, kam mir da völlig unerwartet Frida zu Hilfe. »Indem wir einem Vergewaltiger die Macht einräumen, uns die Würde zu nehmen, machen wir uns erst zu Opfern. Und kein Mann hat die Macht, uns zu schänden. Egal, was er tut.«

»Genau!«, nickte ich. »Kastrieren sollte man die Mistkerle trotzdem. Richtig, Lex?«

Lex wandte sich zu mir um und grinste. »Mit einer rostigen Klinge und ohne Betäubung, Willi!«

Damit war bis auf Gretchens leises Schluchzen alles wieder gut, und fünf Minuten später waren wir ohnehin an unserem Ziel mitten im Wald angekommen, bevor es zu weiteren Diskussionen kommen konnte.

Beim Aussteigen fiel mir auf, dass Gretchen in ihren viel zu hohen Stiefelchen noch gebeugter ging als sonst, wodurch mir wiederum auffiel, dass ich womöglich ein richtiges Arschloch gewesen war, also mehr noch, als es meine Absicht gewesen war.

Ich ließ mich ein bisschen hinter den anderen zurückfallen, um auf eine Höhe mit ihr zu kommen, und legte dann im Laufen den Arm um sie.

»Hey, tut mir leid«, sagte ich leise, »ich wollte dich nicht verletzen. Das ging nicht gegen dich persönlich.«

Gretchen warf mir einen Blick aus geröteten Augen zu, der mir verriet, dass sie genau wusste, dass es eben doch ein sehr persönlich gegen sie gerichteter Akt gewesen war.

»Ihr könnt mich doch alle nicht leiden. Ihr verachtet mich bloß«, stieß Gretchen hervor. Damit hatte sie nicht ganz unrecht.

»Nein, Frida möchte dich wirklich dabeihaben!« Das war nicht gelogen. Frida hatte tatsächlich den Ehrgeiz, aus der Nutte eine Feministin zu machen. Ob Sympathie im Spiel war, keine Ahnung. Frida war keine große Bekunderin von Sympathiebezeugungen. Entweder sie respektierte einen oder sie respektierte einen nicht. Und ich arbeitete immer noch hart daran, diesen Respekt zu verdienen. Also das, was ich unter hart arbeiten verstand.

»Und außerdem … als ich sagte, dass du dir selbst deine Würde genommen hast, meinte ich damit vor allem, dass du sie dir auch selbst zurückgeben kannst, okay?«

Aber Gretchen schniefte nur ein bisschen vor sich hin, ohne zu antworten, und ich war froh, mich wieder von ihr zu lösen und mich aus dem Dunstkreis ihres süßlichen Parfüms und kaltem Rauch fortzubewegen.

Alwin roch besser, also hakte ich mich bei ihr unter. Ihr babyblauer Mantel aus gefilzter Wolle war mit gelben Wollrosen bestickt, in denen sich die Feuchtigkeit der kalten Waldluft in winzigen Diamanten sammelte.

»Du siehst aus wie eine Waldfee!«, flüsterte ich ihr zu. Sie bedachte mich mit einem Seitenblick.

»Das musste doch wirklich nicht sein, Willow!«, tadelte sie mich. »Gretchen hat dir nichts getan!«

»Sie hat die gesamte freie Weiblichkeit verraten!«, entgegnete ich schnippisch. Alwins Aufgabe war es immerhin, stets auf meiner Seite zu sein. Ein wenig beleidigt schloss ich zu den anderen dreien auf, die sich auf dem Hof des Anwesens versammelt hatten. Ein Anwesen mochte es jedenfalls einmal gewesen sein, inzwischen verdiente es beinahe den Ausdruck Ruine.

»Was für eine Bruchbude«, brachte es Lex auf den Punkt.

»Irgendwie süß«, fand Zoe.

»Süß? Hast du was geraucht oder brauchst du eine Brille?«, fragte ich.

»Es könnte unserem Zwecke dienlich sein«, war Fridas Meinung. Und weil Fridas Meinung am meisten zählte, reisten wir nicht stante pede wieder ab, sondern besichtigten das Ding tatsächlich.

Der Verwalter, oder was der Kerl auch immer sonst war, erwartete uns bereits. Es wunderte mich nicht, dass wir als einzige für den Besichtigungstermin erschienen waren.

Ihn verwunderte höchstwahrscheinlich, dass überhaupt irgendwer Interesse zeigte. Und dass es dann auch noch solche wie wir waren.

Ein eisiger Windstoß schnitt sich durch die Schichten meiner Kleidung, die bedauerlicherweise nicht aus gefilzter Wolle bestand, und fröstelnd schlang ich die Arme um mich selbst. Das war mein erstes Gefühl zu diesem Ort. Ein Hauch von Kälte und Verlassenheit, von Zerfall und Stille.

Damals traute ich Gefühlen nicht. Ich hätte es tun sollen. Aber ich war voller Spott für alles jenseits meiner Realität, und meine Realität war nichts weiter als die Flucht vor dem Leben und mir selbst.

Vielleicht erinnerte mich die beißende Kälte daran, und das nährte den Trotz in mir. Einmal nicht wegzulaufen, sondern diesen Ort zu besiegen.

Der Verwalter grüßte uns mit skeptischem, aber auch amüsiertem Gebaren. Ich konnte es ihm nicht verdenken. Wir waren eine seltsame kleine Gruppe, wie wir so aus unserem knallroten Feuerwehrauto purzelten. Alwin so bunt wie eine Märchenhexe, mit ihrem blauen Mantel, den gelben Rosen, der grünen Mütze und dem darunter herausquellenden himbeerroten Haar.

Lex furchterregend riesig und schmal und schwarz, eine Kriegerin aus einem fernen Land.

Zoe. Wie stets mit Photoshop gemalt. Alles an ihr zart und perfektioniert und nicht ganz echt.

Die Ex-Nutte, ihre ganze Polyester- und Plastikfingernägelpracht hinter einem Wollpulli versteckt.

Und ich, verkleidet als etwas, das ich nicht war und niemals sein würde.

»Und Sie sind also dieser Verein, der einen Hauptsitz sucht?«, vergewisserte sich der Verwalter.

»Ja«, antwortete ich fröhlich, »Menschen mit Vaginas e. V.« Nur für den Fall, dass Frida vergessen würde, unseren Namen zu erwähnen.

»Aha.« Die Miene des Mannes veränderte sich keine Spur. Er mochte um die 50 Jahre alt sein und wirkte so, als wäre er sein Leben lang nicht aus diesem Wald herausgekommen. Mich packte der Gedanke, dass es uns ebenso ergehen könnte. Aber ich schüttelte ihn ab.

Frida nahm die Hand des Verwalters. Es war bewundernswert, dass er bei ihrem festen Griff nicht zusammenzuckte.

»Mein Name ist Dr. Frida Zeus«, stellte sie sich mit einem Flair von Feierlichkeit vor, einer verschwendeten Feierlichkeit, denn ihr Gegenüber gehörte sicherlich nicht zu ihren Fans oder auch nur den Menschen, die sie kannten. Er hatte nämlich keine Vagina und hier mitten in der Wildnis bestimmt andere Probleme als die Befreiung der Weiblichkeit.

»Wir haben bereits telefoniert. Würden Sie uns bitte eine Führung durch die komplette Liegenschaft geben? Anschließend hätte ich einige Fragen.« Das klang aus ihrem Mund wie eine Drohung.

Der Mann nickte nur.

»Sicher, sicher. Folgt mir, Mädels.«

»Ich möchte Sie bitten, nicht diese diskriminierende Verniedlichungsform an uns zu verwenden!«, entgegnete Frida höflich und in einem Atemzug: »Dann zeigen Sie uns mal, womit wir es hier zu tun haben, guter Mann.«

Vielleicht schüttelte er ein wenig den Kopf, bevor er wieder nickte, aber er marschierte vorweg und zeigte uns, womit wir es zu tun hatten.

Es gab das Haupthaus, das einmal hübsch gewesen war, mit Fachwerk und Sprossenfenstern und einem herrschaftlichen Treppenaufgang zur Eingangstüre. Es gab U förmig angeordnete Nebengebäude, die wahrscheinlich noch nie hübsch gewesen waren und über die Jahrzehnte nicht an Charme gewonnen hatten. Es gab hinter den Nebengebäuden weitere Nebengebäude, Hütten eher, auch nicht hübsch. Aber alle hatten einmal einen Zweck erfüllt. Und aus irgendeinem Grund fand jede von uns in einem von diesen schäbigen Bauwerken ihr persönliches Zuhause.

Die missmutig zusammengekniffenen Augen von Lex leuchteten auf und wurden groß wie Scheinwerfer, als uns das Tor zur Zerwirkungsanlage geöffnet wurde. Sie war die Einzige, die wusste, was das darstellte. Und sie erklärte es uns mit Leidenschaft.

»Seht ihr, an diesem Haken landet der Kadaver zuerst. Darunter ist der Ausguss, in den er ausblutet. Dann kommt er auf den Tisch, wo er ausgeweidet wird. Den müsste man nur mal wieder gründlich saubermachen, dann funktioniert der einwandfrei! Hey, da ist ja sogar noch das Werkzeug vorhanden! Geil! Das ist ein original Ausweidemesser, nur leicht angerostet, das kriege ich wieder hin!« Sie war überhaupt nicht mehr zu stoppen und untersuchte alles, was herumlag.

»Ich finde, das sieht aus wie die Werkstatt von einem Serienkiller!«, erklärte ich.

Zoe griff nach meiner Hand.

»Ja, das ist total unheimlich. Ich will hier wieder raus!«, flüsterte sie.

»Du wärst auch garantiert sein erstes Opfer!«, sagte ich. »Es sind immer die blonden Yogalehrerinnen, die zuerst sterben müssen!«

»Du bist gemein, Willow!«, schmollte Zoe, ließ aber meine Hand nicht los.

Ich beobachtete Lex, wie sie selbstvergessen und errötet mit scharfem Gerät hantierte und hatte den kurzen Gedanken, dass sich der Serienkiller vielleicht bereits unter uns befand. Das teilte ich Zoe jedoch wohlweislich nicht mit.

Dem Verwalter waren die Machenschaften unseres jüngsten Mitglieds offensichtlich auch nicht ganz geheuer, denn er lotste uns schnell wieder aus dem unheimlichen Schlachtraum heraus, nicht jedoch, ohne geschäftstüchtig zu erwähnen, dass alle Werkzeuge, die auf dem Gehöft noch vorhanden waren, im Kaufpreis inbegriffen seien.

Damit würde Lex zu hundert Prozent für das stimmen, was sie gerade mal ein paar Minuten zuvor als Bruchbude bezeichnet hatte.

Die Nächste, die in Entzückungsstarre verfiel, war Alwin.

Nämlich als wir den Gemüsegarten hinter der Zerwirkungsanlage betraten. Auch hier machte es den Eindruck, als wäre einst ein gründlicher Arbeiter am Werk gewesen, der sorgfältig Beet um Beet angelegt, mit niederen Steinmauern umsäumt und durch Wege getrennt hatte, bevor er alles von einem Tag auf den anderen hingeworfen hatte.

An dem kleinen Gewächshaus lehnten noch ein Spaten und Rechen, die von vertrockneten Ranken halb überwuchert waren, und auf einer der Mauern thronten noch einige schwere Blumentöpfe, in denen sich inzwischen alle Arten von Dreck gesammelt hatten.

Mir fiel es schwer, dieses vertrocknete Gerippe eines Gartens als blühend und lebendig vorzustellen, nicht so Alwin.

»Das wäre der perfekte Ort für Kräuter!«, rief sie begeistert, und: »Hier wachsen die Kartoffeln!« und: »Seht ihr die Streuobstwiese dahinten? Die versorgt uns monatelang mit Äpfeln!«

»Das Wasser kommt aus dem Brunnen«, informierte der Verwalter uns. »Ihr müsst den nur wieder freigraben, dann habt ihr Wasser für die Pflanzen.«

»Ist das Trinkwasser?«, fragte Frida.

»Selbstverständlich, das stammt von einem Heilquell, ist ein Wasserkurort hier«, antwortete er so stolz, als wäre das seine eigene Leistung.

Mir war die Wasserqualität gleich, und ich ging ein paar Schritte durch die verwilderten Beete. Von hier aus war es nicht weit bis zum Waldrand, der hinter einem leichten Hang lauerte. Zwischen den Stämmen war es dunkel und still – bis ich aus den Augenwinkeln eine Bewegung wahrnahm.

Ich schaute genauer hin und erkannte einen ungewöhnlich großen Fuchs, der dort im Schatten saß wie eine Statue und mich unverwandt beobachtete. Wurden Füchse wirklich so groß?

Einen Moment lang starrte ich zurück. »Geh weg!«, raunte ich. Er schien den Kopf wie zum Nachdenken schiefzulegen, dann erhob er sich in einer fließenden Bewegung und glitt lautlos in die Dunkelheit des Waldes zurück, als wäre er nie da gewesen. Vielleicht war er das auch nicht.

Ich spürte den kurzen Impuls, zum Waldrand hochzulaufen und nach Pfotenabdrücken oder so zu suchen, aber es lag kein Schnee, und wozu auch, wen interessierte ein Fuchs, also kehrte ich zu den anderen zurück, die auf dem Weg zu den Ställen waren, während Alwin immer noch ununterbrochen davon schnatterte, was sie alles wo und wie anpflanzen würde.

Die Ställe waren mein Metier. Oder sollten es werden. Meine Begeisterung hielt sich trotzdem in Grenzen.

Es gab Platz für Pferde oder Ziegen oder irgendwas Größeres mit Hufen, es gab Zwinger für Hunde oder eben Frettchen, und es gab Platz genug überall in dieser Einöde für das Aufstellen von Bienenkästen. Sogar ein alter Hühnerschlag war noch vorhanden, aber so verrottet, dass man ihn abreißen musste.

»Ja, okay«, sagte ich, »müsste passen so weit. Können wir jetzt endlich unsere Zimmer sehen? Ich will nämlich eines allein, nur damit das klar ist!«

»Wir werden selbstverständlich alle einen intimen Ort des Rückzugs haben, das dient der Gesunderhaltung der Gemeinschaft!«, bekräftigte Frida. »Soweit ich verstanden habe, sind im Wohnhaus mehr als fünf Zimmer vorhanden?«

»Na ja, mehr oder weniger …«, der Verwalter beobachtete uns mit wachsender Faszination. Heute Abend würde er seinen Stammtischbrüdern etwas zu erzählen haben. »Da wäre schon eine größere Renovierung notwendig.«

Die Wirkung der Wohnräume war tatsächlich ernüchternd. Außer bei Zoe. Die war gar nicht mehr aus der Küche zu kriegen.

»Wie wunderhübsch, eine original Landhausküche!«, flötete sie und jubelte auf, als sie den angrenzenden Vorratsraum entdeckte, in dem verschnörkelte Regale mit allen Arten von Gläsern und tönernen Behältern gefüllt waren. Den fingerdicken Staub, die Spinnweben und den unappetitlichen Geruch nahm sie gar nicht wahr.

»Hier ist irgendwo eine Ratte krepiert«, befand Lex. Ich stimmte ihr zu.

»Kein Problem«, behauptete Alwin, »Harry Potter wird uns von allem Ungeziefer befreien!«

Der Verwalter starrte sie an, als wäre sie verrückt. Was sie ja auch irgendwie war, wie wir alle.

»Harry Potter schafft es gerade, sich zum Fressnapf und zurück auf die Couch zu schleppen«, erinnerte ich sie. »Aber keine Sorge, meine Frettchen werden das schon übernehmen.«

»Ich werde hier alles in Eierschalenweiß streichen und den Originalboden freilegen! Das wird eine mega-geniale Kulisse für meine Kochsendung!«, verkündete unsere Yoga-Tussi.

»Meinst du die, in denen du den Leuten zeigst, wie sie sich mit grünen Smoothies selbst vergiften können?«, holte ich sie in die Realität zurück.

»Du brauchst gar nicht so fies zu sein, dein Teint sieht schon viel besser aus, seitdem du meine grünen Smoothies trinkst!«, wehrte Zoe sich.

Der Verwalter im Hintergrund schüttelte nur mit dem Kopf. »Mädels, ich zeig euch jetzt noch die Zimmer.« Er schielte zu Frida hinüber. »Entschuldige, wollte sagen: Die Damen, bitte folgen Sie mir!«

Frida verzichtete, ihn drauf hinzuweisen, dass auch die Bezeichnung Dame nicht als Anrede erwünscht war. Sie war innerlich mit anderen Dingen beschäftigt, zum Beispiel mit feurigen

Zukunftsvisionen davon, wie wir diesen heruntergekommenen Ort zu einem Domizil des neuen Matriarchats verwandeln würden, um von hier aus die Weltherrschaft zu übernehmen. Wenn der Verwalter die Titel ihrer Bücher kennen würde, wäre sein Ton ihr gegenüber weniger salopp, da war ich mir ziemlich sicher.

Und dann kam der Moment, in dem Frida von Begeisterung übermannt wurde, obwohl sie unter keinen Umständen diesen Ausdruck gewählt hätte.

Und zwar, als wir das Obergeschoss betraten.

Sämtliche Räume waren, wie erwähnt, nur dazu da gewesen, um uns mit einer gewissen Ernüchterung zu versehen.

Die Decken waren niedrig und voller Flecken, überall platzte der Putz ab, die Fensterscheiben waren milchig oder gar nicht vorhanden, Türen klemmten oder fehlten.

Es wunderte mich, dass Zoe nicht spontan auf die Idee kam, ein Lost-Place-Fotoshooting zu veranstalten, aber dann wiederum hatte sie es ja auch nicht so mit morbidem Charme.

Ich auch nur dann, wenn ich nicht mitten in welchem hausen musste.

Frida sah dies, ihrer gerunzelten Stirn nach zu urteilen, ebenso. Was sich schlagartig änderte, als wir die letzte knarrende, enge, krumme Holzstiege erklommen hatten und uns im Dachgeschoss wiederfanden.

Dieses bestand aus einem einzigen gewaltigen Raum, der nur von den freistehenden Holzbalken einem knöchernen Brustkorb gleich gesäumt wurde. Die eine Giebelseite, welche wir vom Hof aus nicht gesehen hatten, war beinahe komplett durch eine Glasscheibe ersetzt worden, durch die just in diesem Moment ein Strahl, der bisher unter Wolken verborgenen Wintersonne fiel, um alles in goldenes Licht zu tauchen.

Goldenes Licht eignete sich perfekt dazu, auch noch die

schäbigste, staubigste, abgewrackteste Kammer in etwas Magisches zu verwandeln und diesen Dachstuhl in etwas Majestätisches.

Als Frida einige Schritte in den Raum hineintrat, da sah sie nicht die zerborstenen Dielen, die herausquellende Dachdämmung und den Mäusekot überall. Sie sah ihren Thronsaal und das Zentrum ihrer Herrschaft.

Damit war die Entscheidung gefallen, auch wenn es selbstverständlich noch demokratische Verhandlungen geben würde.

»Ich lasse euch mal einen Moment allein, dann könnt ihr euch beraten«, sagte der Verwalter, als würde er die schicksalsschwere Stimmung spüren.

Also ging er weg und wir berieten uns.

»Ich sehe hier durchaus das Potential für alles, was wir benötigen«, verkündete Frida. »Mein Ich spürt hier eine Stärke und Fülle, die uns nähren und schützen wird. Habt ihr das gleiche Gefühl? Wie spricht eure weibliche Intuition zu euch?«

»Mir gefällt es«, meinte Lex überraschenderweise völlig entschieden. Es reichten anscheinend ein paar Messer aus, um sie wunschlos glücklich zu machen. »Wird wahrscheinlich scheiß viel Arbeit, aber was soll's.«

»Ich liebe es!«, setzte Zoe noch einen drauf. »Es ist so charmant und verwunschen, wir könnten überall im Garten Lampions aufhängen und selbstgemachte Bowle mit Walderdbeeren trinken und es gibt Wahnsinns-Locations für Yoga im Freien und ...«

»Und was ist mit euch, Alwin, Willow?«, unterbrach Frida einfach Zoes Begeisterungsgeplapper. Sie machte das öfters.

Ich ließ Alwin den Vortritt.

»Na ja, der Gemüsegarten ist genau das, was ich mir vorgestellt habe«, meinte Alwin vorsichtig. »Aber ich weiß nicht ... der Hof ist riesig! Und ziemlich verfallen! Ich weiß ehrlich gesagt nicht, ob wir damit klarkommen.«

Wenigstens sie zeigte noch eine Spur Realitätssinn.

»Und du, Willow?«

Ich zuckte mit den Schultern. »Ich habe ein schlechtes Gefühl. Keine Ahnung, warum. Aber ein echt schlechtes Gefühl.« Das war ausnahmsweise einmal nichts weiter als die reine Wahrheit. »Ich meine, du wolltest ja, dass wir ein Gefühl zu dem Ort entwickeln ... und ich habe eines entwickelt, und das ist ziemlich deutlich extrem mies.«

Frida ließ das alles so kommentarlos stehen.

Und erst als Alwin fragte: »Was ist eigentlich mit Gretchen?«, fiel uns auf, dass diese nicht mehr anwesend war.

»Wahrscheinlich ist sie eine rauchen«, meinte Lex.

»Oder sie bumst den Verwalter, um ihr Taschengeld aufzufrischen«, war meine Vermutung. Aber ich murmelte es wohlweislich nur so vor mich hin, ohne dass es jemand hörte.

Und letztendlich war es dann tatsächlich eine Mischung aus beidem: Als wir ins Erdgeschoss kamen, stand die Terrassentür weit offen und gab den Blick frei auf Gretchen und den Verwalter, die draußen in trauter Gemeinschaft zusammen eine Zigarette rauchten und offensichtlich viel Spaß zusammen hatten. Der Verwalter erzählte irgendeine Geschichte, und Gretchen lachte schrill und tätschelte ihm an der Schulter.

Aber ich nahm die beiden kaum wahr, denn was ich sonst noch sah, war mein persönliches Verhängnis.

Die Terrassentür führte auf eine überdachte Veranda, die von dornigem Gestrüpp umrankt war, so tot und unscheinbar, wie etwas mitten im Januar nur sein konnte. Aber ich erkannte auf den ersten Blick, dass es sich dabei um Rosen handelte, uralte und wertvolle Rosenstöcke, die in den ersten Jahren ihres

Lebens sorgfältig geschnitten und gepflegt worden waren, bis man sie die letzten ein oder zwei Jahrzehnte ohne menschliche Hand der Verwilderung überließ.

Und wie Frida und alle anderen kurz zuvor, sah ich nicht diese Realität, ich sah eine, in der sich die Blüten im Sommer zu berauschender Schönheit öffneten und mit ihrem Duft Schmetterlinge und Bienen anlockten, und ich roch warmen Regen und spürte Skyes kühle Hand in meiner, und ich war verloren.

So wie wir alle.

Bis auf Gretchen. Die zeigte so etwas wie Überlebensinstinkt. Als wir uns nach der Klärung offenstehender Fragen – von denen ich keine einzige und Frida tausende hatte – zum Aufbruch sammelten, teilte die Ex-Nutte uns ihre spontanen Pläne mit, den Harald zu begleiten. Harald hieß der Verwalter.

Gretchen stammelte etwas davon, dass der Harald noch zu Ikea fahren und sie mitnehmen würde, weil sie doch eine neue Couch bräuchte, und anschließend würde er sie heimbringen, kein Problem.

Das war das Letzte, was wir jemals von Gretchen hören und sehen sollten. In sentimentalen Momenten würde ich mir manchmal ausmalen, wie sie den Harald in einem weißen Polysterkleid heiratete, um fortan mit ihm auf einer beigefarbenen Couch zu sitzen, Talkshows im TV zu schauen und sich manchmal schaudernd an die Zeit erinnerte, in der sie beinahe Feministin geworden wäre.

Aktuell musste ich mich auf der Rückfahrt erst einmal mit einer ganz ähnlichen Diskussion wie auf der Hinfahrt herumschlagen. Weil mir die Schuld an Gretchens Abtrünnigkeit zugeschoben wurde.

»Selbst wenn du mit deinen Ausführungen nicht nur unrecht hattest«, sagte Frida und ich schwoll ein bisschen an vor Stolz, »die Art, wie du sie vorgetragen hast, war verletzend und hat Gretchen in die Verteidigungshaltung getrieben. Wir Frauen haben gelernt, uns als Konkurrentinnen zu betrachten und gegenseitig zu zerfleischen, und genau das macht uns schwach!«

Jetzt fühlte ich mich dazu getrieben, mich zu verteidigen.

»Ich sehe die Ex-Nutte jetzt wirklich nicht als Konkurrenz!«, erklärte ich.

»Du hast sie schon wieder Ex-Nutte genannt!«, knurrte Lex. »Das ist respektlos!«

»Das ist nur ein anderer Begriff für ehemalige Sexarbeiterin!«, knurrte ich zurück. »Aber er meint genau das gleiche: Sie lässt sich für Geld ficken!«

»Und das ist ihr freies Recht auf Selbstbestimmung über ihren Körper! Ob sie als Krankenschwester oder Sexarbeiterin tätig ist, ist ganz allein ihre Entscheidung!«

»Ach ja? Deine Selbstgerechtigkeit kotzt mich an, Lex. Würdest du etwa für Geld Schwänze lutschen?«

»Bist du wahnsinnig?«, zischte Lex. »Ich würde jedem Wichser den Arsch versohlen, der mich nach so was fragt!«

Ich musste trotz allem lachen.

»Ich bin mir sicher, dass es genügend Männer gibt, die dir genau dafür hohe Summen zahlen würden!«

Einen Moment lang sah Lex so aus, als würde sie sich diesmal wirklich gleich abschnallen, um nach hinten zu stürzen und mir persönlich den Arsch zu versohlen.

Dann musste sie ebenfalls lachen.

»Willi, du bist eine dumme Schlampe«, sagte sie, aber es klang wie eine Liebkosung.

»Wir benutzen dieses Wort nicht!«, warf Frida ein. »Es stempelt selbstbewusste Frauen zu etwas Negativem ab!«

»Ja, zu einer Sexarbeiterin! Aber wenn es nicht negativ ist, eine Sexarbeiterin zu sein, dann ist es auch okay, eine Schlampe zu sein!«, trumpfte ich auf.

»Dann bist du eben das nervigste Geschöpf, das ich jemals getroffen habe, Willi!«, korrigierte Lex sich.

»Das ist sie«, stimmte Frida zu, »aber wenigstens ist sie die Stimme der unterdrückten Frau, die sich mit ihrer Rolle abgefunden hat, und bildet so in ihrer Systemkonformität einen wichtigen Gegenpol für unsere Diskussionen.«

»Ich bin was?«, empörte ich mich.

»Das ist kein Angriff, Willow. Ich sehe und respektiere deinen Wunsch, dich zu ändern und deine Suche nach einer neuen Wirklichkeit. Aber deine momentane Wirklichkeit besteht darin, dass du die Werte einer Jahrtausende währenden patriarchalischen Gesellschaft übernommen hast, ohne sie bewusst zu hinterfragen. Deswegen wertest du eine Prostituierte ab und hast als Idealbild die verheiratete Frau, die einem Mann alleine gehört.«

»Habe ich nicht«, wehrte ich mich. »Ich finde nur den Gedanken würdelos, mich für Geld ficken zu lassen!«

Wir drehten uns im Kreis. Ich fühlte mich ungerecht behandelt.

»Aber wir brauchen Prostituierte!«, mischte Zoe sich ein. »Was sollen denn die ganzen Männer sonst machen, die keine Partnerin haben? Die Anzahl von Vergewaltigungen wäre viel höher ohne Prostitution!«

»Echt jetzt?«, regte ich weiter mich auf. »Und das soll jetzt irgendwie progressiv sein, was Zoe da sagt? Es ist also völlig selbstverständlich, dass Männer, die zu dumm sind, sich eine Partnerin zu suchen, und zu faul, sich einen runterzuholen, durch die Gegend laufen und Frauen vergewaltigen? Das ist doch mal patriarchalisches Gedankengut vom Feinsten!«

»Aber so sind Männer nun mal!«, quietschte Zoe. »Wenn du wüsstest, was ich jeden Tag für PMs bekomme!«

»Das ist auch kein Wunder, wenn du deine Titten für Instagram raushängst, um mehr Follower zu kriegen!«

»Siehst du, Willow, jetzt degradierst du sogar Zoe für ihren selbstgewählten Umgang mit ihrer Körperlichkeit und ihrer Sexualität!«

Eigentlich hatte ich keine Lust mehr auf diese Unterhaltung, vor allem nicht, seit ich wusste, dass ich offiziell als die Stimme der systemkonformen Mitläuferin galt.

»Ich degradiere überhaupt niemanden für seine Sexualität! Ich finde nur, dass Zoe die Mechanismen einer männerdominierten Gesellschaft zu ihrem Vorteil nützt. Männer sind es gewohnt, Frauen als Lustobjekt zu betrachten. Andere Frauen sind es gewohnt, Frauen, die sich als Lustobjekt darstellen, als Vorbild zu betrachten. Zoe präsentiert sich als Lustobjekt. Ihr hinterfragt das nur alle nicht, weil ihr nämlich alle zusammen die Werte von eurer ach so verhassten patriarchalischen Gesellschaft als normal anseht, sogar du, Frida!«

»Also, ich muss zugeben, wenn ich Zoe in ihrem Yoga-Outfit auf ihren Instagram Fotos sehe, dann ist es mir auch egal, was sie dazu schreibt, dann denke ich da an etwas ganz anderes!« Lex lachte dreckig. Das konnte sie verdammt gut.

»Und das ist jetzt auch in Ordnung oder was, dass Lex sich wie ein alter Macho aufführt, nur weil sie eine Frau ist?«, ärgerte ich mich, weil ich mich allgemein ungemein ärgerte.

»Ach Willowlein«, Alwin streichelte meine Wange. »Wir wissen, dass du Probleme mit deiner eigenen Weiblichkeit hast. Das ist kein leichter Kampf, uns von unseren indoktrinierten negativen Meinungen über uns selbst zu lösen, das haben wir alle hinter uns.«

Ich schlug unsanft ihre Hand weg.

»Ich habe kein Problem mit … ach, vergesst es einfach. Ich sage jetzt überhaupt nichts mehr!«

Das tat ich dann auch nicht. Ich boykottierte meinen Zufluchtsort unter Alwins weichen Brüsten und wandte mich der harten, kalten Metallwand des Busses zu. Dort zog ich die Kapuze meines Parkas über meinen immer noch sorgfältig kurzgeschorenen Schädel und gab vor zu schlafen.

Die Diskussion setzte sich auch ohne mich über die nächste Stunde oder so fort, nur dass sich alle eigentlich einig waren, dann schlief ich vor lauter Trotz tatsächlich ein und wachte erst auf, als wir zuhause waren.

Obwohl alle wieder gute Laune hatten und offensichtlich längst dazu übergegangen waren, die Vorzüge und Nachteile des just besichtigten Forsthauses zu diskutieren anstatt das Sexual Empowerment von Nutten, blieb bei mir ein schaler Nachgeschmack hängen, als ich mich verabschiedete.

Weil ich keinen Antrieb verspürte, mit schlechter Laune in meiner winzigen leeren Wohnung herumzulungern, beschloss ich einen Spaziergang zu Skye zu unternehmen.

Hier in der Stadt war die Luft nicht so eisig wie draußen im Wald, aber frisch genug, um meine heißen Gedanken zu kühlen.

Keine Ahnung, was mit mir los war. Die letzten Monate hatte ich eigentlich versucht, Streit zu vermeiden, auch wenn es mir selbstverständlich nicht immer geglückt war.

Wahrscheinlich war es die konkrete Aussicht, bald mit all diesen seltsamen Menschen zusammen in jenem Geisterhaus mitten im Nirgendwo zu leben. Sicher, wir würden noch all die anderen Häuser besuchen, die in Frage kamen, aber ich ahnte schon, dass wir genau da enden würden, wo wir begonnen hatten zu suchen.

Es war zu perfekt gewesen. Und es machte mir Angst, wie

das Haus versucht hatte, uns zu ködern, jede von uns. Wie es mitten in die Dunkelheit meiner verlorenen Vergangenheit geblickt und mich mit einer Zukunft voller Rosen und Sommerregen gelockt hatte.

Ich wollte mit meinem Bruder darüber sprechen, wollte wissen, ob er mich warnen würde. Aber er blieb stumm, wie immer. Ich saß auf der gefrorenen Erde über seinem längst verfaulten Leichnam. Dennoch: Etwas von ihm war noch lebendig, war noch hier, sah mich an und schwieg.

Ich hasste es, wenn er schwieg.

»Was soll ich tun, Skye?«, schluchzte ich. Ich berührte seinen Grabstein. Er war so kalt, wie seine Wangen es im Winter gewesen waren. »Ich kann nicht mit verrückten Frauen in ein Geisterhaus ziehen! Gibt es überhaupt so etwas wie böse Geister, die uns schaden wollen? Du musst es wissen, Skye! Antworte mir, Skye! Erzähl mir, wie es ist mit den Toten!«

Nur der Winterwind wisperte etwas in mein Ohr, das ich nicht verstand.

»Warum hast du mich verlassen?«, schrie ich den Grabstein an. »Warum?«

Einst kauerten wir unter dem Esstisch im großen Saal, verborgen hinter schweren, leinenen Tischtüchern, wie gejagte Tiere, und hatten uns so fest an den Händen gehalten, dass es schmerzte.

Und er hatte mir ins Ohr geflüstert, so wie der Wind eben, nur dass sein Atem heiß gewesen war und nach Johannisbeeren geduftet hatte: »Ich bleibe für immer bei Dir«, waren seine Worte gewesen. »Für immer!«

»Lügen, Skye!«, schrie ich. »Alles Lügen!«

Rotz und Wasser liefen mir übers Gesicht. Es war mir egal. Friedhöfe waren wahrscheinlich der einzige Ort, an dem es als legitim galt, Rotz und Wasser zu heulen.

Außerdem war ich die Einzige, die an einem Abend im Januar die Toten besuchte.

Oder doch nicht. Ein paar Meter neben mir bewegte sich etwas im schmutzigen Laub unter der alten Linde. Ein Eichhörnchen. Eines von den selten gewordenen roten, die mich immer an die Bilderbücher meiner Kindheit erinnerten.

Es hatte sich zu voller Größe aufgerichtet, die Ohren gespitzt, den buschigen Schwanz erhoben und beäugte mich aufmerksam.

»Was ist los?«, fragte ich. »Warst du noch nie traurig, oder wie?«

Es wippte ein paar Mal mit ernstem, wachem Blick auf und nieder, als wäre das eine bedenkenswerte Frage, dann verschwand es mit einem Hopser hinter dem dicken Stamm.

Ich hatte mich bereits wieder abgewandt, als es erneut erschien. Dieses Mal hüpfte es auf mich zu, erst flink, je näher es kam, umso zögerlicher. Als es etwa nur noch zwei Meter von mir entfernt war, zögerte es und ich hielt den Atem an. Noch nie war ein Eichhörnchen so nah an mich herangekommen. Vielleicht war es von Menschen aufgezogen worden. Vielleicht konnte ich es anfassen.

Aber es blieb sitzen, wo es war, starrte mich an, und nahm dann grazil eine große Walnuss mit den beiden Pfoten aus seinem Mäulchen, um sie sanft vor sich auf die Erde zu legen und sich mit eine paar raschen Sprüngen wieder ein Stück weit zu entfernen, wo es abermals abwartend Männchen machte und mich weiterhin im Blick behielt.

»Ist die für mich?«, fragte ich ungläubig. Ich erhob mich etwas mühsam und steifgefroren und las die Nuss vom Boden auf. »Danke schön?«

Das Tier schien, ich schwöre es, zu lächeln, dann verschwand es wieder und kam kurz darauf mit einer neuen Nuss zurück.

So ging das ein paar Mal, bis ich im stolzen Besitz von drei Walnüssen und zwei Haselnüssen war.

»Das reicht jetzt wirklich, danke!«, versicherte ich, ohne darüber nachzudenken, wie dumm das war. Aber das Tierchen, als hätte es mich verstanden, stieß ein leises Keckern aus, das wie das gutmütige Gelächter eines Gnoms klang, tauschte einen letzten Blick mit mir und verschwand endgültig im Wipfel der Linde.

Ich blieb irritiert zurück, unsicher, ob ich mir das gerade eingebildet hatte. Jetzt trösteten mich schon Eichhörnchen, wenn ich traurig war, mit Geschenken. Kurz flackerte die Erinnerung an den Fuchs am Geisterhaus in mir auf, keine Ahnung, warum, wo es doch zwei völlig unterschiedliche Situationen und die einzigen Gemeinsamkeiten aus spitzen Ohren und buschigen Schwänzen bestanden hatte. Aber eines wusste ich mit Bestimmtheit: Es war höchste Zeit, mich wieder dem normalen Leben zuzuwenden. Nur, dass ich keines mehr hatte.

Meine sozialen Kontakte bestanden aus einem verwesten toten Bruder, fanatischen Feministinnen und einem beängstigend empathischen Eichhörnchen.

Das klang so zusammengefasst mehr als beunruhigend.

Es zog mich nicht gerade zu mir nach Hause, um noch mehr derartigen Gedanken nachzuhängen. Zum Glück fiel mir Tom ein.

Es gab doch da wenigstens noch Tom, der in seiner übersichtlichen, ordentlichen Wohnung mit all seiner beruhigenden Behaarung wie ein zuverlässiges warmes Schaf auf mich wartete.

Die Vorstellung, mich in seine flaumigen Arme zu schmiegen und wenigstens für eine kurze Zeit an nichts anderes mehr denken zu müssen, belebte mich wieder. Ich verabschiedete mich von Skye. Als ich den Weg davonschritt, hatte ich das

Gefühl, dass er auf seinem Grab stand und mir nachschaute, die Hände in den Taschen seiner Shorts, während sein weißes Hemd und sein rabenschwarzes Haar sich im kalten Wind bauschten. Das Bild war so deutlich, dass ich mich beinahe umgedreht hätte, aber beides wäre schrecklich gewesen, ihn dort zu sehen und ihn dort nicht zu sehen, also zwang ich mich, weiterzugehen.

Als ich die Friedhofspforte durchschritten hatte, mitten hinein in den Verkehr und die Menschen in ihren Mänteln und Stiefeln und verbissenen Gesichtern, atmete ich auf.

Als ich dann im Taxi saß, begann ich, mich zu entspannen. Und als ich vor Toms Wohnungstür stand, konnte ich es kaum erwarten, bis er mir die Tür öffnete, und wir zusammen Wein trinken und Sex haben würden.

Er war tatsächlich zuhause und öffnete mir die Tür auf mein penetrantes Klingeln, bei dem ich eine Minute lang den Finger vom Klingelknopf nahm.

Wahrscheinlich hatte er mich genau daran auch bereits erkannt, denn seine Miene war nicht überrascht. Aber auch alles andere als erfreut.

Eigentlich war ich bereits kurz davor, ihm um den Hals zu fallen und ihm zu beteuern, wie sehr ich ihn vermisst hatte und so weiter.

Aber sein Gesicht hielt mich davon ab.

»Was machst du hier, Willow?«, fragte er eisiger, als es der Wind auf dem Friedhof gewesen war.

Ich prallte zurück.

»Ich will dich sehen!«, erklärte ich leicht verunsichert, aber mit meinem strahlendsten Lächeln. »Ich habe dich vermisst!«

»Du kannst nicht monatelang ohne ein einziges Wort verschwinden und dann einfach so hier auftauchen!« Jede hündische Ergebenheit war aus seinem Blick verschwunden, seine Augen waren so hart wie seine Worte.

»Es tut mir so leid!«, versuchte ich es noch einmal, dieses Mal mit meinem schönsten Augenaufschlag. »Aber du wirst nicht glauben, was mir alles passiert ist …«

»Ich will es nicht hören«, entgegnete er. »Außerdem habe ich Besuch. Geh nach Hause, Willow!«

Ich hätte penetrant bleiben können, ihm vorhalten, dass der Besuch erlogen war, und er insgeheim ebenfalls Sehnsucht nach mir verspürte, und irgendwann hätte ich seinen Widerstand gebrochen. Aber ich hatte nicht die Energie dazu. Ich wollte nicht kämpfen.

»Gott im Himmel, was ist eigentlich mit deinen Haaren passiert?« Er hatte meinen Radikalschnitt unter meiner Kapuze bemerkt. Ganz kurz wurde etwas in ihm weich, und das genügte mir, um zu sehen, dass er mich noch wollte.

Aber ich ließ den Moment verstreichen.

Ich ließ es zu, dass er sich wiederholte: »Geh nach Hause, Willow!«, dass er die Tür wieder schloss und mich im dunklen Treppenhaus zurückließ und in meinem neuen Leben, das mich auf Pfade führen würde, die in noch größere Dunkelheit mündeten.

Und just, als ich wieder hinaus in die Winternacht trat, fühlte ich den ersten Blutschwall, der heiß aus meinem Innersten herausquoll, und die ersten Schneeflocken des Jahres fielen, und inmitten von der Schwärze der Nacht, dem Weiß des Schnees und dem Rot des Blutes leuchtete grell die Ahnung auf, dass dieses Märchen nicht gut ausgehen würde.

KAPITEL FÜNF

Aber erst einmal kam der Frühling. Und damit die Hoffnung. Mit jedem neuen Frühling kam neue Hoffnung. Es existieren unzählige Gedichte darüber, und das nicht ohne Grund.

Es war schwierig bis unmöglich, pessimistisch zu bleiben, wenn fortpflanzungswütige Vöglein tschilpten, während leuchtend bunte Tulpen und Narzissen aufbrachen und die ganze Welt vor neuem Leben platzte.

Die Kombination aus aufgewühlter Natur und einem Haufen fanatischer Feministinnen, die gerade stolze Besitzerinnen eines Landgutes geworden waren und vor Tatendrang sprühten, war höchst explosiv.

Denn die Situation hatte sich exakt nach meinem Verdacht entwickelt: Wir waren zwar noch zu der Besichtigung von einem halben Dutzend anderer Immobilien erschienen, aber nur halbherzig, jede von uns bereits mit dem alten Forsthaus als neuer Heimat im Herzen.

Die finale Abstimmung war demnach einstimmig ausgegangen. Auch ich hatte mein Schicksal akzeptiert und war bereit, es anzunehmen.

Eine andere Wahl hatte ich nicht.

Dennoch: Als wir dann an einem dieser unerträglich milden hellblauen Frühlingstage beim Notar saßen, um den Kaufvertrag zu unterschreiben, zitterte meine Hand leicht, die den Stift führte, und trotz all der erwartungsfrohen Heiterkeit um mich herum setzte ich meinen Namen unter ein gefühltes Todesurteil. Ich hasste mich für diesen Gedanken, aber er war einfach da, und es verwirrte mich, auf einmal unter unheimlichen Eingebungen zu leiden, wo ich doch sonst höchstens unter Langeweile litt, aber dann auch nur mit einem Glas Wein in der Hand und den Füßen irgendwo hochgelegt.

Der Notar war ein kleines Männchen im schlechten Anzug, das uns mit einem Lächeln bedachte, das freundlich sein sollte, jedoch nur professionelle Herablassung verriet. Jedenfalls zu Beginn des Termins. Gegen Ende standen ihm Schweißperlen auf der Stirn, unter denen sein Lächeln längst zu einem dünnen Strich geschmolzen war.

Die eigentliche Besitzerin der Immobilie, eine uralte pflegebedürftige Dame, wurde von ihrem Betreuer vertreten, der ebenfalls gerne woanders gewesen wäre.

Ich wäre auch gerne woanders gewesen.

Es war zwar alles nicht unamüsant, besonders nicht, als Lex, nachdem die letzte Unterschrift auf der Urkunde getrocknet war, mit der Faust auf den modernen Glastisch schlug, so dass dieser zu zerbrechen drohte und laut »Pussypower!« brüllte, woraufhin Lara irrtümlich von einem Angriff ausging und knurrend unter dem Tisch hervorgestürzt kam, um sie gegen was auch immer zu verteidigen, nein, es war nicht unamüsant, auch nicht, als Frida darauf bestand, jedes Personalpronomen im Vertrag in die feminine Form setzen zu lassen, woraufhin der Notar ihr erklärte, dass er zur Vereinfachung stets nur die maskuline Form benutzte, woraufhin Frida wiederum ihm so einiges erklärte, was er noch nicht wusste und nie wieder in seinem Leben vergessen würde, während Alwin vor lauter Aufregung ununterbrochen an einem meterlangen regenbogenfarbigen Schal strickte und Zoe mit dem Betreuer flirtete, obwohl dieser für den geübten Blick allgemein nicht an Frauen interessiert war, nein, ich konnte wirklich nicht behaupten, dass es woanders amüsanter gewesen wäre.

Dennoch. Ich scherzte zwar mit Lex, kuschelte Alwin, motzte Zoe an und versuchte Frida durch Klugheit zu beeindrucken, aber das war nichts weiter als die typische Rolle derjenigen, die ich einmal gewesen sein mochte. Innerlich war ich jemand anders, jemand, der mir selbst unbekannt war, jemand Ernstes, jemand, den ich nicht mochte.

Und ich hatte auch nicht vor, mich mit diesem anderen Ich anzufreunden. Also stürzte ich mich in Arbeit und Alkohol, Letzteres war eine altvertraute Methode, Ersteres eher nicht. Aber ich hatte eine Deadline bis zu unserem Umzug, der für die erste Juniwoche geplant war, ich hatte Aufgaben zu erfüllen und ich hatte nicht die Absicht, mehr als nötig über deren Sinnhaftigkeit nachzugrübeln.

Und sich Lektüre über die Legeleistung des Barnevelder Huhns zu Gemüte zu führen, war spannender mit ein paar Promille mehr im Blut. Nach unzähligen Stunden der Recherche im Internet sowie der öffentlichen Bibliothek entliehenen Fachliteratur, zu deren Beginn ich noch in ehrfürchtiges Staunen verfiel über die enorme Anzahl der Menschen, für die Hühner nicht nur ein Hobby, sondern den Lebensinhalt darstellten, erachtete ich mich selbst als solide vorgebildet in diesem erstaunlich weiten Feld. Mit diesem neuen Wissen vereinbarte ich einen Termin mit einem Geflügelzüchter in der Nähe, um mir Jungtiere für den Sommer auszusuchen. Ich nahm Alwin mit, weil ich nicht zwei Stunden allein im Auto sitzen wollte. Und weil es eine Gelegenheit war, über die anderen zu lästern. Und weil Alwin die Einzige war, die sich für so etwas wie Hühner begeistern ließ.

Und weil ich es seit einer Weile allgemein hasste, allein zu sein, aber nicht die nötige Energie besaß, um mir einen Ersatz für Tom zu suchen. Oder möglicherweise traute ich es mich einfach auch nicht mehr, Penisse als Ablenkung zu benutzen, aus Angst, wieder einmal für mein wenig emanzipiertes Verhalten geächtet zu werden, wenngleich ich selbst als äußerst emanzipiert erachtete, Männer für meine Zwecke zu missbrauchen. Wobei sich die Männer auch selten darüber beschwert hatten, missbraucht zu werden.

Jedenfalls hatte Alwin definitiv keinen Penis, wie es mir bei diversen Gelegenheiten bereits demonstriert worden war, und sie hatte ein Herz für Hühner.

»Wann hast du zum letzten Mal mit jemandem gevögelt, Alwin?«, fragte ich aus meiner Gedankenverlorenheit heraus, während wir in unserem Vagina-Mobil über die Landstraße tuckerten. Der Name war irgendwann einmal gefallen und hielt sich hartnäckig. Genauso wie Willi inzwischen von allen und jedem inflationär benutzt wurde, wie ich es bereits düster prophezeit hatte.

Alwin warf mir einen schrägen Blick übers Lenkrad zu. Sie hatte die letzten zehn Minuten oder so über Federvieh geplaudert, ohne zu registrieren, dass ich ganz woanders gewesen war.

»Wirklich, Willi? Du denkst ans Vögeln, wenn ich von Vögeln rede? Wie alt bist du noch mal?«

»Ich habe die geistige Reife einer 15-Jährigen, das weißt du doch, jedenfalls denkt das Frida.«

»Das denken wir alle.«

»Und hör auf, mich Willi zu nennen!«

»Aber es passt so gut zu dir, es ist irgendwie niedlich und ohne Haare.«

»Wahnsinn. Jetzt werde ich auf *irgendwie niedlich und ohne Haare* reduziert!«

»Na ja, *niedlich* ist eigentlich zu nett. Aber *ohne Haare* stimmt.«

»Dann bist du eben irgendwie bunt und rund.«

»Dagegen habe ich nichts einzuwenden.«

»Und wann hat jetzt die bunte runde Alwin zum letzten Mal gevögelt?«

»Wenn es dich so sehr interessiert: Sie kann sich nicht mehr genau erinnern.«

»Ach was, na klar kann sie sich noch erinnern.«

»Vielleicht will sie sich aber gar nicht erinnern.«

»Warum? Weil es mit deinem Ex war? Vor über zwei Jahren oder so? Ernsthaft?«

»Ja.«

»Zwei Jahre?«

»Na und?«

»Fehlt es dir überhaupt nicht?«

»Und wenn schon?«

»Fahr mal da gleich rechts rein!«

»Was?«

»Da vorne, wo es rechts in den Wald geht, fahr da mal rein!«

»Warum, was ist los?«

»Mach es jetzt einfach.«

Wir bogen auf einen engen Waldweg ab, der augenscheinlich vom Nirgendwo ins noch größere Nirgendwo führte. Alwin ließ das Auto noch ein paar Meter ausrollen und stoppte dann den Motor. Irritiert wandte sie sich mir zu. »Was ist los, Willi? Musst du pinkeln?«

Ich schüttelte den Kopf und schnallte mich ab.

Für mich war es einfach, von dem gefährlich schaukelnden Vordersitz durch den mittigen Spalt nach hinten in den Lieferwagen zu klettern, für Alwin weniger, aber ich überredete sie, ihre bunte Masse hindurchzuzwängen.

»Würdest du mir bitte sagen, was los ist?«, schnaufte sie, als wir dann endlich zusammen auf dem Boden kauerten.

Durch die frisch geputzten Glasscheiben drang mildes Frühlingslicht und ließ die Staubpartikel um uns ihren stürmisch stummen Tanz aufführen, ein Kuckuck rief verzweifelt nach irgendetwas, und wir sahen uns an.

Alwins Blick war fragend, der meine wahrscheinlich voller verwunderter Entschlossenheit. Ich beugte mich nach vorn und schob ihr eine granatapfelrote Haarsträhne hinters Ohr. Eigentlich war ich ziemlich geübt in solchen Situationen, aber heute spürte ich mein Herz pochen wie das einer verschreckten Jungfrau.

»Ich möchte dich anfassen, Alwin«, sagte ich, und meine Stimme war nichts außer einem heiseren Raunen, das mir selbst Gänsehaut machte. »Deswegen musstest du anhalten.«

Meine Hand wanderte von ihrem Haar zu ihrer Wange, strich sanft darüber, glitt ihren Hals entlang. Ich spürte mit meinen Fingern unter ihrer glatten, heißen Haut, wie sie schluckte.

Ihr Mund öffnete sich, als wollte sie etwas entgegnen, aber er formte kein Wort. Ich nutzte die Gelegenheit und ließ meinen Daumen über ihre bebende Unterlippe gleiten, um ihn einen Moment später durch meine eigenen Lippen zu ersetzen. Warum nur hatte ich nie zuvor eine Frau geküsst?

Da war keine Spur dieser bartstoppeligen Rauheit, die einen Männermund ausmachte, nur wunderbare Weichheit und Zartheit und Wärme.

Alwins Hand landete hart auf meiner Schulter, als wollte sie mich stoppen oder sogar wegstoßen, aber dann blieb sie einfach dort liegen wie ein zitterndes Tier, das nicht wusste, ob es fliehen oder erstarren sollte.

Also machte ich weiter, bedeckte erst ihren Mund mit Küssen und arbeitete mich dann weiter ihren Hals entlang.

Meine eigene Hand suchte sich einen Weg unter ihren hellblauen, locker gehäkelten Pullover, unter das apfelgrüne seidene Unterhemd, bis sie die dort lose herumhängenden Brüste fand. Sie waren heiß und schwer, und ich musste an die prall mit Milch gefüllten Euter von Kühen denken, was mich komischerweise ziemlich anmachte, anstatt mich zu verstören und mich dazu verleitete, die Nippel fest zu kneten, als könnte ich sie tatsächlich melken. Alwin stöhnte leise dicht an meinem Ohr; sonst hatte sie bisher immer noch keinen einzigen Ton von sich gegeben. Stöhnen war generell erst mal positiv. Ich schob ihre Kleidungsschichten nach oben, bis sie selbständig die Arme hob und sich das Zeug über den Kopf ziehen ließ, was nicht so einfach war, weil sich eine Menge von ihr darin verhedderte, Brüste, Brille und Haare, was uns beide kichern ließ wie kleine Kinder, und wie ein kleines Kind fühlte ich mich, als ich an Alwins linker Brust andockte, aus irgendeinem Grund zog mich gerade die linke magisch an, und anfing, hungrig zu saugen. Ich beneidete sogleich alle Kinder, die gestillt wurden und bedauerte mich dafür, nie dazu gehört zu haben. Gleichzeitig tastete ich zwischen Alwins Schenkeln herum, bis ich das Gefühl hatte, unter dem Stoff ihre Spalte zu erwischen und begann dort erst sanft, dann fester zu reiben. Weil Alwin immer noch stumm blieb, löste ich mich mit einem Schmatzen von ihrem Nippel und sah, dass ihre Augen geschlossen und ihr Wangen gerötet waren. Das wertete ich so, dass es keinen Widerstand geben würde, wenn ich als Nächstes meine Hand in ihr Höschen steckte und anfing, ein bisschen direkt am feuchten Fleisch dort herumzuspielen. Nein, es gab nicht den geringsten Widerstand und feucht war es dort bereits wie warmes Waldmoos nach einem Regentag im Hochsommer.

Ich zog mit einem energischen Ruck den verbleibenden Stoff, also Leggings und Slip, nach unten über die Knöchel und tauchte entschlossen zwischen Alwins weiße dicke Schenkel ab. Ihre Haut dort an den Innenseiten war so hell, dass ein Netz aus Adern blau hindurchschimmerte. Ich strich fast erstaunt darüber, so hübsch wie Marmor war die Maserung, dann griff ich nach Alwins Muschi. Sie lag versteckt unter einem dichten Büschel dunkler Härchen, das ich teilte, um sie freizulegen. Sie präsentierte sich mir genauso üppig wie alles an Alwin, die Schamlippen breiteten sich wie die fleischigen Blütenblätter einer exotischen Pflanze aus, und dort, wo sie oben zusammenliefen, warfen sich fette Falten zu einem Hügelgebilde auf, in dem die glänzende Perle prangte, an die ich heranwollte. Es war gar nicht so leicht, auf dem harten Boden eine Position zu finden, in der ich bequem mit meiner Zunge arbeiten konnte, aber ich tat es dennoch. Der Geruch, der von Alwins Vagina aufstieg, war seltsam neutral, nur ein bisschen organisch, süßlich wie Hefeteig. So schmeckte es auch. Ich hatte nicht wirklich Ahnung, was ich mit meiner Zunge und einer Klitoris anfangen sollte, meine eigene bearbeitete ich schließlich nur mit meinen Fingern oder ließ sie bearbeiten, also erinnerte ich mich daran, wie ich die Männer zwischen meinen Beinen angeleitet hatte und versuchte, mich selbst danach zu richten. Es schien ganz gut zu funktionieren, denn jetzt spürte ich Alwins Hände an meinem Kopf, und sie schoben mich alles andere als weg.

Ich hörte ihren Atem schneller gehen und den Kuckuck schreien. Er klang jetzt so nah, als würde er in einem Baum gleich neben unserem Auto sitzen. Ich ignorierte ihn und fuhrte meinen Zeige- und Mittelfinger in das nasse Loch ein. Ich spürte keinen Widerstand, also fing ich an, Alwin mit meinen Fingern zu ficken und saugte dabei so konzentriert an ihrem Kitzler, wie ich es zuvor an ihrer Zitze getan hatte. Und dann ging es ganz schnell. Alwins Hände griffen fest in mein Haar, das Fleisch an meiner Zunge schwoll an und ich spürte, wie es wellenförmig um meine Finger herum pulsierte. Ich spuckte alles aus, was ich noch von Alwin im Mund hatte und tauchte wieder auf.

»Bist du gerade gekommen?«, fragte ich, wahrscheinlich mit einem ziemlich selbstzufriedenen Gesichtsausdruck.

Alwins eigenes Gesicht wirkte eher verstört, als sie vage nickte. Sie lag komplett nackt ausgebreitet vor mir, ihr weicher runder Bauch mit den vielen Speckfalten sah verletzlich aus und noch nackter, als er es war. Zwischen ihren Beinen glänzte das nasse Schamhaar und ihre Brüste und ihr Hals waren mit tiefroten Flecken gesprenkelt.

Aus einem unbestimmten Grund ekelte mich ihre plakative Hilflosigkeit jetzt mehr an, als es irgendwas an ihrem Körper hätte tun können, mehr noch, ich empfand Ekel vor mir selbst. Rasch wischte ich meine Finger, die mit ihrem weißlichen Schleim bedeckt waren, an ihrem Bein ab. Wahrscheinlich hätte ich sie jetzt noch mal küssen müssen oder so, aber mir war absolut nicht danach.

»Ich muss pinkeln, dann fahren wir weiter. Okay?« Alwin nickte abermals nur zögerlich, also richtete ich mich auf, schaffte es nach einigen Versuchen, die klemmende Seitentür zu öffnen und kletterte nach draußen.

Die frische Waldluft war eine Wohltat. Auf dem Dach des Vagina-Mobils hockte der verdammte Kuckuck, braun und dreist, und starrte mich aus kalten gelben Augen an. Mir war nie klar gewesen, dass ein Kuckuck aussah wie eine überdimensionale, gestreifte, gruselige Amsel.

»Verpiss dich!«, schnauzte ich ihn an. Er öffnete ein letztes Mal den Schnabel, um mir seine lächerlichen zwei Töne entgegenzuschmettern, als wollte er mich anklagen, dann flatterte er in die Baumwipfel davon.

Und damit kehrte ich endgültig in die Wirklichkeit zurück. Die Stille, die ich zuvor als so unnatürlich empfunden hatte, füllte sich wieder mit ganz normalen Alltagsgeräuschen, dem fernen Rauschen der Autos auf der Landstraße nicht weit weg, dem Summen von Kleingetier und Zwitschern von Kleinvögeln. Und ich fragte mich, während ich zuschaute, wie mein Urin auf die Erde schäumte, wie ich auf die mehr als abwegige Idee gekommen war, Sex mit ausgerechnet Alwin zu haben.

Sie fragte sich das offensichtlich auch. Als ich mich zurück auf meinem Sitz anschnallte, saß sie bereits wieder fertig angezogen im Auto und lächelte mich unsicher an.

»Hey, und jetzt lass uns diese Hühner kaufen!«, rief ich.

Aber ganz so leicht ließ sie mich nicht davonkommen.

»Was war das eben, Willow?« Ihre Stimme war noch leiser als sonst, sie nannte mich bei meinem richtigen Namen und ihr Lächeln war immer noch nichts weiter als Fassade.

Ich zuckte trotzdem nur mit den Schultern. Woher sollte ich wissen, was das gewesen war?

»Ich konnte einfach nicht anders. Du sahst so süß aus.« Das war lahm. »Du weißt doch, ich bin spontan.« Noch lahmer. »Sieh es als Form von kostenloser Wellness-Behandlung an!« Wo kamen diese Arschloch-Sprüche her?

Alwin lachte auch nicht darüber. Sie drehte den Schlüssel, um den Motor zu starten, und manövrierte uns aus dem engen Waldweg zurück auf die Straße. Ihre Wangen waren immer noch glühend rot, ihr roter Lippenstift war verschmiert, ihr noch röteres Haar war zerzaust und stand wild und wirr ab. Ich versuchte hinüberzufassen, um es zu glätten, obwohl ich vielmals lieber dem hässlichen Kuckuck in den Wald nachgestürmt wäre. Alwin wich meiner Bewegung aus. Was erwartete sie denn von mir? Verbale Liebesbekundungen? Einen Heiratsantrag? Jetzt schmollte auch ich.

So kamen wir also beim Hühnerzüchter an: verschwitzt, trotzig schweigend und nach Sex stinkend. Auf dem Hof stank es auch. Nach keine Ahnung was. Nach einer unspezifischen Mixtur aus Ammoniak und Federn. Warum ich wusste, wonach Federn rochen? Ich wusste es nicht. Es war nur eine Vermutung aufgrund der optischen Eindrücke, und die wimmelten nun mal von Federn in der Form von, wie sollte es anders sein, Hühnern.

Wenn ich eines von diesem Tag lernte: Es war hochgradig unvernünftig, Hühner auszusuchen, wenn man noch den Geschmack der Muschi seiner besten Freundin im Mund hatte.

Alwin war auch keine große Hilfe, sie hielt sich im Hintergrund wie ein in vielen Farben schimmernder Schatten, überließ mir die Verhandlungsgespräche, fütterte die zwei dreckigen Shetlandponys, die frei herumliefen wie Hunde, mit Gras und warf mir hin und wieder aus der Distanz einen waidwunden Blick zu. Ich konnte es nicht ausstehen, wie sie immer gleich alles füttern musste.

»Na ja«, antwortete ich gerade dem Geflügelmann. Er sah irgendwie selbst aus wie ein Huhn, mit seinem buschigen kupferbraunen Haar und seiner spitzen langen Nase. »Ich dachte vor allem an Barnevelder Hühner. Auf Ihrer Website stand, dass sie die hier züchten …«

»Von den Barneveldern haben wir jedes Jahr, und jedes Jahr sind die als Erstes weg«, bestätigte er. »Die sind klasse für Anfänger. Genügsam, legen zuverlässig, machen keinen Ärger.«

Hatte ich alles so nachgelesen.

»Und was haben Sie sonst noch so?«, fragte ich.

»Na ja, so einiges, wir züchten die Barnevelder und die New Hampshires als Nutztiere, die empfehlen wir allgemein für Freizeithalter, sind beides robuste Rassen ohne große Ansprüche.«

»Allerdings wollen wir das mit der Hühnerzucht schon ernster nehmen«, behauptete ich und hob meine Stimme, damit Alwin mich auch hörte. »Wir interessieren uns auch für die exotischen Rassen. Die Indischen Kämpfer zum Beispiel. Die gefallen mir.«

»Ach ja?« Der Hühnermann war in keinster Weise verwundert ob meiner Rassennennung. »Die Indischen Kämpfer, das sind schon so Kawenzmänner, die findet man nicht so oft, aber ich verrate Ihnen was …«, er beugte sich verschwörerisch zu mir, »bei mir gibt´s die. Ich habe einen ganz prächtigen Hahn. Wollen Sie ihn sehen?«

»Na klar!« Ich schaute nach Alwin, die mich immer noch ignorierte und gerade ein Zöpfchen in die gelblich weiße Mähne des fetteren der beiden Ponys flocht. Das gefiel mir auch nicht. Sie sollte wie immer an meiner Seite und hilfreich sein, mit ihrer praktischen Art zu denken und ihrer allgemeinen Vernünftigkeit.

Ich stapfte also alleine hinter dem Hühnermann her zu seinen Zöglingen, die er säuberlich nach Rassen getrennt in freundlich wirkenden Gehegen hielt. Er mochte seine Hühner. Sie hatten Hütten zum Schlafen und Stangen zum Draufsitzen und genug Erde und Gras und Büsche zum Scharren und Ruhen und sich Verstecken.

Insgesamt waren es wahrscheinlich um die tausend, so wirkte es jedenfalls auf mich, all dieses Gegacker und Gekrähe und diese Kugeln aus Federn hinter jedem Zaun.

Die Indischen Kämpfer erkannte ich sofort. Sie hatten eine Statur wie Ringer und stampften breitbeinig auf stabilen kurzen Stöcken umher, als suchten sie Ärger. Sie gefielen mir auf Anhieb.

»Das sind wirklich prächtige Tiere«, bestätigte ich. Der Hühnermann strahlte.

»Die bekommen auch extra viel Protein«, verriet er mir verschmitzt, »wie die Bodybuilder!«

Exakt so sahen sie auch aus.

»Ich nehme fünf von denen«, entschied ich. »Zwei von den Braunen und drei von den Weißen.«

Weil von der inzwischen nicht mehr ganz so weit entfernten Alwin immer noch kein Hauch von Interesse herüberwehte, hob ich meine Stimme.

»Ach was, ich nehme gleich zehn. Fünf von beiden Farben!« Der Hühnermann kratzte sich am Kopf. »Na ja, man muss aber schon dazusagen, dass die Kämpfer nicht nur Freude machen. Siehst du den Hahn? Der ist so schwer, der tritt die Hühner nicht mehr von allein.«

»Aha …«

»Also ich meine, der kommt da nicht mehr rauf. Das läuft alles über, äh, künstliche Befruchtung.«

»Schon klar. Gar kein Problem. Dann packen wir das Zeug eben in eine Spritze und zack, rein damit!«

Alwin, die in der Nähe mit ein paar neugierigen Brahmas flirtete, zuckte wenigstens vielleicht kurz zusammen.

»Und legen tun sie auch nicht richtig«, ergänzte der Hühnermann. Er war offenkundig ein ehrlicher Mensch.

»Das macht nichts«, rief ich. »Ich nehme zwanzig. Der Hahn ist wirklich unglaublich. Ist der blau? Kann ich auch welche von den Blauen haben?«

»Die Blauen sind eine Sonderfarbe, die verkaufe ich eigentlich als Showtiere, das ist so die preisliche Höchstklasse …«

Ich verpasste ihm einen kumpelhaften Schulterschlag, so von Hühnerfan zu Hühnerfan.

»Das ist doch klar. Wir zahlen gern ein bisschen mehr für so schöne Tiere!«

Jetzt warf mir Alwin ganz ohne Zweifel einen richtig bösen Blick zu. Normalerweise wäre jetzt der Zeitpunkt gewesen, wo sie eingegriffen hätte, um das Schlimmste zu verhindern.

Aber anscheinend war sie fest entschlossen, weiterhin lieber zu schmollen, was normalerweise meinen unangetasteten Part darstellte. Das war aufs Gröbste unfair.

»Und für meine Freundin nehmen wir noch so einen Brahma. Auch in Blau«, erklärte ich.

»Eines allein von einer Rasse würde ich nicht raten …« Der Hühnermann fuhr mit seiner Kopfkratzerei fort, womöglich war er langsam irritiert von meinem Kaufverhalten.

»Ach was, das wird das spezielle Huhn meiner Freundin, sie will es als Therapiehuhn ausbilden, das wird sowieso von den anderen isoliert!«, behauptete ich.

»Ach ja, es gibt Therapiehühner?«

»Aber sicher, für verhaltensauffällige Kinder, ist gerade total am Kommen!«

»Na dann …«

»Und dann noch zehn von den Barneveldern, für Eier.«

»In Ordnung … also zwanzig blaue indische Kämpfer, einen blauen Brahma und zehn Barnevelder.«

»Genau. Außerdem habe ich auf der Website gesehen, dass sie auch Pfaue züchten …«

»Davon haben wir dieses Jahr einen guten Schlupf, ja …«

»Von denen brauchen wir auch ein Pärchen.«

»In Ordnung …«

»Und Laufenten. Wir brauchen Laufenten für den Garten. Die beseitigen Schnecken.«

»Das machen sie, die beseitigen aber auch gründlich das junge Gemüse, da muss man vorsichtig sein!«

Langsam nervte es mich ziemlich, dass mich der Hühnermann eigentlich vor so ziemlich jeder meiner Anschaffungen warnte. Ich ignorierte ihn einfach.

»Und dann noch zwei Gänse. Auch ein Pärchen. Ich wollte schon immer Gänse.«

Er nickte überwältigt. »Sollen das alles Küken sein, das wäre billiger, aber schwieriger mit der Aufzucht, und es braucht länger, bis die legen, oder Jungtiere oder gleich Einjährige?«

»Wir nehmen die Küken. Das mit der Aufzucht ist kein Problem.«

»Aber dann müssen Sie sich auch darauf einstellen, dass die Geschlechter nicht eindeutig zu bestimmen sind. Mit etwas Pech kriegen Sie dann nur Hähne.«

»Darauf lassen wir es einfach mal ankommen, würde ich sagen.«

Und das war die Geschichte davon, warum es mit den Hühnern und uns von Anfang an komplett schieflaufen sollte. Es war Alwins Schuld. Sie hatte mich mit ihrem postkoitalen Missmut geradewegs zu hirnrissigen Handlungen gezwungen. Die anderen und vor allem Frida sahen das natürlich nicht so. Aber ich war ja immer die Böse.

Der stechende Geruch nach Ammoniak und Federn schien sich mit jeder Sekunde, in der ich ihm ausgesetzt war, zu wachsen bis er sich beinahe schon körperlich über meine Haut legte. Er machte mich unruhig und beinahe wütend und ich spürte den Drang, mich zu schütteln wie ein nasser Hund.

Wie hielt man es hier länger als eine halbe Stunde aus?

Und dann dieses ohrenbetäubende Lärmen aus hunderten von Geflügelkehlen.

Eine Welle von Ekel und Wut kroch aus meinem Magen in mein Gehirn und gerade, als ich dachte, es nicht mehr ertragen zu können, brach eine beinahe ebenso krasse Stille herein. Von einem Moment auf den anderen verstummte jedes Gegacker und jedes Gekrähe. Die Hühner in ihren Gehegen hatten ihr für Außenstehende sinnloses Herumgerenne beendet und gruppierten sich überall still und stumm in den hintersten Ecken.

»O je«, nicht nur ich, sondern auch der Hühnermann schreckte auf und war alarmiert. »Da wird irgendwo hier ein Fuchs sein. Die Biester schrecken inzwischen nicht mal mehr davor zurück, mitten am Tag hier aufzutauchen!«

»Und dann verhalten sich die Hühner so?«, fragte ich irritiert.

»Normalerweise nicht alle auf einmal«, räumte er ein, »aber vielleicht sind es mehrere Füchse. Ich lass mal die Hunde raus ...«

Weil er sich anderweitig beschäftigte, und wir unseren Auftrag eigentlich auch erfüllt hatten, war das ein guter Grund, endlich wieder von hier fortzukommen. Wir verblieben damit, dass ich alles, was ich an dummen Vögeln aufgezählt hatte, im Juni in Form von Küken abholen würde.

Damit war das Thema durch.

Es dauerte die gesamte Rückfahrt über, bis sich Alwin mir gegenüber wieder normal verhielt. Diesmal fuhr ich. Das lag vor allem daran, dass Alwin ein blau geflauschtes Küken auf dem Schoß sitzen hatte.

Da sie es vorgezogen hatte, bis zum Ende zu schweigen, hatte ich ihr den kleinen Therapie-Brahma gleich auf die Hand mitgekauft, die anderen würde ich erst im Juni abholen, wenn unsere Renovierungsarbeiten abgeschlossen waren.

Als Alwin empört rief: »Und jetzt hat er mir auch noch auf den Rock gekackt, Willi!«, wusste ich, dass zwischen uns wieder alles okay war. Also so einigermaßen jedenfalls. Und Hühnerkacke würde für uns bald so selbstverständlich zum Alltag dazugehören wie Stromausfälle, undichte Fenster und andere derlei unerquickliche Kleinigkeiten, die das Landleben so bereithielt.

Als Nächstes waren die Frettchen an der Reihe. Dieses Mal war Lex an meiner Seite. Alwin und ich hatten zwar den Vorfall mit ihrer Vagina im Vagina-Mobil nie wieder erwähnt, aber ich war mir ziemlich sicher, dass sie es vermeiden würde, noch einmal eine längere Fahrt mit mir allein zu sein. Und Lex war heiß darauf, die Jägerin kennenzulernen, die uns die Frettchen verkaufte.

Diese war alt, hatte kurze graue Haare, trug Gummistiefel und ein Tweedjackett und wirkte insgesamt so, als käme sie direkt aus einem britischen Adelsgut herausgestiefelt. Meine Mutter hätte sie geliebt.

»Ach, da sind ja die jungen Damen!«, begrüßte sie uns mit einem schallenden Organ. Lex und ich sahen uns kurz an und grinsten. Gerade wir beide zusammen wirkten sicherlich alles andere als damenhaft, die eine in ihrer Kampfuniform und der Tätowierung im Gesicht, die andere kurzgeschoren und in den Klamotten ihres Bruders.

Aber die Jägerin ließ sich davon nicht im Geringsten beirren.

»Es freut mich ja immer ungemein, wenn junge Frauen ihre Leidenschaft für die Jagd entdecken!«, röhrte sie und drückte uns so fest die Hände, dass es schmerzte.

»Dann wollen wir uns die kleinen Racker mal ansehen, was?« Sie führte uns zu den Volieren, in denen sie die Tiere hielt. »Hier sehen Sie die Fähen mit den Welpen. Wir haben sie vorübergehend von den Rüden getrennt. So, lassen Sie mich das gerade Mal aufschließen und dann nichts wie rein mit ihnen, bevor eines entkommt!«

Es war ein seltsames Gefühl, von einem ganzen Rudel neugieriger halbzahmer Iltisse umringt zu sein, die wie kleine Fellwürste durcheinanderkullerten. Aber es war auf nette Art komisch. Sogar der Geruch störte mich viel weniger als der bei den Hühnern, obwohl wir eindeutig nicht inmitten einer duftenden Blumenwiese standen. Der Vergleich mit dem stinkenden Iltis kam nicht von ungefähr.

»Na los, nehmen sie eines auf den Arm!«, ermunterte uns die Jägerin energisch. Etwas zögerlich tauchte ich in das pelzige Gewimmel ab und streckte meine Hände hinein. Zarte Barthaare und nackte Näschen kitzelten meine Haut. Krallen piksten. Ich erinnerte mich an Schneeweißchen und Rosenrot und packte den erstbesten kleinen Körper. Das zimtfarbene Wesen starrte mich aus dunklen Knöpfen an und vergrub dann seine Babyzähne tief in meiner Hand. Ich verzog das Gesicht.

»Den da will ich auf jeden Fall. Er liebt mich ja jetzt schon.«

Die Jägerin lachte schallend. »Die Kleinen zeigen so ihre Sympathie, das ist wahr, aber das kann man ihnen aberziehen.«

Sie nahm mir das widerstrebende Biest ab. »So, dann brauchen wir nur noch Nummer Zwei.«

»Lex, welchen willst du?« Lex zeigte mit funkelnden Augen auf ein ganz und gar pechschwarzes Frettchen, das ein wenig abseits von den anderen einen Ast durch die Gegend zerrte.

»Okay«, ich bahnte mir einen Weg durch die Schar und schnappte mir den kleinen Schwarzen. Was er dadurch quittierte, dass er ebenfalls herzhaft zubiss.

Ich seufzte und händigte ihn der Jägerin aus, die seine Genitalien untersuchte.

»Prima, beides Fähen«, meinte sie. »Für das Frettieren brauchen wir Fähen.«

»Die Fähen sind die Weibchen, oder?«, fragte Lex.

»Richtig.«

Lex lachte zufrieden.

Wir packten die zwei sich windenden und geckernden Tiere in die pinke Kleintiertransportbox, zahlten eine stolze Summe und zogen erfolgreich wieder ab.

»Ich versteh immer noch nicht, warum du die Box unbedingt in Pink kaufen musstest«, schimpfte Lex auf dem Weg zum Auto.

»Habe ich dir doch schon gesagt, es gab keine andere Farbe mehr!« Das war gelogen und der Kauf des anstößigen Dinges hatte einen Akt der Rebellion dargestellt.

Ich mochte Pink nicht besonders. Aber ich mochte es noch viel weniger, mir vorschreiben zu lassen, es nicht zu mögen.

»Dafür haben wir ein schwarzes Frettchen«, fügte ich besänftigend hinzu.

»Ja, cool! Wie willst du es nennen?«

Wir hatten beschlossen, dass die Frettchen die nächsten Wochen bei mir in der Wohnung verbringen sollten, damit sie handzahm wurden und ich sie schon mal so was wie abrichten konnte.

»Keine Ahnung«, ich zuckte mit den Schultern. Alwin hatte ihrem Küken den Namen Hermine gegeben. Dafür, dass sie es auf keinen Fall haben wollte, hatte sie es sehr schnell ins Herz geschlossen und trug es nun herum wie einen Schoßhund.

»Vielleicht Zimt und Zucker«, überlegte ich.

»Zimt und Zucker?« Lex starrte mich an, als wäre ich komplett bescheuert.

»Ja. Zimt und Zucker. Das eine hat ein Fell wie Zimt. Und das andere ist das Gegenteil von Weiß, und Zucker ist weiß. Also logisch, oder?«

Lex schüttelte den Kopf. »Du bist komisch, Willi. Aber von mir aus. Zimt und Zucker.«

Die Geschichte von Zimt und Zucker war herrlich unkompliziert, was nicht zuletzt auch an Lex lag, die ebenfalls ziemlich unkompliziert war, das musste man ihr lassen.

Ab da war ich nicht mehr allein und Zimt und Zucker funktionierten exakt so, wie Frettchen es tun sollten. Sie pissten erst mal überall in die Wohnung und hinterließen ihre muffigen Häufchen, bevor sie lernten, aufs Katzenklo zu gehen. Sie fraßen aufgetaute Küken mitsamt deren gelben Federn aus meiner Hand und sie schliefen bei mir im Bett, unter der Bettdecke, so wie einst ihre Vorgänger. Zimt gewöhnte es sich an, in meine Achsel zu kriechen und sich dort zusammenzurollen. Zucker versuchte zum Einschlafen anfangs meine Zehen zu töten. Was ich ihr, ohne groß über pädagogische Feinheiten nachzugrübeln, abgewöhnte, indem ich sie grob von meinem blutenden Fuß entfernte, wobei ich ganz schön viel Kraft aufwenden musste, und sie unter Geschrei schüttelte. Sie kapierte mein Verbot sofort, schaffte es aber nicht immer, sich daran zu halten. Also hatte ich nach zwei Wochen keinen einzigen nicht zerbissenen Zeh mehr am Leib und humpelte durch die Gegend. Aber so war das eben mit Frettchen. Das war nicht weiter dramatisch.

Wo es dann so richtig dramatisch wurde, das war der letzte meiner drei Punkte: die Bienen.

Denn bei den Bienen bestand Frida darauf, mich persönlich bei deren Erwerb zu begleiten. Warum auch immer. Sie hatte bisher wenig Interesse an den versorgerischen Feinheiten gezeigt, die Gemüseanbau und Tierhaltung betrafen, sondern sich eher mit der Planung einer Seminarstätte beschäftigt. Das war ihre neue Utopie: eine Lehrstätte für Frauen auf der Suche nach Wahrheit, sich selbst und Möglichkeiten, das Patriarchat zu beenden. Diese sollten für eine Weile in unserer Mitte leben dürfen, um die Großartigkeit einer neuen feministischen Gesellschaftsordnung live in sich aufzunehmen und zurück nach draußen, in die penisverseuchte Welt, zu tragen.

Außerdem würden wir damit Geld verdienen. Unter Umständen eine Menge Geld, wenn unsere Marketing-Expertin nicht allzu große Scheiße baute. Aber auf Zoe war eigentlich Verlass, was Medienwirksamkeit anging. Sie dokumentierte fleißig unsere Renovierungsbemühungen. Auf ihren Fotos sah es aus, als wären wir irdisch gewordene Göttinnen, die uns genussvoll ein neues Paradies aufbauten. In echt jammerten und fluchten wir unter einstürzenden Hühnerverschlägen, wuschen uns heulend dicke offene Blasen unter eiskaltem Wasser aus, brachen uns Fingernägel ab und standen hilflos vor dem Sicherungskasten mit den uralten porzellanenen Sicherungen herum. Irgendjemand, ich befürchte, es war wieder einmal ich, hatte irgendwann verzweifelt vorgeschlagen, einen Trupp Handwerker zu bestellen, der uns die schwierigsten Arbeiten abnehmen sollte. Fridas Antwort war eine feurige Brandrede gewesen, dass wir anscheinend alle nicht für ein freies Leben als starke Frauen taugten, wenn wir es nicht einmal ohne Männer schaffen würden, uns ein ordentliches Zuhause aufzubauen.

Ich wollte die Schuld auf die sexistischen Schulstrukturen schieben, die uns als Mädchen zum Stricken und Häkeln gezwungen hatten, während die Jungs Hämmern und Sägen durften, aber ich traute mich nicht. Wir alle nickten nur kleinlaut und fuhren fort, uns selbst zu verletzen und gefährlich anmutende Provisorien zu produzieren.

Es wurde nicht einfacher dadurch, dass ich seit neuestem Zimt und Zucker ständig mit mir herumschleppte, die nichts anderes im Sinn hatten, als alle unsere Vorhaben zu boykottieren und Lara Croft zur absoluten Weißglut zu treiben. Aber auch das war nicht dramatisch.

Dramatisch wurde es tatsächlich erst mit den Bienen in Kombination mit Frida.

Wir fuhren beinahe zwei Stunden zu dem Imker, der uns einen Bienenstock verkaufen wollte. Also insgesamt vier Stunden mit Frida alleine. Einerseits freute ich mich ein bisschen wie ein Kind, das endlich einmal einen Elternteil ganz allein für sich alleine haben darf, anderseits war ich eine Spur nervös im Angesicht dieser ungeteilten Aufmerksamkeit.

Das andererseits war gerechtfertigt. Nach der ersten Stunde war ich so weit, mir zu überlegen, mit Frida das Gleiche zu machen, das ich mit Alwin gemacht hatte, nur um meine Ruhe zu haben. Ich tat es nicht. Nachdem die Idee aber einmal kurz in mir aufgeblitzt war, spürte ich ab da den Zwang, mir vorzustellen, wie Fridas Muschi wohl aussah und schmeckte. Das machte es nicht einfacher, mich auf ihre Ausführungen zu konzentrieren. Welche Bienen im Zusammenspiel mit patriarchischen Strukturen beinhalteten. Wie sollte es anders sein.

Natürlich waren Bienen dazu geeignet, sich den Rang als Fridas Lieblingstiere zu sichern. Sie hatten eine Königin und benutzten ihre Männer nur einmal im Jahr, um Nachwuchs zu zeugen, bevor sie sie töteten.

»Ein Mann produziert tausende von Spermien. Ein Mann kann demnach tausende von Nachkommen zeugen, was wiederum bedeutet, dass ein Mann auf tausend Frauen mehr als ausreichend ist.«

»Ich glaube, das ist auch die Wunschvorstellung von vielen Männern, ein Harem mit tausend Frauen«, scherzte ich.

Dumme Idee. »Warum nur musst du den Mann wieder direkt zum Herrscher machen? Warum nur diese verkrusteten Klischees?«

»Es war nur ein Scherz, Frida!«, brüllte ich fast.

»Gerade in Witzen zeigen sich die Narben indoktrinierter Ideologien!«

Ich atmete tief durch. Schließlich war ich selbst schuld. Es war nichts Neues, dass Frida für Scherze dieser Art nicht zugänglich war. Wahrscheinlich rutschten sie mir deswegen immer wieder heraus wie Ferkelchen aus einer Muttersau.

»Tut mir leid«, presste ich zwischen zusammengebissenen Zähnen hervor. »Das war eine automatisierte Reaktion und nicht meine tatsächliche Einstellung.«

Das besänftigte sie augenblicklich, wie ich erwartet hatte.

»Das weiß ich«, sagte sie wohlwollend oder herablassend, eines von beiden oder eine Mischung daraus. »Ich weiß, wie hart du an dir arbeitest, Willi. Dein familiärer Hintergrund ist schwer zu überwinden.«

Aber das Geld aus diesem verfluchten familiären Hintergrund hast du gern genommen, dachte ich grimmig. Es hätte auch nichts gebracht, das laut auszusprechen außer eine ausufernde Erläuterung darüber, wie man auch schmutzige Mittel für einen heiligen Zweck benutzen konnte, und dass die Oberschicht schon längst enteignet gehörte.

Also erinnerte ich sie mit einem hoffentlich unhörbaren Seufzer an ihr eigentliches Thema.

»Die Bienen. Du denkst also, sie sind ein Beispiel für eine funktionierende Sozialstruktur, die auf den Menschen übertragbar wäre?«

Bienen waren als Objekt ihrer Analyse immer noch besser als ich.

»Sie sind ein Beispiel für eine perfekt funktionierende Sozialstruktur oder etwa nicht? Aber du siehst das immer noch anders, richtig? Du kannst dich einfach nicht von der Vorstellung lösen, dass Männer eine wichtige Rolle in Politik und Gesellschaft spielen?«

Mein Ablenkungsmanöver war fehlgeschlagen, obwohl ich mich so um Kooperation bemüht hatte. Grimmig stellte ich mir vor, wie ich Fridas Brustwarzen so fest zwirbelte, dass sie aufkreischte. Ich verstand jetzt die Verlockung von sexueller Gewalt.

»Und warum können nicht einfach Frauen und Männer zusammen eine wichtige Rolle spielen?«, bemühte ich mich dennoch weiter.

Frida bedachte mich mit einem mitleidigen Blick aus ihren kleinen kalten Augen.

»Alwin hat mir von deinem Bruder erzählt.«

In mir verkrampfte sich etwas zu einem winzigen Ball aus blauem Eis.

»Was hat dir Alwin über meinen Bruder erzählt?«

»Dass er psychisch krank ist. Dass du dich immer noch für ihn verantwortlich fühlst.«

»Und was hat mein Bruder mit … mit ganz egal was zu tun?« Meine Stimme war leise und flach geworden, genauso wie mein Herzschlag.

»Er ist ein Sinnbild männlicher Schwäche. Und in all seiner Schwäche bestimmt er immer noch dein Leben.«

Ich hatte keine Antwort für sie. Denn die hätte darin bestanden, ihr mit voller Wucht in ihr glattes Gesicht zu schlagen, so dass ihre Lippen platzten, die es wagten, Worte über Skye zu formen, was schon gereicht hätte, und es waren auch noch böse, falsche Worte. Aber ich bewegte mich nicht. Ich schwieg. Ich atmete. Ich schloss die Wut in mir ein und wartete darauf, dass dieser eine Moment vorüberzog und wir zu Bienen zurückkehren würden.

Nur war Frida nicht gewillt, mich und meinen Bruder als Thema wieder herzugeben, als wäre es eine Beute und sie eine aggressive Hyäne.

»Wir alle müssen unsere Familienbande kappen, Willi«, klärte sie mich in ihrer üblichen überlegenen Art auf. »Denn unsere Familienbande fesseln uns gleichzeitig an kranke Traditionen und perverses Gedankengut, welche gerade in deiner Schicht signifikant verbreitet sind. Wie heißt dein Bruder? Mycroft Skyfall Beowulfy of Elderwood?« Sie schnaubte ein verächtliches Lachen heraus. »Lächerlich.

Prätentiös. Kein Wunder, steckt in dir dieser lebensfremde Hedonismus.«

Der blaue Ball aus Eis in mir zerbarst bei der verzerrten

Nennung von Skyes Namen zu unzähligen Splittern, die sich in mein Herz und Hirn bohrten.

»Sein Name ist Mycroft Skye Beowulf«, hauchte ich mit gefrorenem Atem, das klare Bild vor Augen, wie ich Fridas Zunge herausriss, die seinen Namen derart entweiht hatte.

Aber sie hörte mich nicht und redete weiter, die ganze restliche Fahrt hielt sie mir wahrscheinlich einen Vortrag über die Problematik meiner Abstammung. Aber ich hörte sie ebenso wenig. Ich beobachtete nur von der Seite, wie sich ihr kleiner, verkniffener Mund bewegte, wie sich ein paar winzige blonde Strähnen aus ihrem schrägen Pony gelöst hatten und abstanden wie ein falscher Heiligenschein, wie sich die ersten strengen Fältchen in ihren Augenwinkeln bildeten, wie dichter, beinahe unsichtbar Flaum auf ihren Wangen wuchs, und ich hasste das alles an ihr mit einer Inbrunst, vor der alles andere verblasste.

Als wir aus dem Vagina-Mobil stiegen, redete Frida noch immer und hatte noch immer nicht gemerkt, dass sie es umsonst tat. Vermutlich hatte ich ab und zu unbewusst genickt oder eine Zustimmung gemurmelt oder so, aber wenn, dann war es mir selbst nicht bewusst gewesen. Ich war komplett damit beschäftigt, sie anzustarren und zu hassen, auch noch, als der Imker uns empfing und zu seinen Bienen führte.

Ich wachte sozusagen erst wieder auf, als ich spürte, dass etwas nicht stimmte.

»Es ist mir ein Rätsel!«, hörte ich den Imker sagen. Er war jung, mit einem blonden Pferdeschwanz und Leinenhosen und ziemlich gut gemachten Dotwork-Tattoos auf seinen nackten, muskulösen Armen und Grübchen am Kinn, und ganz sicher war er auch auf Instagram mit Zoe befreundet, wo er romantisch verklärte Bilder von einem naturverbundenen Imkerleben postete und jede Menge weibliche Fans hatte. Aber das fiel mir nur ganz kurz nebenher ein, denn es gab immer noch keinen

Platz für andere Gefühle in mir außer dem eiskalt brennenden Hass auf Frida, der in jeder Faser meines Körpers steckte.

»Es ist mir ein komplettes Rätsel«, wiederholte der kleine hippe Imker. »Sie verhalten sich so, seitdem ihr hier aus dem Auto gestiegen seid, ich schwöre, seit genau diesem Moment! So etwas haben sie davor noch nie gemacht!«

Und dann sah ich, was er meinte.

Die Bienen. Sie taten nicht das, was Bienen normalerweise taten, das kapierte sogar ich ohne jede Erfahrung, welche über Biene Maja hinausging, jeder kapierte das, dem sich dieses Bild bot: Die Bienen flogen nicht arbeitsam hin und her, besuchten all die Blumen und was sie eben so tun sollten. Die Luft war leer, die Blüten des Kirschbaumes über uns auch. Stattdessen wucherten braune Klumpen wie riesige Tumore auf den Bienenstöcken.

Mehr als zehn Stück waren es, bunt aufgeschichtete Bienenhäuser, wie man sie kannte, eines am anderen, und jedes sah gleich aus, verschandelt von diesem klumpigen Etwas. Bei näherem Hinschauen bewegte sich diese Masse, kroch übereinander und vibrierte, bis mir klar wurde, dass es tatsächlich die Bienen waren, die aufeinander und am Stock klebten, beinahe regungslos, aber doch nicht ganz, als hätten sie sich dort versammelt und warteten auf etwas.

Der Imker zückte sein Telefon, um das Schauspiel zu filmen, sein Gesichtsausdruck schwankte zwischen begeisterter Faszination und Bestürzung. Aber ich nahm ihn kaum wahr. Ich nahm die Bienen kaum wahr. Ich sah nur Frida, immer noch nur Frida, unsere Königin, wie sie kritisch das seltsame Treiben beobachtete und gleichzeitig so leicht lächelte, wie sie es oft tat, als wüsste sie genau, was hier passierte, und als hätte sie die absolute Kontrolle darüber, und ich hasste sie. All diese Splitter aus Hass, die in mir steckten und schmerzten, ich sah bildlich vor mir, wie sie aus mir herausglitten wie Speere und Fridas Lächeln durchbohrten, und es fühlte sich so gut an, dass jetzt ich lächelte. In diesem Augenblick erhoben sich die braunen vibrierenden Klumpen in die Luft, alle gleichzeitig, als hätten sie nur auf ein Signal gewartet. Die Welt und wir alle, selbst ich in meinem fanatischen Zorn, hielten den Atem an. Und dann fing Frida an, wild mit den Armen zu wedeln und Schreie auszustoßen, zuerst überraschte, gleich darauf panische, und ich brauchte eine Weile, um zu sehen, dass ihr Bienen ins Gesicht flogen, zielgerade, eine nach der anderen, kleine braune wütende Punkte, und so wie sie schrie, stachen sie zu.

Der Imker, der mit offenem Mund alles filmte, reagierte als Erstes.

»Weg hier«, brüllte er, »los, weg hier!«

Das holte mich aus meiner Starre und Frida auch, wir rannten hinter ihm her, auf das Haus zu, verfolgt von einem Geräusch, das mir Alpträume bereiten würde, das eintönige, entschlossene Brummen eines Schwarms mit nur einem Bewusstsein und einem Willen, nämlich dem, uns zu töten.

Zum Glück war das Haus nur einige Meter entfernt, zum Glück war die Tür nicht abgeschlossen, und wir retteten uns ins Innere, und der Imker knallte die Tür zu und warf sich dagegen und keuchte immer wieder: »Wie krass ist das denn!«

Frida hatte sich auf den nicht besonders sauberen Dielenboden fallen lassen und keuchte auch, vor Schock und Schmerz. Sie hob ihr Gesicht, und als die freundliche Frühlingssonne durch das Fenster direkt darauf fiel, sah ich die Stiche. Dutzende wahrscheinlich, alle auf ihren Lippen und um ihren Mund herum, leuchtend rot wie ein bösartiger Ausschlag, und noch während der Zeit, die ich brauchte, um zu verarbeiten, was da eben passiert war, konnte ich zusehen, wie ihr Gesicht von Schwellungen zerfressen und unförmig wurde, bis sie nicht mehr aussah wie ein Mensch, sondern wie eine zerlaufene Gummimaske, und durch das, was einmal ihr gemeiner kleiner Mund gewesen war, kam ein letzter kleiner verzweifelter Schrei und dann nur noch ein schweres mühevolles Stöhnen, und dann fiel sie um. Einfach so.

»Fuck, ist sie allergisch?«, brüllte der Imker.

»Keine Ahnung«, stotterte ich. Woher sollte ich das wissen?

Ich sah seltsam unbeteiligt zu, wie der Imker neben Fridas reglosem Körper auf die Knie ging und ihren Puls fühlte, wie er dann wieder aufsprang und aus dem Raum stürzte, während er mich anschrie, dass ich den Notdienst rufen solle.

Ich nestelte nach meinem Telefon. Das Display leuchtete auf, und ich sah, dass ich eine Nachricht von Tom erhalten hatte. Was hatte der mir zu sagen, nach der langen Zeit? Dann fiel mir wieder ein, dass Frida hier möglicherweise gerade im Sterben lag, und ich suchte erst nach den Kontakten und dann nach dem dort hoffentlich gespeicherten Notfallkontakt, und als der Imker zurückgehastet kam, hatte ich gerade erst den grünen Hörer gedrückt und wartete auf eine Antwort.

Er rammte Frida schwitzend und zitternd und fluchend eine Spritze in den Hals. Das war ebenfalls ein Bild, das ich nie wieder vergessen würde.

Fasziniert sah ich zu, während ich der leisen sachlichen Stimme an meinem Ohr erklärte, dass meine Freundin wohl einen allergischen Schock erlitten hätte und wo wir uns befanden. Die vernünftige Stimme versprach, sofort jemanden vorbeizuschicken. Ich beendete das Gespräch.

»Wir sind doch hier in der hinteren Waldstraße 26, oder?«, vergewisserte ich mich. »Ich habe die Adresse vorhin ins Navi eingegeben, bin mir aber nicht mehr sicher.«

Der Imker, der immer noch neben Frida kniete, sah zu mir auf. Sein Gesicht war von einem dünnen Schweißfilm bedeckt, so dass es wirkte wie aus Wachs oder mit Vaseline eingerieben. Ich konnte mich nicht entscheiden.

»Ich glaube, sie ist tot«, sagte er mit einer Stimme aus zerreißendem Pergamentpapier, und mein Hass und meine Wut lösten sich in der nachfolgenden Stille in Nichts auf.

KAPITEL SECHS

Frida war nicht tot. Aber bis das endgültig geklärt war, verstrichen ein paar Stunden im Strudel der Ungewissheit.

Ein Rettungstrupp stürmte das Haus, packte Fridas leblosen Körper ein und zog mit Sirenengebrüll von dannen, während ich mit dem verstörten kleinen Imker zurückblieb. Nicht viel weniger verstörter als er, sollte ich wohl der Wahrheit willen erwähnen.

Wie in Trance stolperte ich zurück zu den Bienenstöcken, ohne auch nur einen Gedankenhauch daran zu verschwenden, dass dies Gefahr bedeuten konnte. Ich musste es einfach sehen. Was auch immer es war. Diese Szene wie aus einem schlechten Horrorfilm mit den Titeln »Rückkehr der Killerspinnen« oder »Der Tod kommt aus der Tiefe« oder so. In diesem Fall »Angriff der Mörderbienen«. Ich glaubte einfach nicht an das, was eben passiert war.

Und nichts davon, was ich sah, hatte die Kraft, meinen Glauben zu stärken.

Es herrschte eine Frühlingsidylle wie aus einem moralisch korrekten Kinderbuch. Der Himmel war die Inkarnation von Himmelblau, golden leuchtete die Sonne, es fehlte nur noch das aufgemalte Grinsegesicht, und in den Blüten der Kirschbäume summten geschäftig die Bienen, als hätten sie den ganzen Tag lang nichts anderes getan. Nur ein rotes, empathisches Eichhörnchen fehlte.

Ich starrte misstrauisch die bunten Bienenstöcke an, kleine harmlose Puppenhäuser in einer Spielzeugwelt, und dann nahm ich wahr, dass der kleine Imker neben mir stand und es mir gleichtat, und wahrscheinlich hatte ich genau den gleichen dämlichen Gesichtsausdruck wie er.

»So etwas machen Bienen nicht«, stammelte er, als er merkte, dass ich ihn anschaute. »Das machen die einfach nicht!«

»Das haben sie aber eben gerade gemacht!«, fuhr ich ihn strenger an als beabsichtigt. »Meine Freundin stirbt gerade, weil sie es gemacht haben, oder etwa nicht?« Es schauderte mich kurz am ganzen Körper, aber nicht beim Gedanken an Fridas Tod, sondern weil ich beinahe und um ein Haar anstatt Freundin das Wort Königin gewählt hätte. Ich schob es darauf, dass mein Verstand mit Bienen gefüllt war.

»Machen die Viecher nicht das, was die Königin ihnen sagt?«, fragte ich ihn vorwurfsvoll. Als wäre das, wenn ja, seine Schuld, und als hätte er die Kontrolle darüber, was die Königinnen ihren Bienen auftrugen.

»Ich weiß es nicht!« Er stammelte immer noch unerträglich. Ich bereitete dem ein Ende, indem ich seinen blondbezopften Schädel mit beiden Händen griff und meine Lippen fest auf seine drückte.

Seine Reaktion war weder bejahend noch ablehnend, also wertete ich das als Zustimmung. Es war ein leichtes, ihn auf das weiche Frühlingsgras zu manövrieren, und als ich ihn von seinen Beinkleidern befreite, half er sogar aktiv mit.

»Braver Junge«, murmelte ich, wenn ich mich selber richtig verstand, aber ich war nicht wirklich Herrin über meine Sinne. Komischerweise war mir das deutlich bewusst. Ich beobachtete mich dabei, wie ich mich niederbeugte und abermals die willigen Lippen des besagten Jungen mit meiner Zunge öffnete, und es war mir, als wäre ich jemand anders.

Es musste das Adrenalin sein, das heiß und wütend durch meine Adern jagte. Es musste der Schock sein, Frida von tausend Insekten zu Tode gestochen zu sehen. Es musste logische Gründe dafür geben, dass ich mit einer wilden Lust den kleinen Imker auf dem Erdboden vor seinen Bienenstöcken vergewaltigte.

Danach war mir schlecht. Ich flüchtete in das Vagina-Mobil, wo ich auf eben den Boden kotzte, wo ich vor gar nicht langer Zeit noch meine Finger und Zunge in Alwins nasses Fleisch gesteckt hatte, und auf dem ich dann, ohne es zu beabsichtigen, einschlief wie ein überreiztes Baby.

Ich verlor mich in Dunkelheit und wirren Träumen, die mich klammergleich packten und nach unten zogen, irgendwo nach ganz tief unten in eine fremd vertraute Stille, wo Skye auf mich wartete.

Er lag aufgebahrt in einer dämmrigen Halle aus Stein. Blutrote Rosen rankten als lebendige Tentakel über seinen leblosen, in weißem Leichenhemd bekleideten Körper, erblühten vor meinen Augen, nur um sofort wieder zu verwelken. Ich trat langsam näher und merkte, dass ich barfuß war und durch ein Meer aus Glasscherben watete. Aber ich musste Skye erreichen, das wusste ich mit dieser besessenen traumhaften Gewissheit, also zögerte ich nicht und zog eine Spur aus Blut hinter mir her, ein fast fröhlich rotes Band. Schweiß tropfte von meiner Stirn, und bei jedem Schritt versank ich tiefer im scharfen Glas, oder waren es scharfkantige Diamanten, so wie es funkelte und das wenige Licht einfing. Ich bewunderte seine schimmernde Schönheit und litt gleichzeitig unerträgliche Schmerzen, und schließlich, nach einer Ewigkeit, war ich so nah, dass ich nach Skyes weißer Hand greifen konnte. In demselben Augenblick, in dem ich seine marmorkalte Haut berührte, schlossen sich seine Finger wie ein Schraubstock um die meinen. Ich schrie auf und versuchte, meine Hand zu befreien, umsonst. Skye war im Leben stärker gewesen als ich, und er war es auch im Tod. Er hob sein Haupt und blickte mich aus toten trüben Augen an. Als er den Mund öffnete, um zu sprechen, fielen sich windende Maden von seinen Lippen, krochen als stumme Armee von seinem Arm auf den meinen.

»Erinnere dich an Schneeweißchen und Rosenrot«, sagte Skye mit meiner eigenen Stimme, und das war das unheimlichste von allem. »Erinnere dich an Schneeweißchen und Rosenrot!«

Widerwillig wachte ich auf, löste mich so zäh aus den Armen des Schlafs wie eine Biene aus dem Netz einer Spinne und war bei dem Gedanken an Bienen jäh hellwach. Die Bienen. Der kleine Imker. Frida. Der Gestank meines eigenen Erbrochenen war unerträglich und das Dämmerlicht kündigte das Tagesende an. Ich war den halben Tag bei Skye in seiner Gruft gewesen, hatte weder die anderen informiert noch mich mit dem Krankenhaus in Verbindung gesetzt oder sonst irgendwas Sinnvolles getan. Auch das musste der Schock gewesen sein. So etwas hatte man nach derartigen Erlebnissen.

Ich kroch wie ein schmuddeliges Insekt aus dem Auto, um nassgeschwitzt und vollgekotzt an des Imkers Tür zu klopfen, mit nur einem klaren Gedanken: »Ich brauche Kaffee!« Er starrte mich an, als wäre ich jetzt das Monster aus einem miesen Film und nicht seine verdammten Bienen.

»Ja, ok, klar …«, stammelte er. Bestimmt hatte er nicht damit gerechnet, mich jemals wiederzusehen. Und freudige Überraschung sah anders aus. Egal.

Ich ließ mir einen erstklassigen Cappuccino von ihm aufbrühen, mit einer dieser sauteuren Siebträgermaschinen, für deren korrekte Handhabung man erst mal mindestens einen Barista-Wochenendkurs besuchen musste.

Jemand Unbescholtenes hätte vermuten können, dass mit dem Imkerkram doch mehr Kohle zu machen war als gedacht, aber ich als reich geborenes Gör erkannte ein anderes, wenn ich es sah. Wir erbten unser Geld oder ließen uns aushalten und tarnten unsere Nutzlosigkeit durch kreative Pseudoberufe.

»Wie geht es deiner Freundin?«, fragte der kleine Bonzen-Imker ängstlich genau in dem Moment, in dem ich »Kann ich hier kurz duschen?« fragte.

Wir starten uns einen Moment stumm über den Tisch hinweg an.

»Ich weiß es nicht«, sagte ich langsam und nahm noch einen Schluck Kaffee. Himmel, der war teuflisch gut. »Ich hatte einen Nervenzusammenbruch. Wenn ich kurz duschen kann, dann rufe ich zuhause und in der Klinik an und verschwinde, okay?«

Der Imker nickte.

»Es tut mir echt leid, so was ist noch nie passiert!«, erklärte er zum soundsovielten Male.

»Ja, ich weiß«, knurrte ich unwirsch. »Wir nehmen trotzdem drei Bienenstöcke.«

»Was, trotzdem?«

»Ja.«

»Okay, klar, wenn du das wirklich willst, ich kann die euch auch liefern, jetzt ist es schon spät, und ich liefere die euch einfach, okay?«

»Ja. Kann ich jetzt duschen?«

»Ja, klar …«

Er war süß. Er legte mir nicht nur ein Handtuch, sondern auch ein frisches Shirt von ihm bereit, so dass ich mein vollgekotztes nicht mehr anziehen musste. Als ich aus dem Bad kam, wartete er vollkommen nackt vor der Tür.

»Ich dachte, na ja«, er grinste mich an, »ich dachte, du weißt schon, wir könnten vielleicht noch mal Sex haben?«

So süß war er also gar nicht, sondern genauso ein Arschloch wie ich. Deswegen hätte ich es mir auch beinahe noch mal überlegt, aber als ich ihn so ansah, mit seinem Beinahe-noch-Knaben-Körper und seinem kleinen glattrasierten Penis, wurde mir wieder schlecht. Als würde ich langsam eine Allergie gegen Männlichkeit entwickeln, und wenn sie noch so schwächlich war.

»Nein, danke«, sagte ich höflich, »noch mal ein Kaffee wäre mir lieber.«

Er sah enttäuscht aus, und so, als wurde ihm langsam bewusst, was er hier für eine krasse Story seinen Freunden erzählen konnte, oder auch der ganzen Welt, und noch mal Ficken hätte das Ganze bestimmt noch krasser gemacht, ich konnte das verstehen, wirklich, aber mir war nicht danach, mitzuspielen.

Ich tätschelte ihm wie eine perverse Mutter die Wange. »Sorry, Kleiner. Zieh dir was an, sonst erkältest du dich.«

Jetzt bereute er es, mir sein Shirt gegeben zu haben, aber jetzt war es zu spät.

Ich spazierte in seine Küche und stellte lautstark meine Tasse in die Maschine, was ausreichte, um den Maschinenbesitzer zu alarmieren der, nackt, wie er war, sich beeilte, mir noch einen Cappuccino herzustellen, bevor ich irgendetwas Technisches ruinierte, was vermutlich eine zutreffende Prognose darstellte.

Noch während ich den ersten Schluck der zweiten Tasse nahm, wachte ich endlich wieder auf. Davor hatte ich mich in einer Art Betäubung gefangen, wie ein Zombie durch eine irreal anmutende Welt bewegt, noch halb gefangen in dem Traum meines Bruders, halb in den Bildern hängend, in dem eine tödliche Wolke aus Bienen uns verfolgte.

»Warum habe ich eigentlich keine Stiche?«, überlegte ich mit meinem wieder präsenten Verstand und fuhr mir prüfend mit der Hand über mein Gesicht.

»Mich hat es auch nicht erwischt«, bestätigte der Imker, während er mit baumelndem Gemächt Ordnung in seiner Küche schaffte.

Unter normalen Umständen hätte ich mich zurückgelehnt und ein bisschen den Anblick genossen. Nicht, dass hängende Genitalien oder Genitalien allgemein gleich welchen Zustandes besonders aufregend gewesen wären, aber ich mochte es, wenn Menschen sich so unbefangen ohne Kleidung bewegten.

Außer, das Ganze fand an FKK-Stränden als verkrampfte Zurschaustellung der eigenen Unverkrampftheit statt. Nichts war unerotischer als FKK-Strände oder Swinger-Clubs. Ich wusste Bescheid. Alwin hatte mich zu den FKK-Stränden gezwungen und ich einen Exfreund zu einem Swinger-Club. Es war einer der traurigsten Orte gewesen, die ich jemals besucht hatte, trauriger als jeder Friedhof, denn dort hatten die Menschen wenigstens ihren Frieden gefunden, während in einem Swingerclub die Verzweiflung aus jedem Latexhöschen troff.

»Wir hatten so ein Scheiß-Glück!«, fuhr der Imker fort. »Deine Freundin hat das alles abgefangen, weil sie am nächsten dran stand. Ich meine, ich bin zwar megaimmun gegen Bienengift, aber bei der Menge …« Er machte eine Geste der Enthauptung für den sicheren Tod.

»Es gibt kein Glück«, behauptete ich finster. Gänsehaut krabbelte an mir hoch, als mich ein dummer Gedanke wie ein Blitz durchfuhr um eine Brandspur zurückzulassen, die mich von nun an verfolgen sollte wie mein Schatten, manchmal deutlich, manchmal unsichtbar, aber immer gegenwärtig.

Was, wenn das mit den Bienen nicht irgendein Zufall gewesen war? Ich hatte genau das gleiche Gefühl, das ich bei der

Besichtigung unseres neuen Zuhauses gehabt hatte, von etwas unbestimmt Bösem, das die Absicht hatte, uns in die Falle zu locken.

Ich schüttelte mich und sprang auf.

»Ich muss jetzt gehen«, sagte ich. »Danke für den Kaffee.«

»Kannst jederzeit für einen vorbeikommen«, grinste der kleine Imker. Die Jugend. Wie schnell sie sich erholte. »Das war ziemlich geil mit dir …«

Es schüttelte mich abermals. So geil fand ich es nicht von mir, Sex als Kompensation zu benutzen, während Frida irgendwo zwischen Leben und Tod schwebte und der Rest meiner kleinen Gemeinschaft in kompletter Ahnungslosigkeit.

Andererseits, sie wurde auch nicht davon lebendig, dass ich abstinent lebte …

»Mal sehen«, zuckte ich großmütig mit den Schultern, und dann ging ich, um in meinem Vagina-Mobil davonzufahren, alleine, wie eine Heldin aus einem Western, hinaus in die helle Frühlingsnacht. Ich fuhr nicht nach Hause. Oder vielleicht doch? Vielleicht fuhr ich genau dahin: nach Hause.

Ich steuerte wie eine Marionette, die einem fremden Willen gehorchte, die Hauptstraße an, die mich geradewegs in den Wald bringen würde, wo das halb renovierte Forsthaus auf mich wartete. Warum? Diese Frage stellte ich mir nicht. Es war ein Impuls. Es war die Hoffnung auf Antworten, nach denen ich ebenfalls nie Fragen gestellt hatte. Es geschah aus dem gleichen Antrieb, aus dem ich immer wieder Skyes Grab aufsuchte.

Wenigstens telefonierte ich von unterwegs endlich mit diversen Feministinnen. Mit Feministinnen, die in ihrem Ausgangszustand zwischen Gereiztheit und Panik changierten, um dann alle entweder in Panik zu wechseln oder diese zu Hysterie zu steigern, so wie Alwin und Zoe, die bereits bei Zoe zuhause zusammengluckten und dermaßen herumkreischten, dass ich mein Telefon erst mal für ein paar Minuten neben mich legte. Es war schwierig genug, einhändig zu fahren.

»Frida wird hervorragend versorgt«, beruhigte ich sie dann. »Die Klinik darf uns telefonisch keine Auskunft geben, aber morgen können wir sie besuchen.« Das war nicht weniger als eine Lüge, ich hatte bisher weder mit der Klinik gesprochen noch wusste ich, wie es wirklich um den Gesundheitszustand von Frida bestellt war.

Möglicherweise lag das an dem unbestimmten Gefühl von Schuld, das mich verfolgte wie eine einzige übriggebliebene, lästige Biene. Schuld gehörte nicht zu den Kleidungsstücken, die ich täglich trug, vielmehr war es der hässliche Pullover, der einem als Kind zu Weihnachten aufgezwungen worden war und seitdem in der hintersten Ecke des Kleiderschrankes vor sich hin moderte. Ich wusste, dass es so etwas wie Schuld gab und dass man diese auch ab und zu herausholen sollte – aber das tat ich eigentlich nie. Weil sie kratzte und einfach nicht mein Stil war.

Aber als ich so durch die Dunkelheit raste, denn genau das tat ich, da spürte ich den Nachhall des ungeheuren Hasses, den ich Frida entgegengeschleudert hatte. Bevor sie beinahe zu Tode gestochen worden war. Oder möglicherweise war sie in genau diesem Augenblick bereits schon nicht mehr am Leben.

Bei dem Gedanken daran knallte mein Fuß noch erbarmungsloser auf das Gaspedal. An sich verabscheute ich Auto fahren. Es war die Definition von Langeweile, durch den erbarmungslosen Zwang, sich die ganze Zeit auf das Gleiche zu konzentrieren und in die immergleiche Richtung zu starren. Heute wünschte ich, es wäre möglich, die Zeit in die Unendlichkeit zu dehnen und bis zur Implosion des Universums unterwegs zu sein, nichts weiter als die Straße vor meinen

Augen, die im Licht der Scheinwerfer immer gerade lang genug sichtbar wurde, bevor sie wieder von gnädiger Dunkelheit verschluckt wurde.

Ich fing an zu singen. Laut. Es galt nicht generell als verrückt, laut im Auto zu singen. Alle taten das mehr oder weniger. Dennoch fühlte ich mich dem Wahnsinn näher als der Vernunft, als ich so mitten in der Nacht auf verlassener Straße das traditionelle deutsche Kinderlied »Fuchs, du hast die Gans gestohlen« aus vollstem Halse grölte.

Vielleicht, weil ich Angst hatte und unbewusst nach der Geborgenheit meiner Kindheit suchte. Das wäre die tiefenpsychologische Erläuterung. Nur hatte es da wenig Geborgenheit in meiner Kindheit gegeben, und wenn, dann bestimmt nicht in Form von Gute-Nacht-Liedern und derlei. Die naheliegendste Begründung, derer ich habhaft wurde: Es war eine beginnende Schizophrenie oder etwas ähnlich Krankhaftes in meinem Gehirn.

Die Schatten der Bäume rauschten wie riesige Geister an den Seiten vorbei, ich sang gegen meine Geisteskrankheit an, und dann war ich endlich da. Mitten in der Nacht im dunklen Wald, in einem komplett verlassenen Anwesen.

Man könnte davon ausgehen, dass eine, die sich nachts auf Friedhöfen herumtrieb und mit Toten und Eichhörnchen sprach, sich in einer derartigen Situation wohlfühlte. Tat sie aber nicht.

Mein Herz tobte wie ein wildgewordener Bienenschwarm, als ich mit schweißnasser Stirn aus dem Vagina-Mobil stieg, um in der kühlen Luft zu erschauern.

Die Stille war brutal. Sie schlug nach mir und raubte mir den letzten Atem, mit dem ich irgendetwas hätte singen können. Also verstummte ich ebenfalls, ließ mich von der Lautlosigkeit des Ortes assimilieren und beruhigte meinen Atem.

Ich starrte die alten Gemäuer an, und sie starrten aus blinden Fenstergläsern zurück, hinter denen sich ein Bewusstsein verbarg, das wusste, dass ich hier war.

»Du verficktes Scheißding«, flüsterte ich, um mir selbst Mut zu machen. »Ich weiß, dass du Frida töten wolltest.«

Das Haus schwieg. Der Wald flüsterte zurück, mit einer Vielzahl von Stimmen. Blätter wisperten wirr durcheinander, Zweige knackten in der Ferne, irgendetwas ächzte wie ein sterbendes Kind und war doch nichts weiter als totes Holz. »Fick dich auch, Wald«, sagte ich, diesmal mit beinahe so etwas wie einer Stimme. »Du mit deinen verfickten Tieren!«

Der Wald antwortete mir, indem er ein Paar glühende Punkte in der Dunkelheit des Dickichts aufleuchten ließ. Augen, die mich anstarrten, nur wenige Meter entfernt.

Ich hatte die Alternative, mir ins Höschen zu pinkeln, und ich stand kurz davor, sie auch zu wählen. Für einen Moment war ich mir sicher, zurück in meinem wirren Mittagstraum zu sein. Aber in keinem Traum würde ich ein zu großes Shirt mit der Aufschrift »I love Bees« tragen, das nach Biowaschmittel roch. Das war unzweifelhaft meine Realität.

Eine Realität, die ich mir zurückerobern musste. Also starrte ich die Augen an. »Glaubst du wirklich, ich habe Schiss vor einem räudigen Igel?«, zischte ich. »Verpiss dich!«

Die glühenden Punkte erloschen wie ausgeblasene Kerzen. Ich atmete auf und marschierte Richtung Eingangstür, mit extra schweren Schritten, um mir selbst und allen anderen hier mein grenzenloses Selbstbewusstsein zu beweisen.

Natürlich hatte ich keinen Schlüssel bei mir, aber ich musste die alte Holztür nur leicht anstoßen, und sie schwang auf. Das Haus bat mich herein. Nein, Zoe hatte sicherlich vergessen, abzuschließen, das passierte ihr ständig, und es gab keinen einzigen Grund, deswegen wieder mit Zittern anzufangen.

Auch nicht, als der Lichtschalter sich weigerte zu funktionieren. Der Strom fiel andauernd aus, das wusste ich mit Sicherheit, weil ich diejenige war, die die falschen Sicherungen besorgt hatte.

Warum hatte ich nicht wenigstens Zucker und Zimt dabei? Sie waren zwar noch nicht voll ausgewachsen, aber voller Angriffslust und konnten im Dunkeln besser sehen als ich.

»Fickt euch alle!«, knurrte ich und stampfte durch den finsteren Flur, während mir Schweiß den Nacken herunterrann.

Der Impuls, abermals »Fuchs, du hast die Gans gestohlen« zu schmettern, wurde übermächtig, aber ich unterdrückte ihn. Was auch immer hier lauerte, würde sich davon vermutlich nicht beeindruckt zeigen.

Es war nur so: Es gab nichts, was hier lauerte. Nachdem ich schwitzend und herzklopfend durchs gesamte Wohnhaus getrampelt war, immer darauf gefasst, dass plötzlich etwas Grauenhaftes auftauchen würde, um über mich herzufallen, musste ich mir eingestehen, dass genau das nicht geschehen würde. Nichts würde geschehen. Erleichterung wäre das falsche Wort gewesen, um meinen Zustand zu beschreiben. Obwohl mir glasklar war, welche Art von irrealer Hysterie mich hierhergeführt hatte, konnte ich sie dennoch nicht abstreifen. Sie klebte an mir wie die kratzende Schuld. Andererseits gab es nur die Option, herablassend lächelnd über mich selbst den Kopf zu schütteln und alle Mutmaßungen über ein böses Bewusstsein in diesem Anwesen dem Stress und einer blühenden Fantasie zuzuschreiben. Dass ich einer der fantasielosesten Menschen war, die ich jemals getroffen hatte, verdrängte ich. Und damit ich nicht mehr hinaus in die Nacht gehen musste, wo zum Beispiel derart makabre Orte wie die Zerwirkungsanlage im Mondschein auf mich wartete, begann ich zu arbeiten anstatt zu singen.

Weil das ja um so vieles mehr von Vernunft zeugte. Auf jeden Fall in unserer versklavten Gesellschaft, in der Arbeit um der Arbeit willen als Tugend eingeführt worden war, um die ungebildete Bevölkerung dazu zu bringen, fleißig ihre Scheißjobs zu erledigen und sich dabei auch noch moralisch überlegen zu fühlen, anstatt dem Müßiggang zu frönen. Was zwar nach Fridas Theorie klingen mochte, aber ausnahmsweise einmal meine eigene war, denn Frida mochte harte Arbeit, und ich nicht.

Dennoch hantierte ich wie eine Wahnsinnige, die ich vermutlich gerade auch war, mit dem schweren Vorschlaghammer. Wir waren aktuell dabei, die Wand zwischen Küche und Wohnraum einzureißen, um Platz für uns und zukünftige Seminare zu schaffen. Frida hatte behauptet, dass es sich dabei um keine tragende Wand handelte, und wir waren bequem genug, um ihr das einfach zu glauben. Normalerweise übernahm Lex begeistert derlei grobmotorische Kraftakte und ich nie. Ich besaß keine nennenswerte Körperkraft. Aber das wenige, was ich davon hatte, setzte ich in dieser seltsamen Nacht ein, um wie eine Berserkerin in einem menschenleeren Ort im Nirgendwo herumzuwüten.

Es musste tatsächlich eine Art Berserkertum sein, denn ich vergaß alles um mich herum, selbst die Schmerzen in meinen Armen und meinem Rücken, während ich Stunde um Stunde Metall auf Stein knallen ließ. Wahrscheinlich hätte ich in einer Schlacht Arme und Beine verlieren können, ohne es zu merken.

»Was, um Gottes willen, tust du da, Schatz?«

So fand mich die gute, alte Alwin. Und zum ersten Mal, nachdem ich sie gefickt hatte, war ich wieder ihr Schatz.

Wenn ich gewusst hätte, dass ich dafür nur mit einem Hammer gegen eine Wand schlagen musste, bis meine Hände bluteten, dann hätte ich das schon viel früher gemacht. Oder auch nicht.

Jedenfalls, genau so war es nun einmal gekommen: Da stand ich, den Schuttstaub so dicht auf meine Haut geklebt, dass ich wirken musste, wie eine zum Leben erwachte Statue. Die zarte Haut an meinen Handinnenflächen hing in blutigen Fetzen herum, und Alwin schloss mich unter Tränen an ihren weichen Busen. Ich atmete tief ihren Geruch nach Löwenzahnseife und Küche und Angstschweiß ein und war für ganz kurz nichts weiter als ein Kind, das endlich wieder nach Hause findet.

»Ich war gerade eben bei Frida in der Klinik«, flüsterte Alwin, »es geht ihr schon viel besser. Alles ist gut!«

Ich fing an zu schluchzen, so wie es sich gehörte, und ich tat es mit großem Genuss. Alwin hauchte beruhigende Floskeln in mein Haar, und da war alles gut.

Denn ich war nicht dem Wahnsinn anheimgefallen, sondern nur der nachvollziehbaren Panik nach einem traumatischen Erlebnis und der Angst um eine sterbende Freundin. Ich war normal. Ich durfte glauben, dass wir von einem Geisterhaus angelockt worden waren, das uns vernichten wollte, ich durfte es mitten in der Nacht aufsuchen, und ich durfte versuchen, es nur mit einem Hammer zu zerstören. Das waren alles legitime Kompensationsmechanismen. So oder so ähnlich erläuterte mir Alwin das, während sie mich behelfsmäßig mit einem ihrer Tücher und unter Zuhilfenahme von eiskaltem Wasser in der Küche sauber rieb.

»Warum haben wir immer noch kein warmes Wasser hier!«, jammerte ich, und fügte genauso jämmerlich hinzu: »Ich habe Hunger!« Und dabei fühlte ich mich das erste Mal seit Ewigkeiten wieder wie mein normales anstrengendes Ich.

Bis ich meinen eigenen Mund sagen hörte: »Glaubst du an

das Böse, Alwin?« Und ahnte, dass es noch nicht vorbei war, noch lange nicht, was auch immer es war. Schnell fügte ich hinzu. »Vergiss es! Hast du irgendwas zu essen dabei?«

»Nein, aber wir können auf dem Rückweg bei dem gruseligen Bäcker halten und dir schlechten Kaffee und ein Weißmehlteilchen ohne jeden Nährwert besorgen!« Alwin schien fest entschlossen, sich nicht durch meinen Zustand irritieren zu lassen. Sie wäre eine derart grandiose Mutter geworden.

»Das klingt perfekt«, sagte ich zufrieden.

Und es war perfekt. Während wir in dem winzigen Rentnermobil, das sie sich von ihrer eigenen Mutter geliehen hatte, von der ich nicht einmal wusste, dass es sie gab, über ebendiese Straßen zurückschlichen, die ich am Abend zuvor in tödlicher Geschwindigkeit genommen hatte, kaute ich glücklich auf meinem nährwertlosen Schokocroissant und schlürfte den miesesten, herrlichsten Kaffee aller Zeiten aus einem Pappbecher.

Ich fühlte mich wie ein kleines Kind, das gerade aus der Hölle abgeholt worden war.

Aber ich durfte nicht zu sehr grinsen. Immerhin hatten Frida und ich etwas sehr Schlimmes erlebt. Ich versuchte, meinen Gesichtsausdruck angemessen leidend aussehen zu lassen.

»Du kommst jetzt erst mal mit zu mir«, ordnete Alwin an, während sie vor einer Kurve auf circa 20 km/h abbremste. »Dann desinfizieren wir deine Wunden und verbinden sie, und dann schläfst du dich erst mal aus. Hörst du, Schatz?«

»Mhm«, nuschelte ich mit vollem Mund. »Aber wir müssen erst Zimt und Zucker holen, sie waren noch nie so lange allein!«

Alwin seufzte. Sie konnte die beiden nicht besonders leiden und Harry Potter auch nicht. Und wenn sie ihr Huhn nicht im Gästeklo einsperrte, versuchten sie, es zu töten.

»Okay«, gab sie trotzdem nach.

»Und ich brauche noch mehr Schokocroissants!«

»Nein, brauchst du nicht. Du bekommst einen heißen Melissentee, und dann schläfst du.«

So machten wir das. Zimt und Zucker waren ein bisschen außer sich, dass ich sie eine ganze Nacht alleine gelassen hatte, und zeigten das durch eine vollgepinkelte Wohnung und ausgiebigen Einsatz ihrer Zähne, aber das war mir gleichgültig. Ich packte sie wie zwei Kuscheltiere auf Alwins Couch in meinen Arm und schlief dort auf der Stelle ein, mit dick bandagierten Händen und dem Bauch voller Kräutertee. Und das Beste daran war: Ich träumte nicht.

Ich zuckte nur manchmal, dann quietschte Zimt leise und ich schlief beruhigt sofort wieder ein.

Als ich aufwachte, roch es nach Hühnersuppe und es gab lautes Geschrei. Ich wankte in die Küche und erkannte sofort die Ursache des Lärms: Zucker hatte Harry Potter auf die Anrichte gejagt, wo der fette Kater bar jeder kätzischen Eleganz diverse Utensilien klirrend durcheinanderschmiss.

»Zucker, lass das!«, brüllte ich. Das Frettchen richtete sich zu einem artigen Männchen auf und schielte mich aus käferschwarzen Knopfaugen an, die mich unangenehm an letzte Nacht im Wald erinnerten. »Zucker, komm her!«, brüllte ich. Zucker ließ sich wie ein Sack auf den Boden plumpsen, wuselte zu mir herüber und biss mich in meinen großen linken Zeh. Ich packte sie und brüllte noch mehr, weil ich die offenen Stellen an meinen Händen vergessen hatte.

Alwin hatte Harry Potter in Sicherheit gebracht und brüllte uns jetzt beide an. Auf ihre sanfte, mütterliche Art.

»Kinder, spielt draußen! In einer halben Stunde sind Lex und Zoe zum Essen hier!«

Wie schön, dann war ja die ganze dysfunktionale Familie

zusammen. Ich schnappte mir die zwei kleinen Biester und verzog mich in den Garten.

Die Sonne strahlte immer noch wie gestern. Der Himmel war immer noch blau und das Gras von jenem strahlenden Grün, wie es das nur vor dem Sommer gab. Überall summten Bienen. Schon wieder. Meine Laune wurde augenblicklich sauer. Verfluchtes Insektengetier.

»Glaubt bloß nicht, was auf meinem Scheiß-T-Shirt steht«, zischte ich sie an. »Ich hasse euch!«

Es schien so, als hätten Bienen für immer ihr unschuldiges Image als domestizierte Plüschwespen für mich abgelegt. Aber ich zog es vor sie zu ignorieren, und sie ignorierten mich.

Ich fütterte meine Frettchen mit dem veganen Katzenfutter, das ich fand – armer Harry Potter –, und trainierte ein bisschen mit ihnen, bis ich merkte, dass Zoe und Lex in der offenen Terrassentür standen und mich anstarrten. Möglicherweise gab es einen Grund zum Starren, wenn ich mir meine weiß verbundenen Hände, den Rest Schuttstaub in meinen Haarstoppeln, das sackartige Bienen-Shirt und das zimtfarbene Raubtier auf meiner Schulter vorstellte.

»Hi«, sagte ich. »Es geht mit gut, keine Sorge.« Ich sah die Notwendigkeit, dies zu betonen.

Die beiden waren dennoch erleichtert und besorgt zugleich, sie löffelten Hühnersuppe und bombardierten mich mit Fragen, Zoe hatte geheult, was man trotz des dick aufgetragenen Concealers sah, und Lex hatte die halbe Nacht nicht geschlafen, was man auch sah, und sie wirkten so hilflos ohne unsere Anführerin, dass ich Mitleid fühlte.

Zoe griff ständig mit ihren dünnen kalten perfekt manikürten Fingern nach meinen Händen, die mich unangenehm an meinen Traum erinnerten, und Lex war noch wortkarger als sonst.

Ich erzählte bis ins letzte Detail die Horrorgeschichte von den mörderischen Bienen, aber Zoe hatte schon längst das YouTube-Video des kleinen Imkers ausfindig gemacht, das noch viel erschreckender war, als es meine Version je hätte sein können. Fasziniert sah ich es mir ein paar Mal an. Es war von überraschend guter Qualität, und der Imker-Boy hatte genau eingefangen, wie sich die einzelnen Schwärme von ihrem jeweiligen Stock wie von einem einzigen Willen beseelt synchron in die Luft erhoben, um sich auf uns zu stürzen. Dann wurde die Kameraführung ein wenig wild, man sah noch den Umriss von Frida zucken und schreien, dann schwenkte das Bild einen kurzen Moment auf mein Gesicht, und dann filmte es nur noch die unscharfe Umgebung, als wir um unser Leben rannten.

»Es hat bereits 200.000 Klicks«, raunte Zoe ehrfürchtig. Ihr Atem roch nach Kardamom und Zwiebeln und so, als hätte sie bereits eine Flasche Weißwein zum Frühstück gehabt. Aber wer war ich, um sie dafür zu verurteilen.

»Und die Ärzte sagen, dass mit Frida wieder alles in Ordnung ist?«, fragte ich mit einer derart rauen Stimme, als wäre es doch meine Schuld, dass sie im Krankenhaus gelandet war.

»Ja, sie hatte einen anaphylaktischen Schock, aber sie wurde früh genug behandelt. Zum Glück hast du sofort den Notdienst gerufen!«, erklärte Alwin und schenkte mir einen liebevollen Blick.

Ja, zum Glück hatte ich nicht noch vorher die Nachricht von Tom gelesen. Oder einen Kaffee mit dem geschäftstüchtigen Imker getrunken. Zum Glück hatte ich verantwortungsvoll und schnell gehandelt. Ich streckte meine Wirbelsäule durch und lächelte wahrscheinlich zu selbstzufrieden, aber sei es drum.

Wir planten, die Woche gut zu nutzen, die Frida in der

Klinik verbringen musste. Wenn sie entlassen wurde, sollte sie als Überraschung eine einzugsfertige Festung vorfinden. Es dauerte nicht lang, die drei davon zu überzeugen, für dieses Vorhaben einen Männertrupp anzuheuern, der uns darin maßgeblich unterstützen würde. Im Gegenteil, sie waren so verdammt erleichtert, dass ich nicht einmal dazu kam, den feierlichen Satz »Außergewöhnliche Umstände erfordern außergewöhnliche Maßnahmen« loszuwerden, was ich bedauerte, weil es eine seltene Gelegenheit dafür gewesen wäre und ich so etwas schon immer einmal ohne jede Ironie sagen wollte, am besten noch zusammen mit der Faust auf dem Tisch und einer Waffe in der Hand. Das hier wäre immerhin ein Kompromiss gewesen, aber nein, die Weiber vergaßen offensichtlich schnell ihren idealistischen Feminismus, wenn es darum ging, harte Arbeit zu vermeiden, und Frida nicht die Peitsche schwang. Was ich nicht bedauerte. Lex würde ihren Onkel oder so was mit Connections in die hiesige Handwerkerszene kontaktieren, um alles in die Wege zu leiten, und ich setzte mich mit immer noch stolz mit geradem Rücken ab, um das Schaf zu treffen.

Er wollte das so. Laut seiner Nachricht. Auf neutralem Boden. Ich wollte das nicht unbedingt, aber ich war aufgekratzt, ich war wehmütig und ich war, selbstverständlich, wie stets, getrieben von Neugier. Außerdem brauchte ich einen Grund, um einem Besuch an Fridas Krankenbett zu entgehen. Ich konnte Krankenhäuser nicht ausstehen, den grässlichen Geruch nach Desinfektionsmitteln, Urin und Eiter, das brutale Neonlicht und all die versehrten grauen Gestalten, die ihre kaputten Körper durch die Gegend schleppten, das war nichts, was ich mir freiwillig antun würde. Ein Rendezvous mit einem Schaf war netter.

Oder auch nicht. Wir trafen uns in dem Café am Park, wo

man unter alten Kastanien saß und der Straßenlärm nur wie eine Tonbandaufnahme aus der Ferne wirkte. Als ich dort eintraf, blühten die Kastanien weiß und pink, und Tom mit all seiner Lockenpracht saß bereits nervös auf dem Rand seines Stuhls und warf Blicke um sich, die eher auf eine nahende Bedrohung hinwiesen, denn auf ein erfreuliches Date.

Ich lächelte ihn also so reizend wie irgend möglich an und nahm graziös gegenüber Platz, dann öffnete ich die alte Sporttasche, um Zucker und Zimt herauszulassen. Sie waren gern in der alten Sporttasche, aber sie gingen noch lieber auf Entdeckungsreise. Zimt kletterte auf meine Schulter, Zucker sprang auf den Tisch und fauchte Tom an. Der stieß einen spitzen Schrei aus.

»Wenn du so schreist, halten sie dich für ein Beutetier«, mahnte ich ihn vorwurfsvoll.

Er starrte mich an, als wäre ich ein Ding aus dem Sumpf und kein Menschenwesen. Und als ich mich sozusagen mit seinem Blick musterte, war das vermutlich nicht einmal die unzutreffendste Umschreibung. Eine Verbesserung hätte darin bestanden, nach meinem nächtlichen Abenteuer zu duschen, aber ich hatte mich nach Alwins Tuchwäsche eigentlich wieder ziemlich frisch gefühlt.

Jetzt fiel mir erst auf, dass ich immer noch in dem unförmigen Bienenliebhabergewand steckte, das durch seinen Einsatz nicht hübscher geworden war. Unter den Armen hatte es große Schweißflecken, und hier und da zeigten sich weiße Frettchenhaare aus Zimts Unterfell, genauso wie Schuttstaub. Der klebte auch, immer noch, in meinem spärlichen Haar. Meine Hände waren eingepackt in inzwischen schmutzigen Mullbinden, die Fingerspitzen gekrönt von bis aufs Fleisch abgebrochenen Nägeln, meine nackten Beine waren schon seit Wochen unrasiert und demnach ungefähr genauso behaart wie mein Schädel, ich trug weder Make-up noch Deo, stank also nach mir selbst und, schlimmer noch, nach pubertierenden Frettchen, welche munter um mich herumturnten. Fertig war die Freak-Show. Der Tom momentan als schockiertes Publikum beiwohnte.

Das Abartigste daran war aber nicht mein Auftritt als Madame Werwolf mit ihren, leider nur unzureichend, trainierten Raubtieren. Das Abartigste war, dass es mich selbst nicht auch nur eine Sekunde störte. Nein, im Gegenteil, ich fühlte mich wohl in meiner Haut. Okay, eine Spur Lippenstift wäre neckisch gewesen, aber ich glaube, nur für mein eigenes ästhetisches Empfinden, nicht für das anderer Menschen. Rote Lippen würden meinen Auftritt nur obskurer wirken lassen.

»Wie geht es dir?«, lächelte ich den Mann an, dessen brauner Penis mir eine Zeit lang so viel Freude bereitet hatte.

»Mir geht es ganz gut, danke«, stammelte er. »Ist mit dir alles in Ordnung, Willow? Was sind das für Tiere?«

Ich stellte ihm Zimt und Zucker vor. Sein Blick blieb fassungslos.

»Du kannst sie ruhig streicheln«, ermutigte ich ihn. »Falls sie dich beißen, ist das nur nett gemeint.«

Er zog seine Hände unter den Tisch zurück.

»Was ist mit dir passiert?«, fragte er mit so viel aufrichtigem Entsetzen, dass ich anfing, ein bisschen beleidigt zu sein.

»Es geht mir gut, das sagte ich doch schon«, entgegnete ich also mit der Tendenz Richtung schnippisch. »Ich habe heute Nacht nur zufällig ein Geisterhaus renoviert. Und außerdem sind wir nicht wegen mir hier. Du wolltest mich unbedingt treffen, oder nicht? Also wäre es vielleicht angebracht, wenn du mir sagst, warum.«

Ich schnappte Zucker, bevor er der Bedienung in die Zehen beißen konnte, und bestellte ein Glas Weißwein, Zoe hatte mich offensichtlich inspiriert.

Missbilligend nippte Tom an seinem Latte Macchiato. Als sein Penis und ich noch eine Beziehung pflegten, hatte er sich nicht an meinem Alkoholkonsum gestört.

»Ich bin momentan in Therapie«, sagte er.

»Aha«, sagte ich und machte mich auf das Schlimmste gefasst. Leute, die gerade in Therapie waren, entwickelten meist einen beinahe wahnhaften Mitteilungsdrang, was ihre Emotionen und so anging.

»Und mein Therapeut hat mir geraten, dich mit meinen Emotionen zu konfrontieren«, fuhr er fort.

»Aha«, wiederholte ich. Hatte ich es doch vorausgesehen.

»Lass mich raten, du bereust es schrecklich, dass du mich einfach so hast gehen lassen und willst mich deswegen um Verzeihung bitten?«

Ich strahlte ihn mit ihm der vollsten Dosis Charme an, zu der ich fähig war. Er öffnete den Mund, um empört etwas zu erwidern, dann flackerte ein kleines Grinsen über sein Gesicht, und dann sah er traurig aus.

»Du bist absolut unglaublich, weißt du das?«, fragte er müde.

»Aber ja, das weiß ich«, lächelte ich und fühlte mich auf einmal mindestens so müde wie er aussah.

Seine knochigen Hände klammerten sich fest um sein Glas, als müsse er sich irgendwo festhalten, bevor er fortfuhr.

»Du hast mich benutzt und dann weggeworfen, Willow.«

Ich betrachtete die Schatten unter seinen Augen, die Falten um seine Mundwinkel, die schärfer wirkten, als ich es in Erinnerung hatte und sein ungebügeltes Leinenhemd. Dieser Mensch litt. Und er hatte recht. Und er hatte auch wieder nicht recht.

»Ja, mag sein«, bestätigte ich und hielt seinen Blick mit dem meinen mindestens so fest wie er sein Glas. »Aber das wusstest du von Anfang an. Und du hast mitgespielt.«

»Du bist praktisch bei mir eingezogen!«

»Du wolltest das so.«

»Wir haben über Kinder geredet!«

Ich zuckte zusammen. Hatten wir das? Vage erinnerte ich mich an einen Sonntagnachmittag im Bett, als wir uns ausgemalt hatten, wie unsere Tochter wohl aussehen würde. Für mich war das nichts weiter als eine erheiternde Fantasie gewesen, für ihn wohl nicht.

»Wir haben auch darüber geredet, eine Pizzeria zu eröffnen«, konterte ich. »Und darüber, ein Jahr auf einem Hausboot zu verbringen. Über irgendwas muss man eben reden. Das hat keine besondere Bedeutung.«

»Für dich hat nichts eine Bedeutung, oder?« Bitterkeit belegte seine Stimme. »Mein Therapeut sagt, dass du eine toxische Persönlichkeit bist!«

Ich kippte einen Schluck von meinem Wein herunter. Einen großen. Es gab so vieles, was ich erwidern konnte. Aber zum ersten Mal entschloss ich mich, auf die Munition zurückzugreifen, die Frida mir mitgegeben hatte.

»Vielleicht liegt das daran, dass dein Therapeut ein Mann ist«, begann ich also, etwas zögerlich noch.

»Was hat das damit zu tun?«

»Alles!«, behauptete ich und fühlte, wie vertraute Worte sich militärisch in mir zum Angriff sammelten.

»Stell dir einfach einmal vor, unsere Geschlechter wären vertauscht. Du bist die adrette Tomata, nein, das klingt blöd, wie nennen wir dich, Tamara geht, oder? Also, du bist die adrette, aber ein bisschen langweilige Tamara mit den blonden Locken, die als Assistentin bei einem Architekten arbeitet und in ihrer Freizeit Kochkurse besucht.«

Tom starrte mich noch feindseliger an, ob das allerdings meiner Beschreibung seiner weiblichen Version oder der Tatsache geschuldet war, dass ich ihm seine Rede über Emotionen weggenommen hatte, wusste ich nicht. Bevor er mich unterbrechen konnte, fuhr ich rasch fort.

»Und dann stell dir vor, ich wäre Willi«, oh, verdammt, ich hatte ohne zu zögern den verhassten Spitznamen übernommen, »der verwegene Outlaw mit dem dunklen Dreitagebart, der ein bisschen zu viel trinkt und feiert, aber Sartre zitieren kann und echt gut im Bett ist.«

»Du hast nie Sartre zitiert!«, murmelte Tom düster.

»Nee, ich kann Sartre nicht leiden. Wenn überhaupt würde ich Bukowski zitieren, aber das kommt bei Frauen nicht so gut an. Deswegen würde ich es mit Sartre versuchen, wenn ich ein Mann wäre. Klar?«

Tom nickte kaum merklich, sichtlich überrumpelt vom Verlauf des Gesprächs.

»Aber du hast jetzt eine ungefähre Vorstellung. Und jetzt flirtet Willi also mit Tamara, und dann vögeln sie ein paar Mal, und Tamara hat das erste Mal in ihrem Leben großartigen Sex, du brauchst mir nicht zu widersprechen, das war deine eigene Aussage, und dafür wäscht Tamara Willis Klamotten und kocht für ihn und ist eine Zeitlang total happy und verknallt. Und irgendwann zieht Willi weiter. Was glaubst du, würden Tamaras Freunde sagen, wenn sie ihnen was vorheult?«

»Woher soll ich das wissen?«

»Ach, komm schon, du weißt das genau. Du willst es bloß nicht aussprechen.«

»Männer sind halt so«, murmelte Tom noch düsterer und kaum hörbar.

»Korrekt!«, rief ich fröhlich. »Genau das würden sie sagen. So was wie: Du wusstest doch von Anfang an, dass Willi ein Macho ist, Männer wie er sind nichts für eine Beziehung, und ganz explizit würde die Aussage fallen: Männer sind halt so.

Dein kleinbürgerliches Klischeedenken macht promiskuitive, bindungsunfähige Männer zu akzeptierten Machos und Frauen, die die gleichen Charaktereigenschaften aufweisen zu toxischen Persönlichkeiten. Und dein Therapeut teilt offensichtlich das gleiche veraltete, lächerliche Gedankengut!«

Ich spürte, wie meine Wangen sich röteten. Frida wäre so stolz auf mich!

»Und dann beruft ihr euch auf pseudowissenschaftliche, längst überholte Evolutionstheorien, die Männer zum Opfer ihres Dranges macht, möglichst viel von ihrem Samen in gebärfähige Weibchen zu spritzen, womit ihr dann nicht nur die Pornoindustrie, die Prostitution und Vergewaltigungen legimitiert, sondern auch das ganz normale Arschlochverhalten, wie zum Beispiel jedes halbwegs halbbekleidete weibliche Wesen als Sexobjekt und mögliche Wichsvorlage zu sehen, und das ganz öffentlich als echter Mann zu verkünden!«

»Jetzt übertreibst du aber!«, wehrte Tom sich. »Erstens bin ich überhaupt nicht so, das weißt du genau, und außerdem gab es Prostitution und Vergewaltigungen tatsächlich schon immer!«

»Ach, und deswegen ist es okay? Nur, weil es etwas schon immer gab, ist es natürlich? Sklavenhaltung? Missbrauch von Tieren? Kriege? Zwangsehen? Folter? Menschen sind eben so?«

»Findest du nicht, du übertreibst langsam, Willow?«

»Nein, eigentlich nicht.«

Vom Nachbartisch kam ein schriller Aufschrei, ähnlich wie Toms vorhin, nur noch panikerfüllter. Ich sprang so hastig auf, dass ich meinen Stuhl umwarf und eilte herbei, um Zucker wieder einzufangen, die den Yorkshire-Terrier einer alten Dame sexuell belästigt hatte. Nachdem ich mich ausgiebig entschuldigt hatte, stopfte ich die beiden kleinen Teufel in die Sporttasche und wandte mich wieder Tom zu.

Bevor er irgendwelche Worte finden konnte, entschuldigte ich mich auch bei ihm.

»Es tut mir leid, Tom, dass du leidest. Das war nie meine Absicht. Es war mir ganz einfach egal, was du fühlst. Dein Therapeut hat recht. Ich bin eine toxische Persönlichkeit. Egal ob männlich oder weiblich, ich wäre als beides ein Arsch. Aber wir hatten Spaß, oder?« Ich lächelte ihn ein letztes Mal an, dann beugte ich mich zu ihm und küsste seine spröden Lippen, auch zum letzten Mal. »Wenn du eine Beziehung willst, dann such dir ein Mädchen, das auch eine Beziehung will. Wenn du mal wieder Lust hast, einen Kaffee zu trinken und zu reden, ruf mich an.«

Ein ganz leichtes Echo meines eigenen Lächelns huschte über seine Züge.

»Du bist wirklich der absolut unmöglichste Mensch, den ich kenne!«, sagte er, aber diesmal klang er nicht mehr verzweifelt.

»Ich weiß«, sagte ich, irgendwie stolzer als angebracht, und schritt von dannen, mit unrasierten Beinen, Schweißflecken auf meinem Hemd, Dreck im Haar und einer Tasche voller Frettchen, und ich hatte mich nie mehr wie eine Göttin gefühlt, eine obskure Göttin der Wildnis und der Zerstörung, der Lust und der stinkenden Tiere.

Dieses Gefühl von Grandiosität hielt nicht allzu lange vor. Spätestens der laue Wind, der durch die Grabsteine strich, trug es mit sich fort, in dem Moment, als ich den Friedhof betrat.

Denn dass ich den Friedhof betreten und Skye sehen musste, das war selbstverständlich. Sein Grab sah aus wie immer. Nichts wies darauf hin, dass er mich am Tag zuvor in meinem Traum besucht hatte. Ich seufzte, ließ mich zu Boden fallen und schmiegte meine Wange an den kühlen, rauen Stein. »Was ist mit Schneeweißchen und Rosenrot?«, flüsterte ich. »Warum soll ich mich an sie erinnern?«

Das erinnerte mich jedenfalls an Zimt und Zucker, und ich entließ sie aus ihrer Sicherheitsverwahrung. Hier waren kaum Menschen unterwegs, sollten sie sich ruhig ein bisschen tummeln und Schmetterlinge jagen. Was sie auch umgehend taten.

Ich war alleine mit meinem Bruder. Mit geschlossenen Augen genoss ich meine sanfte Beschwipstheit und die Wärme der letzten Nachmittagssonne. Es fiel mir leicht, Skye direkt neben mir zu fühlen, wie er in der gleichen Haltung sein Gesicht dem Himmel zuwandte. Seine Schulter berührte die meinen, sein Herz schlug im Rhythmus meines Herzens. Einst waren wir eins gewesen, eine einzige Zelle, und als die Zelle sich geteilt hatte, war unsere Seele in zwei Hälften zerbrochen. Deswegen vielleicht führte ich auch nur eine Art Halb-Leben.

Irgendetwas weckte meine Aufmerksamkeit und ich öffnete die Augen. Skye verschwand. Wie stets fühlte ich den Schmerz dabei. Dann sah ich, was ich kurz zuvor gehört hatte: Kleine Füßchen, die ganz in meiner Nähe trippelten. Rotes Fell, ein buschiger Schwanz. Ein Eichhörnchen. Das Eichhörnchen, dessen war ich mir sicher. Diesmal hatte es keine Nüsse dabei, es sah mich nur an, als wolle es mich trösten. So nah war es, dass ich danach greifen konnte.

»Hast du auch einen toten Bruder?«, fragte ich es. »Bestimmt hast du das. Wahrscheinlich wurde die Hälfte von deiner Verwandtschaft von Füchsen oder so gefressen.«

Das plüschige rote Etwas bewegte aufgeregt sein Naschen, die Inkarnation von Niedlichkeit.

Und dann bewegte sich die Welt zu schnell für mein Gehirn, und im nächsten Moment wurde das Eichhörnchen zu einem geschüttelten Körper, und dann war es nichts weiter als ein schlaffes Bündel aus Fell. Zucker thronte schwarz, schwärzer noch als sonst, verdunkelt von Blut, geduckt darüber und blickte mich an mit diesem starren Frettchengesicht, dem man nie ansah, ob es lächelte oder weinte, und ich starrte zurück und fühlte den kalten Schatten nach meinem Herz greifen.

»Warum hast du das getan?«, fragte ich. »Warum musstest du es töten? Es war mein Freund.«

Ich dachte an die Nüsse, die es mir im Winter gebracht hatte, und an sein nettes kleines Näschen. Zucker wandte seine Käferaugen nicht ab von mir, und ich konnte nicht entscheiden, ob sie mich verhöhnte oder ob sie stolz auf ihre Beute war und auf ein Lob wartete.

Und da war sie, die Erinnerung an Schneeweißchen und Rosenrot, so klar und deutlich und plötzlich, als hätte jemand einen Film angeschaltet.

Zuerst hörte ich gellende Schreie, die Schreie einer Frau, die Schreie meiner Mutter. Dann glitt die Kamera meines Gehirns durch die geöffnete Türe in unser Wohnzimmer, ich spürte das kühle Parkett unter meinen bloßen Füßen, sah den Staub durch die Lichtstrahlen tanzen und den alten Flügel, an dem ich so viele vergebliche Stunden gesessen und mich durch sinnlose Etüden gequalt hatte. Und dahinter schrie meine Mutter. Ich hasste meine Mutter an jenem Tag, so sehr, wie ich noch nie jemanden gehasst hatte und bis zu dem Tag, an dem ich Frida hasste, auch nie wieder jemanden hassen würde.

Sie hatte Skye heimlich an einem Internat angemeldet, heimlich, damit wir ihr nicht auf die Nerven gingen mit wochenlangem Gezeter und Geschmolle und allgemeinem Terror, und heute war es so weit gewesen, dass er seine Koffer packen musste, um abzureisen, ohne dass er wusste, wohin und für wie lange. Er fügte sich, wie er sich stets fügte, aber sein Gesicht war weiß und leer gewesen und seine Augen wie die eines verwundeten Tiers. Er fügte sich nicht aus blindem Gehorsam oder Angst, sich zu wehren. Er tat es, um mir die bösen Worte und die Strafen zu ersparen, die unweigerlich folgen würden.

Er tat das, was ein Bruder tun musste, wenn er nicht an sich selbst dachte, sondern an eine verzweifelte Schwester, die mehr war als nur eine Schwester, und er schenkte mir ein Lächeln und das Versprechen, dass er in wenigen Wochen bereits wieder zurück sein würde, für immer.

Ich hatte mich auf seinem Bett zusammengerollt und beobachtete ihn stumm dabei, wie er Kleidung in seinen Koffer legte, ohne ihn wirklich zu sehen, denn in mir brodelte dieses Gefühl und füllte jede Faser von mir aus, als würde ich nur noch daraus bestehen, als wäre ich nichts weiter als ein eisig heißer Klumpen aus Hass. Bis wir die Schreie von unten hörten. Schreie einer Frau in Panik. Die Schreie unserer Mutter.

Der Film sprang wieder zu der Stelle, als wir um den Flügel herumspähten und ein Bild erblickten, das zu surreal und grausam war, um wahr zu sein.

Auf dem weißen Perserteppich leuchteten rote Blumen, die dort nicht hingehörten, und unsere Mutter im fliederfarbenen Kostüm wälzte sich kreischend darauf herum, als wäre sie besessen. Ihre Hände griffen nach etwas, weißen Schemen, die wirkten, wie aus dem Teppich gemacht, aber es waren unsere Frettchen, und es waren auch nicht unsere Frettchen, denn die hier waren rasende Bestien, die ihre Körper krümmten und auf das Fleisch unserer Mutter herabschnellen ließen, um sich darin zu verbeißen, und so klein sie waren, so wendig und erbarmungslos waren sie, und das war kein Spiel, das war die pure Absicht zu töten, und das Blut erblühte in immer neuen Blumen.

Ich hörte mich selbst schreien, und Schneeweißchen hielt mit rot verschmierter Schnauze inne, so rot wie seine Augen, deren Blick aufmerksam den meinen kreuzte, und dann sah ich wieder in Zuckers schwarze Augen, die immer noch auf mich gerichtet waren, so käferschwarz wie meine eigenen, und ich glaube, ich schrie auch jetzt, an Skyes Grab.

KAPITEL SIEBEN

Der Psychiater war alt, komplett unbeeindruckt und wenig hilfreich.

»Sie glauben also, dass sich etwas Böses gegen sie verschworen hat und von den Tieren in ihrer Umgebung Besitz ergreift?«, fasste er meine wirren Ausführungen nüchtern zusammen. Seine Stimme war so grau wie die Wände seiner Praxis.

»So ungefähr«, nuschelte ich und starrte etwas verlegen seine Zimmerpflanze an. Eine traurige Orchidee mit einer einzigen fahlen Blüte. Ein Geschenk von einer ältlichen Patientin, weil er sie von den Depressionen geheilt hatte, die durch ihren jahrzehntelang leidenschaftslosen Gatten ausgelöst worden waren.

»Gibt es Fälle von Schizophrenie in ihrer Familie?«

»Nicht, dass ich wüsste.«

»Und Sie waren bisher noch nicht in psychologischer Behandlung?«

»Ganz sicher nicht.«

»Leiden Sie gerade unter Stress?«

»Nein.«

Ich zögerte kurz. Eigentlich hatte ich die Eigenschaft perfektioniert, niemals unter Stress zu leiden. Aber wenn ich mir so die letzten paar Monate noch einmal live und in Farbe vorstellte …

»Wenn ich so darüber nachdenke, leide ich unter total massivem Stress«, berichtigte ich mich rasch.

»Soso, total massiver Stress …« Der Psychiater notierte Dinge auf seinen Erfassungsbogen.

»Ja, ich habe mich einer feministischen Extremistengruppe angeschlossen und muss bis morgen eine verdammte Ruine fertig renoviert haben, weil wir dann dort einziehen werden«, half ich ihm mit den Details.

»Soso, ein Haus renovieren …« Der Kugelschreiber kratzte eifrig übers Papier.

»In dem Fall würden wir jetzt noch einen Hirnscan vornehmen …«, erklärte der Psychiater.

»Was, weil ich ein Haus renoviere?«, unterbrach ich ihn entsetzt. Das war noch das Normalste an meiner Schilderung gewesen.

»Nein, nein, reine Routine«, beruhigte er mich milde lächelnd und setzte seine Brille ab. »Wenn ich Sie in den Nebenraum bitten dürfte, meine Mitarbeiterin kümmert sich um Sie.«

Ich begab mich in besagten Nebenraum, in dem es aussah wie in dem Behandlungsraum einer vorsintflutlichen Irrenanstalt, und ließ zu, dass die Mitarbeiterin sich um mich kümmerte. Was bedeutete, dass diese mir glitschiges Zeug an die Schläfen schmierte und Elektroden daran befestigte.

»Damit Sie Bescheid wissen, ich bin nicht für Elektroschocks hier!«, machte ich ihr klar, nur für alle Fälle.

Sie lächelte genauso milde wie ihr Chef, das merkte ich, obwohl sie hinter mir stand, an ihrer Stimme.

»Keine Sorge, es wird kein bisschen wehtun«, versicherte sie in routiniertem Singsang.

»Das sagt mein Zahnarzt auch immer«, meinte ich finster.

Sie machte sich nicht einmal die Mühe, darüber zu lachen, sondern schaltete einfach die Maschine an und ließ mich die nächsten zehn Minuten alleine mitsamt deren Geblinke und Gepiepse und dem Monitor, der stur die immergleichen Wellenlinien aufzeichnete. Wenn das meine Hirnströme waren, dann sahen sie langweilig aus.

»Ihr Gehirn zeigt keinerlei Auffälligkeiten«, versicherte mir der Psychiater dann auch.

»Das habe ich mir auch schon gedacht«, konnte ich mir nicht verkneifen. Bis jetzt haute mich seine Analyse nicht gerade um. Er ignorierte meinen Einwurf.

»Angesichts der Umstände würde ich Ihnen ein leichtes Antidepressivum verschreiben. Das sollte Ihnen etwas Ruhe und Erleichterung verschaffen. Vereinbaren Sie einen Termin an der Rezeption, etwa in drei Monaten, dann sehen wir, wie wir weiter vorgehen.«

»Von mir aus. Einverstanden«, sagte ich ziemlich enttäuscht.

»Machen Sie sich keine Gedanken«, fühlte er sich zum Trösten gezwungen. »Veränderungen im Leben bedeuten immer Stress, Sie sind nicht die Erste, die durch andere Lebensumstände, besonders den Erwerb und die Renovierung einer Immobilie, an die Grenze ihrer Belastbarkeit getrieben wird.«

Wie hatte er es nur geschafft, alles an meiner abenteuerlichen Geschichte zu überhören, sowohl was dämonische Kräfte und unerklärliche Unglücksfälle betraf als auch feministische Abenteuer? Stress durch den Erwerb einer Immobilie war alles, was er als relevant erachtete?

Ich seufzte schwer. Er war der Fachmann. Wahrscheinlich hatte er recht. Außerdem war ich nicht ohne Grund bei einem Psychiater anstatt bei einem Psychologen vorstellig geworden, denn erstere suchten schnelle Lösungen in Form von Psychopharmaka, zweitere zwangen einen zu enorm langwierigen und wenig zielführenden Auseinandersetzungen mit dem inneren Kind. Und der letzte Mensch auf Erden, mit dem ich Kontakt aufnehmen zu gedachte, war das Gör, das in mir wohnte.

Also spazierte ich auf dem Rückweg an einer Apotheke vorbei, wo ich mir die rosafarbenen Pillen besorgte und gleich zwei davon einwarf. Wonach ich mich sofort wattewolkengleich besser fühlte.

Das war gestern gewesen.

Jetzt schmatzte Matsch unter meinen nackten Füssen, obwohl ich versuchte, sie so behände wie ein Kätzchen aufzusetzen. Dunkle Materie quoll zwischen meinen Zehen hervor wie Schokolade oder Scheiße, und bei der Erinnerung an den Psychiater fischte ich in meiner Tasche nach der Tablettenpackung und schmiss mir abermals eine davon in den Mund. Er hatte immerhin erwähnt, mir nur eine leichte Dosierung zu verschreiben. Und ich war eine überzeugte Anhängerin der Theorie, dass mehr immer besser war. Vor allem ein mehr von bewusstseinserleichternden Substanzen.

Lara sprang um mich herum und besudelte sich und auch mich von oben bis unten mit Dreck. Aber sie hatte Spaß. Sie war die Einzige, die inzwischen Spaß mit Zimt und Zucker hatte. Alle anderen sahen sie als nervtötende Kobolde, und, im Falle von Lex, vielleicht noch als notwendiges Übel für die Jagd. Meine eigene Liebe zu ihnen war zwar nicht erloschen, aber seit dem toten Eichhörnchen und der Erinnerung an meine zerfetzte Mutter hatte sich Misstrauen dazu gesellt und möglicherweise Angst oder jedenfalls etwas, was diesem Gefühl verwandt war.

Dabei war ich fest dazu entschlossen, an die Theorie von der psychischen Überlastung durch Veränderungen meines Lebensstils zu glauben. Ich hatte genug im Internet herumgelesen, um bestätigt zu bekommen, dass solche profanen Dinge wie das Bauen eines Hauses, das Heiraten eines anderen Menschen oder das Gebären eines Kindes locker ausreichten, um die Psyche zum Zerbersten zu bringen, sprich hysterische Zusammenbrüche oder gar Psychosen zu verursachen.

Also zwang ich mich dazu, an die Gefährlichkeit zu glauben, die das stressige Leben als Gutsbesitzer mit sich brachte anstatt an die Gefährlichkeit des Guts an sich, und widmete mich wieder meinem Alltag, der im Vergleich zu Durchschnittsalltagen mehr als obskur war. Und momentan zum Beispiel daraus bestand, durch besagten Matsch zum Kräuterbeet zu stelzen und ein Bündel Petersilie und noch irgendetwas anderes zu holen, was Zoe für das Willkommensmahl benötigte, mit dem Frida empfangen werden sollte.

Der letzte Tag des Eichhörnchens war auch der vorerst letzte Tag des Sonnenscheins gewesen. Seitdem hatten schwere Regengüsse die grünen Wiesen in unansehnliche braune Äcker verhext. Was mich nicht störte. Bei Regen flogen die Bienen nicht so viel durch die Gegend, und leider hatte der kleine Imker sein Versprechen wahrgemacht und drei Stöcke vorbeigebracht. Weil niemand von uns anwesend gewesen war, hatte er sie kurzerhand da hingestellt, wo es für ihn am bequemsten war, also viel zu nah am Haupthaus.

Ich konnte mir nicht vorstellen, dass es Frida zu Begeisterungsstürmen verleiten würde, wenn das Erste, was sie sah, die Bienenstöcke waren, aber gleichzeitig löste dieser Gedanke auch eine leichte Vorfreude in mir aus, die wahrscheinlich latent sadistischer Natur war.

»Es reicht jetzt!«, rief ich verzweifelt, als Zimt vor lauter Begeisterung quietschend gegen meinen Oberschenkel prallte, weil Lara sie jagte. Aber die drei waren außer Rand und Band und frönten der wilden Jagd durch die noch unfertigen Gärten. Alwin hatte seit Wochen ihr Bestes gegeben, um bereits den

Grundstein für eine reiche Ernte im Winter zu legen, noch sah man jedoch nicht viel davon.

Nur das Kräuterbeet quoll bereits über vor üppigem Leben.

Ich schnitt mit der groben Eisenschere das heraus, was ich als Petersilie erkannte, und noch wahllos etwas anderes, das entfernt essbar aussah, dann begab ich mich auf den feuchten Rückweg.

»Bist du wahnsinnig?«, kreischte Zoe, als ich durch die Hintertür die Küche betrat. Dabei hatte ich mir extra die Füße draußen abgewischt.

»Das hier ist eine Küche, hier darf es ruhig etwas dreckig werden«, verteidigte ich mich.

Zoe riss mir die Kräuter aus der Hand.

»Ich hatte doch gesagt, bring mir Oregano mit, was soll ich mit Koriander anfangen?«

»Ach, das passt doch viel besser zu dem, was du da gerade kochst, als Oregano«, behauptete ich.

Zoe sah alles andere als überzeugt aus, aber ansonsten so bezaubernd wie eine vom Prinzen noch unentdeckte Prinzessin aus einem nicht ganz jugendfreien Walt-Disney-Film. Sie hatte ihr frisch gesträhntes Haar, das trotz all ihrer Beteuerungen niemals durch die Sonne so hell geworden war, mit einem pflaumenfarbenen Seidentuch zurückgebunden, trug riesige silberne Kreolen und sonst nicht viel mehr als eine neckische Spitzenschürze. Ich hatte damit gewirkt, wie eine als Zofe verkleidete Zigeunerin aus einem politisch inkorrekten und definitiv nicht jugendfreien Horrorfilm, vor der die Prinzen schreiend die Flucht ergriffen. Aber was wollte ich auch mit Prinzen anfangen.

»Und zieh die Schürze aus, bevor Frida eintrifft«, empfahl ich Zoe, »sonst bekommst du zehn Stockschläge wegen Verkörperung reaktionärer Klischees!«

Zoe verzog den saftig kirschroten Mund zu einer süßen Schnute.

»Mach dich nicht über Frida lustig, Willi!«

»Mach ich nicht«, entgegnete ich, »wenn überhaupt, dann mach ich mich über dich lustig!«

Bevor sie sich beschweren konnte, gab ich ihr eine sehr matschige Umarmung, was sie zu noch mehr Gekreische anregte, woraufhin Lara und die Frettchen die Küche stürmten. Danach sah es dort mehr als nur ein bisschen dreckig aus, und ich beeilte mich sehr, mitsamt der verrückten Meute wieder zu verschwinden, bevor ich einen Kochlöffel an den Kopf bekam.

Alle waren so aufgeregt und beschäftigt und voller positiver Energie, es war furchteinflößend. Dabei gab ich hauptsächlich mir die Schuld. Denn der Handwerkertrupp hatte dermaßen gute Arbeit in unvergleichlich wenig Zeit geleistet, dass der Hof innerhalb weniger Tage besser aussah, als wir es in den Monaten davor geschafft hatten. Dementsprechend teuer hatten sie es sich auch bezahlen lassen. Mein restliches Vermögen tropfte in diesen verfluchten Hof wie aus einem kaputten Wasserhahn.

Aber so langsam war die Vorstellung, hier zu wohnen, nicht mehr ganz so utopisch. Zum Glück. Denn wohnen würden wir hier, und zwar ab heute. Mehr oder weniger. Ich behielt meine Wohnung vorübergehend noch, ohne dass ich das öffentlich verraten hätte. Keine Ahnung, warum, aber so eine kleine Absicherung schien mir irgendwie nicht komplett idiotisch.

Jede von uns hatte ihr wichtigstes Hab und Gut an diesen Ort gebracht und versucht, damit so etwas wie ein gemütliches Zuhause zu schaffen. Manchen gelang das mehr, manchen weniger.

In meinem Zimmerchen lag eine große Matratze auf dem

Boden, ein alter Kleiderschrank drückte sich an die eine Wand und ein Bücherregal an die andere. Das war es so ziemlich. Womit ich zu denen ohne gemütliches Zuhause gehörte. Nur Lex war ähnlich minimalistisch wie ich, aber die hatte sich wenigstens die Mühe gemacht, ihr Zimmer mitsamt der Decke pechschwarz zu streichen, was für einen zwar wenig gemütlichen, aber dafür umso avantgardistischeren Flair sorgte. Bei mir waren immerhin die Wände frisch getüncht und die kaputten Glasscheiben ersetzt worden, und am allerwichtigsten, ich hatte eine Türe, die ich hinter mir schließen konnte.

»Geh wenigstens unter die Dusche, bevor Lex und Frida hier ankommen!«, kreischte Zoe mir von der Küchentür aus nach.

»Hör auf, dein kleinbürgerliches Gedankengut zu verbreiten!«, brüllte ich zurück. »Wir dürfen uns dreckig machen, auch wenn wir Mädchen sind!«

»Dich würde ich auch unter die Dusche stecken, wenn du ein Junge wärst, Willi«, mischte Alwin sich da ein, die dabei war, den Tisch auf der Veranda hübsch herzurichten und ein bisschen von dem Zeugs gepflückt hatte, das momentan wild blühte.

»Von mir aus, wenn ihr es unbedingt alle so spießig haben wollt, dann gehe ich eben duschen«, fügte ich mich. »Willst du vielleicht mitkommen?« Ich zwinkerte Alwin neckisch zu.

Die prustete abfällig, aber ich sah deutlich, wie ein Schatten von Rot ihre Wangen verdunkelte.

»Manche von uns schaffen es, sich 5 Minuten im Freien Aufzuhalten, ohne danach auszusehen wie nach einem Schlamm-Wrestling-Match!«, entgegnete sie streng.

»Dann eben nicht«, flötete ich und entfernte mich mit demonstrativ verführerischem Hüftschwung. Es war Frühling, was sollte ich machen. Mit irgendjemand musste ich ja flirten.

Zucker und Zimt folgten mir in ihrem drolligen Hoppelgang. Zwei flauschige, erdverkrustete Würmer. Meine bezahnten Kuscheltiere. Meine Kinder. Was sollte an ihnen böse sein. Ich schleppte sie mit unter die Dusche, oder das, was sich Dusche schimpfte. Die sanitären Einrichtungen des Hofguts waren altersgemäß, also kaum vorhanden. Den Menschen damals war das Wort Wellness fremd gewesen. Wenn sie sich in gefliesten Räumlichkeiten aufgehalten hatten, dann nur um Blase und Darm zu entleeren oder sich mit kaltem Wasser den Schmutz harter Arbeit von den Händen zu spülen. Einmal in der Woche wurde eventuell ein Zuber mit heißem Wasser erwärmt, worin dann die ganze Familie seriell badete, aber das war es auch mit der Körperpflege.

Dementsprechend winzig war das Bad im Haupthaus. Weil wir aber zu fünft waren mit dem erklärten Ziel, diese Zahl wochenweise um zahlungswillige Seminarteilnehmerinnen zu verdoppeln, musste eine andere Lösung her.

Also hatten wir jetzt kein Bad mehr, sondern ein Hygienezentrum. Ich nannte es so, weil es genauso grauenhaft war, wie es klang. Der ehemalige Schweinestall besaß einen Wasseranschluss, war also prädestiniert für Umbaumaßnahmen, die größtenteils daraus bestanden hatten, die Boxen herauszureißen, die Wände neu zu streichen und drei Duschköpfe anzubringen. Es sollte irgendwann einmal der Mittelpunkt für Schwitzhüttenrituale und derlei Kram werden, momentan war es einfach ein Schweinestall, in dem man duschen konnte. Der einzige Vorteil daran war, dass wir drei Dreckschleudern hier nicht viel verschlimmerten. Ich riss mir die Shorts und mein Shirt vom Leib, so etwas wie BHs hatte ich mir längst abgewöhnt, und drehte das Wasser an. Der blanke Betonboden war kalt, das Wasser war es auch. Irgendetwas mit der Warmwasserzufuhr funktionierte noch nicht so ganz, wie so vieles. Aber da mussten wir durch. Zucker und Zimt quiekten wie Ferkelchen, als ich sie mit Alwins selbst gesiedeter Ringelblumenseife behandelte, und ich befürchte, ich klang nicht viel besser, als ich mich fluchend unter den eisigen Strahl stellte und meine Stoppeln wusch, aber sauber waren wir immerhin danach. Ich packte eines von den Handtüchern, die Alwin fein säuberlich in einem Holzregal aufgeschichtet hatte, und trocknete zuerst mich und dann die Frettchen damit ab. Dann fiel mir auf, dass ich keine Klamotten zum Wechseln dabeihatte, also schmiss ich mein verdrecktes Zeug in eine Ecke, klemmte mir Zimt und Zucker unter die Arme, und trat seufzend und fröstelnd und komplett nackt den Rückweg an. Der Nieselregen draußen war inzwischen stärker geworden, was bedeutete, ich würde wieder nass und meine Füße wieder dreckig werden, aber was blieb mir übrig.

Gerade, als ich die schwere, zweigeteilte Holztür aufschwang, um hinauszutreten, fuhr das feuerrote Vagina-Mobil ein, kam zum Halten und spuckte Lex und auch Frida aus.

Frida, die ich seit dem Tag mit den Bienen nicht mehr gesehen hatte.

Und jetzt standen wir uns gegenüber. Ich hatte ganz vergessen, wie groß Frida war. Selbst Lex wirkte neben ihr zart, und zart war wahrlich kein Adjektiv, welches zu den ersten hundert zählte, die sie beschrieben.

Wir standen etwa zehn Meter entfernt voneinander, aber der Blick, der uns verband war eine körperliche Berührung, ihre Augen von umwölkten Kornblumenblau, meine zwei schwarze Löcher.

Frida trug ihr übliches hochgeschlossenes Shirt und schwarze enge Jeans, in denen Schenkel aus Baumstämmen steckten, möglicherweise hatte sie in der Woche im Krankenhaus zugenommen, wahrscheinlicher aber bildete ich mir das nur ein. Ihr

Pony säumte energisch kurz und schief ihre niedrige Stirn, ihre Arme hingen herab, zögerlich, hilflos fast, als sie mich musterte.

Und ich war nackt mit zwei Frettchen in beiden Händen. Meine Brustwarzen kräuselten sich in der kalten Regenluft, Gänsehaut krabbelte über meine Beine empor. Mein erster Impuls war, mich kleinzumachen und zu bedecken, bevor ich erkannte, wie lächerlich das war. Es gab keinen Grund, mich vor Frida zu verstecken.

Ich hob mein Kinn und machte den letzten Schritt ganz hinaus ins Freie. Perlen aus Wassertröpfchen fingen sich in meinem pechschwarzen Schamhaar und auch in meinen Wimpern. Mit harten Nippeln und einer aufgerichteten Klitoris, die trotz dem nachgewachsenen dunklen Flaum immer noch als solche sichtbar war, näherte ich mich Frida. Ich war eine unterwürfige Hyäne, die das zurückgekehrte Alphaweibchen begrüßte, vielleicht legte ich deshalb meinen Kopf schief, vielleicht lag deshalb ein beschwichtigendes Lächeln auf meinen Lefzen. Aber nichts davon war wahrlich unterwürfig, nichts täuschte über die Macht meiner blassen, nassen Nacktheit hinweg und über das, was zwischen meinen Beinen pulsierte. Für einen einzigen unendlichen Herzschlag war ich ein Tier, kein Mensch mehr, eine Einheit mit den haarigen Geschöpfen in meinen Armen, eine Erweiterung meiner selbst mit ihren winzigen spitzen Zähnen und Krallen und ihren kalten schwarzen Raubtieraugen.

Ein Herzschlag lang durchströmte mich das Gefühl von Macht.

Unwillkürlich, wie es immer geschah, blitzte eine Erinnerung an Skye auf, an seinen weißen Jungenkörper, der beinahe war wie mein eigener, aber doch nicht, denn der seine hatte keine Brüste, dort, wo sich meine gerade langsam entwickelten, und dafür hatte er dort einen Penis, wo ich ein Loch hatte, und sein Glied war ebenso marmorweiß wie alles an ihm, nur die Spitze erblühte seit neuestem in einem glänzenden Rot, wenn man sie berührte. Ich erinnerte mich an die seidige Glätte, an das pulsierende Blut, und dann war ich wieder im Jetzt und bei Frida und der Moment der Macht und der Erinnerung erlosch, und ich war nichts weiter als eine magere, frierende Frau mit zwei widerspenstigen Frettchen auf dem Arm.

»Wie du siehst, zeigen wir hier vollen Körpereinsatz für deine Rückkehr«, kicherte ich, wahrscheinlich komplett überdreht. »Ich würde dich ja umarmen, aber …« Ich wedelte erklärend mit Zimt und Zucker.

Fridas Augen waren Fenster mit zugezogenen Gardinen, als sie lächelte. Sie war diesen einen Herzschlag lang dabei gewesen, sie hatte einen Blick erhascht auf das, was ich war, worum auch immer es sich dabei handelte, und ich vermochte sie nicht zu täuschen.

»Du hast dich ja bereits ausgezeichnet eingelebt, Willi«, begrüßte sie mich, oberflächlich amüsiert, unten drunter schwang etwas anderes mit, Missgunst. Oder Angst?

»Was bleibt mir anderes übrig?«, zuckte ich mit regenfeuchten Achseln. »Wie geht es dir?«

Es war eine von diesen Höflichkeitsfragen, die man einer nun einmal stellte, nachdem sie beinahe an einem Bienenangriff verreckt war.

»Es geht mir besser als je zuvor. Die Tage im Krankenhaus gaben mir die Ruhe, die ich dringend benötigte, um mich meinen Aufzeichnungen zu widmen. Ich freue mich darauf, mich mit euch auszutauschen.«

Sie wandte sich dem Haus zu, ihr Blick fiel auf die drei bunten Geschwüre im Garten, die Bienenkästen, um die es selbst bei diesem Wetter, wenn auch zaghaft, summte.

Nichts in Fridas Gesicht veränderte sich.

»Du hast die Bienen besorgt. Gut«, sagte sie, ohne zu zögern, als meinte sie es genau so. Ich war mindestens ein bisschen beeindruckt. Dann schritt sie königinnengleich auf den Haupteingang zu. Lex folgte mit einem großen Rucksack, nicht ohne mir ein missbilligendes Kopfschütteln zu schenken. Ich grinste sie an und beeilte mich dann, hinter den beiden zur Tür hinein und die Treppen hochzuspringen, um mich endlich wieder abzutrocknen und vernünftig anzuziehen. Weil ich ziemlich ausgekühlt war, fischte ich erst einmal eines von meinen Notfall-Snickers aus der Truhe und gab Zimt und Zucker ein paar Erdnüsse davon ab.

Es fühlte sich irgendwie falsch an, mir ein Shirt über den Kopf zu ziehen und in eine Hose zu schlüpfen. So kalt wie mir war, so wenig Lust hatte ich darauf, mich in Textil zu hüllen. Der Stoff war klamm und hart auf meiner Haut und roch aufdringlich nach Waschmittel.

Ich hatte auch keine Lust auf das gemeinsame Mittagessen. Ich wollte mich nackt mit Zimt und Zucker auf meiner Matratze zusammenrollen und schlafen. Aber mein eigener Wille würde im Kollektiv nicht mehr viel zählen, überlegte ich düster, während ich die alte Holzstiege hinabschlurfte, die ich kurz davor noch so übereilt hinaufgestürmt war.

Die Frettchen purzelten aufgeregt vor mir hinunter, jetzt, wo sie keine Matschspur mehr hinterließen, sollten sie wieder herumwuseln, wie es ihnen gefiel.

Die Terrasse war durch das gemeinsame Werk von Zoe und Alwin kaum wiederzuerkennen. Sie hatten geputzt und arrangiert und geschmückt, und so aus einem trostlosen Ort einen Ballsaal von Feen gemacht. Farbige Lampions leuchteten zwischen den Säulen und verliehen dem trübe dreinblickenden Tag ein paar goldene Grübchen, der alte Plastikgartentisch verschwand unter dem festlichen Gewand einer roten Brokattischdecke und war gedeckt mit buntem Geschirr und Gläsern, in denen sich brennende Kerzen oder Blumen befanden.

»Oh!«, hauchte ich, wie ein Kind an Weihnachten.

»Glaubt ihr eigentlich, wir sind eine beschissene Hippiekommune?«, donnerte Frida, die direkt hinter mir nach draußen getreten war.

Alle zuckten zusammen.

Die Kerzen verloren ihren Glanz.

Zoe fing an zu schluchzen.

Das lenkte Fridas Aufmerksamkeit auf sie, die immer noch in ihrem, inzwischen matschbefleckten, Rüschenschürzchen herumlief, und Frida war nicht in der Stimmung, wohlwollend darüber hinwegzusehen, wie sie es doch immer wieder tat, wenn es um Zoe ging.

»Wie kannst du es wagen, mich als Abbild einer reaktionären geknechteten Frau zu empfangen?« Fridas Stimme senkte sich zu einem beinahe tonlosen Flüstern, das krasser durch die eingetretene Stille schnitt als jeder Schrei.

Meine Drohung mit den Stockschlägen war natürlich nichts als ein Scherz gewesen, aber wenn man jetzt in Fridas Gesicht blickte, schien das eine reale Option zu werden.

Ich fühlte irgendwas zwischen Bestürzung und erneutem Gekicher, weil meine alberne Prophezeiung auf einmal wahr wurde, Zoe sackte zu einem getadelten Kind zusammen, und Lex und Alwin schwiegen hilflos.

Was hatten wir uns alle für ein Fest ausgemalt, am Tage unseres Einzugs, am Tage der Rückkehr unserer heldenhaften Anführerin. Die, so hatten wir es uns in Vorfreude vorgestellt, mit strahlendem Lächeln die Fortschritte auf dem Hof begutachten würde, um uns endlich, endlich, ein großzügiges Lob auszusprechen.

Dann sah ich die Rosen. Irgendjemand, höchstwahrscheinlich Alwin, hatte sich ihrer im Verlauf der letzten Wochen angenommen. Sie waren zurückgestutzt und ordentlich an ein Gerüst gebunden und sie würden bald in herrlichster Pracht blühen, so wie wahrscheinlich schon seit Jahrzehnten nicht mehr. Fast konnte ich ihren Duft riechen, und ich roch den Regen, und ich sah mich und Skye unter alten Rosen sitzen und gestohlene Painkillers trinken, und ich wünschte, ich wäre genau dort, damals, anstatt hier, jetzt.

»Frida, Zoe stand den ganzen Tag in der Küche. Sie hat es nur gut gemeint«, wandte ich vorsichtig ein. Das war dumm, denn dadurch wurde ich die Zielscheibe ihres Zorns. Und ihr Zorn war in der Lage, feindliche Heere in die Flucht zu schlagen. Ich sah den Schemen eines gehörnten Helms über ihrem Haupt auflodern, als sie sich mir zuwandte.

»Seit Tausenden von Jahren meinen es Frauen nur gut. Seit tausenden von Jahren stehen Frauen in der Küche und tragen Schürzen. Wir sind hier, um dieses Rad der Sklaverei anzuhalten und zu zertrümmern! Und was finde ich hier vor, an dem Tag, an dem wir diesen Ort als Zentrum einer neuen Ordnung einweihen? Eine Frau, die in der Küche steht, es gut meint und aussieht wie die verfluchte Parodie einer Zofe!«

Okay, es fiel mir schwer, nicht zu Zoe hinüberzuschielen um ihr ein Hab-ich-es-nicht-genau-so-gesagt-Signal zu geben, aber dafür war die Situation zu ernst. Das spürte selbst ich. Außerdem stand ich im Kreuzfeuer.

»Und du, Willow, verteidigst diesen Akt der Beleidigung all dessen, wofür wir die letzten Monate gekämpft haben? Du siehst bunte Lichter und etwas zu essen und bist glücklich?«

Nun, genau so war es. Wie sollte ich es leugnen?

Aber während ich daran dachte, etwas zu entgegnen, etwa

um Essen und bunte Lichter und ein nettes Zusammensein als etwas Positives zu bezeichnen, schaute ich in Fridas Gesicht, und ich sah sie wieder vor mir, wie sie auf unserer Fahrt im Vagina-Mobil neben mir gesessen und Worte, immer mehr Worte aus ihrem winzigen Mund gespien hatte, die mich trafen und verletzten.

Und mit diesem Bild kam eine Erinnerung an den heißen Hass, der mich als Tsunami überwältigt hatte. Ich schluckte das herunter, was mir bereits auf der Zunge lag, und gönnte mir einen tiefen Atemzug.

»Du hast recht«, sagte ich dann mit fester Stimme. Das plötzliche Erstaunen in Fridas Augen war reinste lustvolle Befriedigung. »Wir haben unser Ziel aus den Augen verloren. Wir haben aus Ernst ein kindisches Spiel gemacht.«

»Als wären wir in einem christlichen Mädchencamp oder verlotterte Hippies!«, bestätigte Frida grimmig.

Ich nickte ebenso grimmig. »Genau so.«

Und innerlich lachte ich. Denn sie würde ab jetzt keine Gelegenheit mehr finden, mit ihrer herablassenden Kritik nach mir zu stechen und mein gesamtes Ich zu dekonstruieren.

»Es tut mir so leid«, schluchzte Zoe mit piepsiger Stimme, als wäre sie wirklich ein kleines christliches Mädchen, das von der Mutter Oberin eine Schelte erhalten hatte. »Ich wollte … ich wollte dir eine Freude machen, Frida!«

Lex traute sich sogar, eine Hand auf Fridas Schulter zu legen. Sie war auch die Einzige, die bei einer Ohrfeige körperlich standgehalten hätte.

Aber die wütende Walküre war bereits weniger wütend und sah von körperlicher Gewalt ab.

»Wir haben dich enttäuscht«, sagte Lex mit ernster Feierlichkeit. »Es tut uns leid.«

»Nein, es ist meine Schuld«, antwortete Frida. »Ich bin

diejenige, die die Verantwortung für eure Taten hat. Wie spät ist es?«

Alwin, die zwischenzeitlich einen tröstenden Arm um die hemmungslos schluchzende Yoga-Zofe gelegt hatte, beeilte sich, nach ihrem Telefon zu greifen.

»Kurz nach halb fünf.«

»Dann ist noch Zeit genug.«

Wir erfuhren sehr bald, wofür es noch genug Zeit hatte. Aber keine von uns hätte auch nur den Hauch einer Chance gehabt, es zu erraten.

Denn eine Stunde später standen wir in einem von diesen Armee-Läden, von denen ich nicht einmal geahnt hatte, dass sie noch existierten, einer von denen, wo in zwei engen Etagen dicht gedrängt tausende von Artikeln militärischer Herkunft warteten. Auf irgendwelche Verrückten, die zwei Rottweiler namens Rambo und Killer hatten, anstatt Pornoheftchen, welche mit Waffen unterm Bett horteten, und die unbedingt als Soldat verkleidet herumlaufen wollten, auch wenn sie als Regaleinräumer arbeiteten.

Einer von denen durchstöberte gerade ein Regal mit Messergurten oder so etwas Ähnlichem, als wir fünf den Raum betraten. Er war ein Männchen von höchstens 168 cm, genauso kurz rasiert wie ich, aber mindestens dreimal so breit. Seine Hand und sein Blick erstarrten, als er uns sah, sein Blick wurde, man konnte es nicht anders ausdrücken, panisch, und er zog den Rückzug in Richtung »Unterwäsche« an, wie das Schild verriet. Lex registrierte das genauso wie ich.

»Der hat wohl die Hosen voll!«, lachte sie zufrieden und reckte mir eine Hand zum High five entgegen. Ich schlug zögerlich ein, nachdem ich mich vergewissert hatte, dass Frida nicht hinschaute.

Sicherlich verirrten sich selten Frauen hierher, außer als

gelangweilte Begleitung. Oder sie waren wie Lex. Während Zoe und Alwin sich wie verstörte Lämmchen hinter Frida drängelten, leuchteten die Augen unserer Amazone, als wäre sie im Disneyland. Was sie auch war. In einem Disneyland für Perverse.

Ich hatte bereits auf der Fahrt hierher mit dem Schlimmsten gerechnet, aber das hier übertraf meine Erwartungen.

Der Mann hinter der Ladentheke hatte uns erspäht und trat hervor. Er trug die komplette Vollmontur, Tarnanzug, Kampfstiefel, Stirnband.

»Guten Abend«, begrüßte er uns mit so einem kleinen Lächeln unter seinem enormen schwarzen Schnauzer, in dem Irritation und Amüsement miteinander kämpften. Letzteres würde ihn in nicht allzu ferner Zukunft verlassen.

»Dies ist eine Hochburg der faschistischen Männlichkeitssymbole«, erwiderte Frida.

Die Haltung des schnurrbärtigen Hobbysoldaten versteifte sich. Er verstand vielleicht nicht ganz, was er da hörte, aber er witterte Ärger.

Wir alle versteiften uns. Bestand der Plan darin, einen Armee-Shop zu verwüsten, um uns wieder auf unsere eigentlichen Ziele zu besinnen, nämlich das Patriarchat zu stürzen, anstatt Gartenpartys zu veranstalten?

»Aber wir werden diese Symbolik benutzen, um unser tief verwurzeltes Streben nach weiblicher Gefälligkeit auszumerzen!«, fuhr Frida mit erhobener Stimme fort.

Mister Schnurrbart hatte wohl ähnliche Befürchtungen wie ich, denn er trat einen zögerlichen Schritt näher.

»Kann ich Ihnen irgendwie helfen?«, fragte er in einem Ton, der darauf hinwies, dass er kurz davor war, die Polizei zu rufen.

»Gern«, entgegnete Frida beinahe freundlich, und ich las

in ihrem Gesicht den Zusatz »auch wenn du selbst eines von diesen armen Schweinen bist, das sein erbärmliches Ego durch das Tragen von diesem Schund aufpolstert«. Aber sie sprach es nicht aus, sie blieb höflich, sie sagte »gern«. Es war unheimlich.

»Wir benötigen für jede von uns eine komplette Ausrüstung. Zwei Paar Hosen, eine kurz, eine lang. Zwei kurze Oberteile, zwei lange. Eine Jacke. Zwei Paar Strümpfe. Ein Paar Schuhe. Eine Kopfbedeckung. Fürs Erste. Alles wetterfest und in bester Qualität. Es soll keine Zierde sein, sondern tauglich für den Einsatz unter widrigen Umständen.«

Mister Schnurrbart entspannte sich. Jetzt witterte er Geld anstatt Ärger. Und wenn wir ihm ein wenig irre erschienen – das war er von seinen Kunden gewohnt, darauf wettete ich.

Mit Lex sollte er sich auch ziemlich prima verstehen, wie sich gleich herausstellen würde. Die zwei fachsimpelten nämlich fünf Minuten später wie alte Bekannte über ausschließlich Messer.

Der Rest von uns war weniger begeistert, und das war eine untertriebene Beschreibung für die herzzerreißende Panik, die in Zoes weit aufgerissenen Augen stand. Alwins blasses Gesicht schrieb ich vor allem noch Fridas Wut zu, aber auch sie stolperte wie ein Kälbchen auf dem Weg zum Schlachter durch die schmalen Gänge. Und ich? Ich konnte es einfach nicht so richtig fassen, dass es Fridas Plan war, uns alle in Armeeklamotten zu stecken. Aber genau das passierte: Nach einer knappen schweißtreibenden Stunde, die eine der seltsamsten meines bisherigen Lebens darstellte, waren wir uniformiert.

Aber es war ein harter Weg bis dahin. Zoe stellte sich an, als würde sie sterben, also jedenfalls immer dann, wenn Fridas Aufmerksamkeit gerade woanders weilte, denn offene Rebellion war nicht die Art unseres Ex-Models. Ich teilte mir eine der zwei Umkleidekabinen mit ihr. Es war ein Alptraum.

»Diese Hose! Das ist keine Hose, das ist ein Sack«, jammerte Zoe. »Schau dir mal meinen Po an! Ich sehe aus wie ein unförmiger, fetter Sack!«

»Hashtag Bodypositivity, oder wie war das«, knurrte ich, während ich mich mit dem Gürtel meiner eigenen Hose abmühte. Zoe hörte mich überhaupt nicht.

»Frida denkt doch nicht echt, dass ich mich so auf Insta zeigen kann! Das bin nicht ich!«

»Doch, ab jetzt bist das du!« Das war natürlich gemein, aber sie hatte das verdient.

»Ohne dich wären wir überhaupt nicht hier, Fräulein reaktionäre Schürze!«, erinnerte ich sie.

Zoe fing wieder an zu schluchzen. Ihre Augen waren inzwischen rot und zugequollen, ihr Teint zeigte hektische rote Flecken und sogar der Lippenstift hatte sich aufgelöst. Wenn sie heulte, sah man die scharfen Fältchen um ihre Mundwinkel und auf ihrer Stirn. Wenn sie heulte, sah sie nicht mehr jung aus.

»Du solltest aufhören zu heulen, das macht dich auch nicht gerade hübscher«, teilte ich ihr meine Erkenntnis mit. Ich hatte offensichtlich ziemlich Lust, gemein zu sein. Aber ich war auch sauer auf Zoe. Obwohl es vermutlich fairer gewesen wäre, die Verantwortung auf Fridas Anfall von Radikalität zu schieben.

»Wetten, dass ihr euch auch demnächst alle die Haare rasieren müsst«, fügte ich dennoch hinzu und trat damit jemanden, der sowieso schon auf dem Boden lag.

Den Laut, den Zoe von sich gab, hätte ich einem sterbenden Kaninchen zugeordnet.

»Das glaubst du nicht wirklich?«, flüsterte sie.

»Hm«, machte ich vielsagend. Ich zupfte das schwarze Shirt zurecht. Es war kein spezieller Frauenschnitt und natürlich auch noch in S viel zu weit, aber es war okay.

Die grauen Cargohosen hingen auch an mir ziemlich unförmig herum, aber sie fühlten sich bequem an.

»Ich will sterben«, hauchte Zoe. Sie sah so aus, als wäre sie gerade schon dabei, ihre letzten Atemzüge herauszuwürgen.

»Denke an Jeanne d´Arc!«, empfahl ich ihr gönnerhaft. »Frauen, die Ungewöhnliches leisten, müssen auch ungewöhnliche Opfer bringen!«

»Jane was?«, schluchzte Zoe. Ich seufzte.

»Dann denk eben an Charlize Theron. In ›Mad Max‹.«

»Die sah aus wie so eine Kampflesbe«, schluchzte Zoe weiter.

»Im Ernst? Willst du das vielleicht gleich noch mal vor Frida wiederholen? Oder vor der lesbischen Gruppe, die im Sommer eine Woche bei uns gebucht hat?«

So langsam verstand ich Fridas Maßnahmen. Gerade fand ich Zoe extrem schwer zu ertragen.

»Kann es dir auch mal um was anderes gehen als um dein Aussehen?«, schnauzte ich sie schärfer an, als ich es beabsichtigt hatte.

Sie blinzelte mich unter ihren dicken, roten Augenlidern hervor an, ihr Körper war auf den einer alten Frau zusammengeschrumpft. »Aber ich hab doch sonst nichts«, sagte sie mit einer leeren Kinderstimme, die so gar nicht zu ihrer Erscheinung passte, und in dem Moment war sie nackter, als ich es vorhin nach dem Duschen im Angesicht von Frida gewesen war.

Wahrscheinlich wäre ich jetzt an der Reihe gewesen, sie in den Arm zu nehmen und etwas Passendes zu sagen, aber aus einem Grund, den ich nicht benennen konnte, empfand ich sie in ihrer ungewohnten Aufrichtigkeit als abstoßend. Vielleicht lag es auch an dem grünlichen Rotz, der ihr aus der Nase über die Lippen tropfte, die, so ungewohnt farblos, wie aus billigem Plastik gemacht wirkten.

»Doch, du hast uns«, sagte ich. Wenigstens. Und ich meinte es so. Denn das war unsere neue Wirklichkeit: Wir fünf. In einem Haus.

Und dann zog ich den Vorhang auf und trat zu meinen Schwestern, die sich bereits draußen vor dem einen Spiegel zusammendrängelten und sich kritisch und schüchtern und begeistert begutachteten, je nach Charakter.

»Macht mal Platz«, befahl ich und boxte mich nach vorne. Verdammt, ich war wirklich jemand anderes, als ich es noch vor einem Jahr gewesen war, so viel war sicher.

»Und wie willst du uns jetzt auseinanderhalten, Frida«, grinste ich. Eine winzige Söldnerin erwiderte mir aus dem matten Glas heraus das Grinsen, während im Hintergrund identisch gekleidete Figuren standen. Meine gute Laune kehrte zurück. Das tat sie sowieso immer zuverlässig spätestens nach einer halben Stunde. Ich kam mir vor wie in einem surrealistischen Theaterstück.

»Das ist einfach«, Lex rubbelte mir durchs Haar, »wenn man einer auf den Kopf spucken kann, dann bist du das, Willi!«

Auch Lex war fröhlich. Erstens waren die neuen Klamotten nicht viel anders als das, was sie normalerweise trug. Und zweitens hoffte sie bestimmt, sich mit noch mehr neckischem Kram wie gezahnte Jagdmesser oder Schlagringe einzudecken.

Das rundliche Kerlchen, das vorhin Richtung Unterwasche in die tiefsten Tiefen der Räumlichkeiten entschwunden war, tauchte wieder zögerlich auf, wahrscheinlich um unbemerkt zum Ausgang zu schleichen.

Als er uns diesmal erblickte, weiteten sich seine Augen abermals, doch diesmal lag Entzücken darin. Mir wurde klar, dass ich ihn hinsichtlich der fehlenden Pornoheftchen falsch eingeschätzt hatte.

Ich stupste Lex an, um sie auf unseren Bewunderer aufmerksam zu machen. Sie kapierte sofort.

»He, Kleiner, keine schmutzigen Gedanken!«, herrschte sie ihn an, was dafür sorgte, dass sein Lächeln noch breiter und seliger wurde.

»Yes, Ma'am!«, rief er und salutierte, bevor er sich demütig zurückzog.

Lex und ich erstickten fast an einem Lachanfall, und wenn wir uns nicht gegenseitig festgehalten hätten, wären wir umgekippt.

»Oh, bitte, können wir es Lex nicht erlauben, ein Domina-Studio in der Zerwirkungsanlage zu eröffnen!«, keuchte ich. »Alles andere wäre reinste Verschwendung von Talent!«

Lex prustete. »In der Zerwirkungsanlage? Wie krank bist du eigentlich?«

Frida bedachte uns mit einem derartig strengen Blick, dass wir auf Anhieb zum Schweigen gebracht wurden. Es musste an der Uniform liegen, die ihre Autorität auf furchterregende Weise verstärkte. Sie trug sie mit erstaunlichem Selbstverständnis, als hätte sie vor ihrer Karriere als Feministin eine als Offizierin gehabt.

Was auf Alwin nicht zutraf. Ihre weibliche Weichheit verschwand völlig im konturlosen Grau und Schwarz, ihre augenblicklich karottenroten Locken strähnten sich traurig über ihre hängenden Schultern, als schämten sie sich für ihre nunmehr auffällige Knalligkeit. Alwin war bunt, schon immer gewesen. Jetzt war sie es nicht mehr, und sie war nicht mehr sie selbst, so, wie es Zoe über sich gesagt hatte.

Die traute sich jetzt übrigens auch wieder aus der sicheren Kabine. Sie hatte es irgendwie geschafft, in den letzten fünf Minuten ihr Make-up zu restaurieren. Wahrscheinlich führte sie stets einen Taschenspiegel, Abdeckpuder und einen Lippenstift in ihrem Rektum bei sich. Ich sprach diesen Gedanken nicht aus, weil ich sie nicht wieder zum Plärren und Frida zum Tadeln bringen wollte, und weil es erleichternd war, keinen grünen Rotz mehr auf Zoes Lippen zu sehen, sondern die zaghafte Rückkehr ihrer glanzvollen Schönheit. Aber ich würde es Lex später auf der Rückfahrt ins Ohr flüstern.

Mister Schnurrbart nickte anerkennend.

»Dann noch zu den Schuhen«, schlug er vor. Und zehn Minuten später waren wir von oben bis unten vollständig angekleidet. Und Lex erhielt die Chance, unsere Ausrüstung um noch den einen oder anderen Artikel zu erweitern.

Wir mussten den ganzen Kram gleich anbehalten und bekamen dafür unsere alten Kleider in Tüten eingepackt. An der Kasse bezahlten wir als völlig neue Menschen feierlich unsere Wiedergeburt mit einer ganz schön hohen Summe.

Mister Schnurrbart summte auch ziemlich zufrieden vor sich hin.

»Wenn die Ladies wieder mal was brauchen – ich bin stets zu Diensten!«, dabei zwinkerte er Lex zu, und ich konnte schwören, dass sie ein scheues Lächeln erwiderte, so subtil, dass es eigentlich unsichtbar war. Womöglich errötete sie sogar. Aber dazu war Lex definitiv nicht fähig, also musste ich mich verguckt haben.

Und dann saßen wir wieder im Vagina-Mobil und waren auf unserem Weg zu unserem neuen Zuhause. Die erste halbe Stunde herrschte Schweigen. Wie wir da still, dicht gedrängt und identisch eingekleidet, auf unseren Sitzen kauerten, fühlte ich mich wie der Teil eines besonders bizarren Einsatzkommandos. Oder wie die Protagonistin einer miesen Komödie. Ich konnte mich nicht entscheiden.

Aber das laut auszusprechen, würde bedeuten, dass Frida mich aus dem fahrenden Auto warf. Und einen Scherz über

Lex' beginnende Affäre mit Mister Schnurrbart zu machen, würde nach sich ziehen, dass Lex mich tötete.

Also flüsterte ich in Alwins Ohr, die, wie immer, neben mir saß: »Unser Codename lautet ab jetzt ›Die heißen Wölfinnen‹ und unsere Mission ist Yoga am frühen Morgen und eine Menstruationsselbsthilfegruppe am Nachmittag!«

Alwin ignorierte mich einfach und starrte weiterhin geradeaus, so wie alle.

Keiner wusste, welches Verhalten jetzt angebracht war, wie ernst Frida die Angelegenheit nahm, und wo dieser Abend noch enden würde, der sich bereits durch mildes Zwielicht ankündigte.

Erst jetzt wurde mir bewusst, wie widerstandslos wir bereitgewesen waren, uns dieser Verwandlung zu unterziehen. Da war nichts ausdiskutiert worden, es gab keine Abstimmung oder vielleicht auch eine Verweigerung. Sogar Zoe hatte zwar nicht nur als Metapher Rotz und Wasser geheult, in keiner Metapher gab es derartig grünlichen tropfenden Rotz, mir wurde immer noch leicht übel, wenn ich daran dachte, möglicherweise lag die Farbe ja an ihrem exzessiven Green-Smoothie-Konsum, denn seit wann war Rotz derartig grün, egal, denn sie hatte ja sogar gejammert und gezetert, als ginge es um ihr Leben, aber es wäre ihr nicht in den Sinn gekommen, echten Widerspruch einzulegen.

Mir ebenso wenig. Im Gegenteil. Ich war wild entschlossen gewesen, nie wieder einen Anlass für Fridas Unzufriedenheit zu geben. So etwas machte sie einfach mit Menschen.

Vielleicht war sie die einzige Person weltweit, die tatsächlich dazu in der Lage sein würde, der Penisherrschaft ein Ende zu bereiten. Vielleicht würden wir in fünfhundert Jahren in den Geschichtsbüchern erwähnt, als die erste Organisation, die jenen entscheidenden Schritt heraus aus dem jahrtausendealten Patriarchat schaffte, der zu einem neuen, einem goldenen Zeitalter für die gesamte Menschheit führen würde. Für einen Moment spürte ich etwas Großartiges, den Kuss des Schicksals, der meinen Geist erschauern ließ, dann seufzte ich, sackte auf meinem Sitz zusammen und dachte lieber wieder an Zoes Rotz. Bis wir zuhause waren.

Zuhause. Wo die verlassene Veranda mit den erloschenen Lichtern und den verlassenen Tellern auf uns wartete wie die Szene aus ›Schneewittchen und die sieben Zwerge‹.

Weil wir alle hungrig waren, erlaubte Frida jetzt das Abendmahl. Mit Kerzen. Sonst hätten wir da draußen auch nichts mehr gesehen, denn flotten Schrittes nahte die Nacht. Zoe tat, mit Alwins Hilfe, ihr Bestes, um das Essen wiederzubeleben, und dann saßen wir endlich zusammen, um unseren Einzug und Fridas Rückkehr zu zelebrieren. Und wir wirkten nicht mehr wie eine fröhliche, verlotterte Hippiekommune. Aber auch nicht wie entschlossene Kämpferinnen. Ich fühlte mich wie in einer Runde verlegener Pfadfindermädchen, die sich erst noch an ihre neuen Uniformen gewöhnen mussten, und die sich nicht sicher waren, ob das hier jetzt eigentlich Spaß machen würde oder eher ziemlich uncool war.

»Irgendwas an der Soße schmeckt komisch«, sagte Lex unvermittelt und beendete die seltsame Stille.

»Frag Willi«, schniefte Zoe. Sie hatte es hingekriegt, auf dem Weg von der Küche und zurück ihre Erscheinung weiter zu reparieren. Bis auf leichte Schwellungen um ihre Augen und eine verstopfte Nase waren keine Spuren ihres Zusammenbruchs mehr sichtbar.

»Was habe ich schon wieder damit zu tun?«, empörte ich mich.

»Du kannst Oregano nicht von Koriander unterscheiden!«

»Wer kann das schon?«

»Ich zum Beispiel«, mischte sich Alwin ein, nachdem sie die letzte Zeit auffällig ruhig gewesen war.

»Das kann sogar ich«, behauptete Lex großmäulig.

»Gebt ruhig alle an«, murmelte ich und kaute auf irgendwas herum, was möglicherweise einmal eine Rote Bete gewesen war. »Wir werden die Gesellschaft nicht mit ein paar Kräutern verändern!«

Das Schweigen kehrte wieder, aber es war nicht mehr ganz so unentspannt wie zuvor. Wir warteten darauf, dass unsere Anführerin sich uns endlich mit versöhnlichen Worten zuwenden würde. Und das tat sie, nachdem auch das letzte Stück verkochter Broccoli verschwunden war, und zwar, ich hatte es genau gesehen, heimlich unter den Tisch, wo Lara es dankbar entgegennahm.

»Heute ist ein besonderer Tag«, verkündete Frida. »Ich danke euch für die Arbeit, die ihr die letzten Tage investiert habt, um diesen Ort vorzubereiten. Ich danke euch für eure Energie, euer Durchhaltevermögen und eure Loyalität!«

Wir wuchsen alle um bestimmt mehrere Zentimeter, und die fleißigen Handwerker waren nicht anwesend, um uns zu verraten.

»Und ich verstehe eure überschwängliche Freude und den Wunsch, zu feiern. Aber wir dürfen nicht die Fehler wiederholen, die so viele Ideologien in die Knie gezwungen haben. Wir dürfen uns nicht dem hedonistischen Sog unserer konsumwütigen Kultur überlassen, die uns zu genusssüchtigen Idiotinnen gemacht hat.«

Ich war mir ziemlich sicher, dass sie bei dem letzten Absatz Zoe im Blick hatte und nicht mich.

»Ich war an der Grenze zu einer anderen Welt. Ich habe dem Tod in die Augen geblickt, und er hat mich zurückgeschickt. Denn meine Aufgabe hat gerade erst begonnen.

Unsere Aufgabe. Es geht nicht um uns als Individuen. Es geht nicht um das Streben nach persönlichem Glück oder Selbstverwirklichung.« Sie spuckte das letzte Wort aus wie ein widerliches Insekt.

»Es geht darum, dass wir als Einheit operieren. Und deswegen werden wir diese Einheit auch optisch verkörpern. Nichts, was wir an uns tragen, soll der reinen Zierde dienen. Kein Schmuck, kein Make-up ...«

Ich schielte zu Zoe hinüber, die wiederum auf ihre Fingernägel schielte.

»... keine Kleidung, die speziell gefertigt wurde, um Frauen ihre Rolle als schwaches Geschlecht zuzuweisen.«

Wie Rüschenschürzen zum Beispiel, dachte ich. Es würde so viele Gelegenheiten geben, wo ich Zoe das vorwerfen würde.

»Keine Kleidung, die uns als Sexobjekte kennzeichnet. Keine Kleidung, die uns zu Dienerinnen macht. Keine Kleidung, die auch nur im Entferntesten ein Tribut an die Gefallsucht Männern gegenüber darstellt.«

Sie sah jede von uns an, der Reihe nach, um sich unserer ungeteilten Aufmerksamkeit zu sichern. Ihre Augen waren selbst im warmen Kerzenschein kaltes, blaues Eis.

»Darum Kleidung, die Stärke und Einheit verkörpert, wie sie männlichen Soldaten vorbehalten ist. Darum benutzen wir ihre eigenen Waffen gegen sie selbst, auch wenn wir diese faschistoide Ästhetik verabscheuen. Doch es wurden Weltreiche genau so erobert, und zwar ausschließlich so: in Uniform, von Armeen. Und genau das ist unser Ziel. Wir erobern uns die Welt zurück. Und wenn es anfangs nur dieser Ort ist.«

Lex nutzte den folgenden Moment der Stille, um rhythmisch mit ihrer Faust auf den Tisch zu klopfen. Zögerlich taten wir es ihr nach. Die leeren Teller und Schüsseln stimmten klappernd in den dumpfen Chor der Anerkennung mit ein.

»Morgen nach dem Frühstück werden wir die Alltagsregeln besprechen. Das Frühstück findet um acht statt«, beendete unsere Anführerin den Abend. Bevor es zu irgendwelchen gemütlichen Tischgesprächen kommen konnte, zog sie sich grußlos in ihr Domizil weit oben unter dem Himmel zurück, und der Rest war auch nicht mehr in Stimmung für Plaudereien.

Ich half noch ein bisschen mit, den Tisch abzuräumen, Versuchte, sowohl Alwin und Zoe in ein bisschen Smalltalk zu verwickeln, aber das funktionierte nicht.

Also fand ich mich vor 22 Uhr abends in meinem kahlen kleinen Zimmerchen wieder, wo ich auf der Matratze lag, Snickers mampfte und an die Decke starrte, was ein Déjà-vu in mir auslöste.

Es war ein merkwürdiger Tag gewesen. Mein Leben bestand aus einer Aneinanderreihung von merkwürdigen Tagen, seitdem ich Frida kennengelernt hatte.

Durch das nackte Fenster blickte der Wald hinein. Ich sah ihn nicht, weil die Scheibe einfach schwarz war, aber ich wusste, dass er da war und auf mich wartete.

Weil ich keine Ahnung hatte, wo meine rosa Pillen gelandet waren, holte ich mir stattdessen noch ein Snickers und entledigte mich auf dem Weg zur Truhe und zurück meiner chemisch riechenden Uniform, mit der ich die Welt erobern würde. Zucker und Zimt untersuchten sie neugierig.

Ich lag nackt auf dem Bett und schaute ihnen zu, und ohne es zu merken, ließ ich die Hand, die nicht das Snickers hielt, zwischen meine Beine gleiten.

Die Szene, wie ich Frida heute Mittag nach dem Duschen

begrüßt hatte, stand mir wieder vor Augen, und sie sorgte dafür, dass es sehr feucht wurde, da, wo meine Finger waren.

Ich begann, das heiße, glitschige Fleisch zu massieren, dann nahm ich die andere Hand dazu, an der geschmolzene Schokolade klebte, und rieb die süße klebrige Masse tief in die Falten.

Als hätte ich sie gerufen, hoppelten die Frettchen herbei, und als hätten sie es schon tausendmal vorher getan, postierten sie sich zwischen meinen weit geöffneten Schenkeln und begannen eifrig ihre himbeerroten, rauen kleinen Zungen zu betätigten. Gierig schleckten sie die Schokolade, stießen mit ihren Köpfchen tiefer, um alle Zwischenräume zu erreichen, und ich sorgte immer wieder für süßen, braunen Nachschub, den ich großzügig verteilte. Manchmal bissen sie leicht zu, und der scharfe Schmerz und der Geruch von Blut waren kleine Höhepunkte an sich.

Ich dachte an nichts weiter, und das war garantiert besser so, aber beim Anblick der Schokolade sah ich mich wieder heute Mittag durch den Matsch laufen, und ich erinnerte mich an die Spuren, die durch unseren Garten liefen, Pfotenabdrücke, zu groß für die zierlichen von Lara, und wie ich mich kurz gefragt hatte, von welchem Tier sie stammen könnten. Ich sah das Braun der Schokolade auf der Schnauze der Frettchen und das Braun der Erde mit den riesigen, gespreizten Pfoten darauf, die mich zum Waldrand führten, und ich folgte ihnen zwischen Wachen und Schlaf, wohin auch immer.

Als Nächstes erwachte ich im Scheinwerfer der grellen Morgensonne. Das harte Licht setzte ein mindestens groteskes Aktbild mit Frettchen in Szene, die friedlich zwischen meinen immer noch gespreizten, schokoladeverschmierten Beinen ruhten.

Das war nicht die Art von Gemälde gewesen, an die meine Mutter gedacht hatte, als sie damals diese Haustiere für uns aussuchte, dessen war ich mir sicher.

KAPITEL ACHT

Es war selbst für mich kein ganz gewöhnlicher Tagesbeginn. Und es sollte auch alles andere als ein gewöhnlicher Tag werden, und nicht nur, weil es der erste war, an dem Die Menschen mit Vaginas e. V. in ihrem neuen Domizil ihre Mission beginnen würden. Ich wusste das natürlich noch nicht, als ich so benommen vom Schlaf und wirren Träumen dalag und meinen eigenen schokolade- und blutverkrusteten Unterleib samt Frettchen-Verzierung anstarrte, aber ich hatte kein gutes Gefühl. Einen Augenblick später wusste ich wenigstens, warum ich so abrupt erwacht war.

Jemand hämmerte an meine Tür.

»Steh endlich auf, Willi! Frühstück um acht, du faules Stück!«

Es war Lex. Natürlich. Man durfte Lex nicht in eine Uniform stecken, wenn man nicht bereit dazu war, dass sie unsere Beinahe-Hippiekommune in ein Bootcamp verwandeln würde.

»Jaja«, brüllte ich zurück, was bereits eine komplexe verbale Meisterleistung für meinen Zustand darstellte.

Ich hörte, wie sich stiefelschwere Schritte energisch entfernten. Der Klang machte mir Kopfschmerzen. Ich kroch aus den zerwühlten, dreckigen Laken und landete ungewaschen und schlecht gelaunt am Frühstückstisch. Erst jetzt bei Tageslicht fiel mir auf, wie sehr sich unsere kleine Familie verwandelt hatte. Aus einem heterogenen Konglomerat aus irgendwie miteinander harmonierenden gegensätzlichen Elementen war wenigstens optisch eine homogene Einheit geworden. Und zwar eine, die so wenig ansehnlich war wie kahler Beton.

Ich vermisste Alwins gestrickte Fröhlichkeit und Zoes Hochglanz-Attitüde. Schon alleine der fehlende Lippenstift in diesen beiden Gesichtern machte den Morgen gleich um einiges trister. Obwohl, wenn man ganz genau hinschaute, war das mindestens Lipgloss auf Zoes Mund, und auch ihre Wimpern trugen einen deutlichen Hauch von Mascara.

»Du schummelst«, schnauzte ich sie an.

»Und du stinkst!«, zischte sie zurück.

»Haltet die Schnauze!«, befahl Lex.

»In dem Ton bekommt niemand von euch Kaffee!«, drohte Alwin.

Frida war noch nicht anwesend.

Wir saßen um den großen, runden Holztisch, den wir aus Zoes Wohnung gerettet hatten, eine Handvoll diesmal recht kleinlaute Ritterinnen an einer bescheidenen Tafelrunde. Wir saßen in jenem Wohnzimmer, dessen Wand ich in meiner irren nächtlichen Aktion zusammengeschlagen hatte, um einen freien Durchgang zur Küche zu schaffen. Es war offenkundig zum Glück keine tragende Wand gewesen, denn das Haus stand noch, und wir hatten jetzt das Vergnügen, alle Alwin dabei zu beobachten, wie sie am Herd hantierte, um uns mit Filterkaffe zu versorgen.

Es war kein großes Vergnügen, denn sie schlich eher herum, als dass sie morgendlichen Schwung versprühte, aber wer sollte ihr es übelnehmen. Keine von uns sprach es aus, aber wir freuten uns nicht gerade auf die Verkündung der neuen Regeln. Nicht nach der gestrigen Aktion. Wir erwarteten so etwas wie Sanktionen anstatt demokratischer Kompromisse.

»Warum ziehst du eigentlich ein Gesicht wie ein angepisster Frosch?«, fragte mich Lex. Also, eigentlich hätte sie das jede von uns fragen können, und es wäre nicht unzutreffend gewesen, aber sie warf dabei irgendetwas nach mir, also fühlte ich mich speziell angesprochen.

Aber ich fand das heute nicht lustig. Ehrlichkeit hätte mich zu der Antwort gezwungen, dass ich mich irgendwie maximal komisch fühlte, weil ich gestern Nacht mithilfe von Frettchen und Schokolade masturbiert hatte. Aber ich gedachte nicht, das irgendjemandem hier mitzuteilen. Es existierte zwar die Chance, dass wenigstens Frida jede Sexualpraktik bevorzugte, die keinen Mann plus Penis beinhaltete, aber ich beabsichtigte nicht, mich dessen zu vergewissern.

»Frösche mögen es, angepinkelt zu werden«, antwortete ich darum in dem Tonfall, der Lex normalerweise innerhalb von dem Bruchteil einer Millisekunde zur Raserei brachte. »Frösche sind Amphibien. Warm und feucht finden sie gut. Wenn ich schauen würde wie ein angepinkelter Frosch, würde ich sehr, sehr glücklich schauen!« »Worüber redet ihr?«

Das war Fridas leise Stimme in meinem Nacken. Ich konnte ein kleines Zusammenzucken nicht verhindern, obwohl sie mich bei nichts ertappte. Es fühlte sich dennoch so an.

»Lex wollte sich unbedingt über angepinkelte Frösche unterhalten«, erklärte ich fröhlich. Die Erwähnte stierte mich mit derartig dicht zusammengezogenen Augenbrauen an, dass es so aussah, als hätte sie nur eine.

»Willst du auch einen Kaffee, Frida?«, fragte das traurige Überbleibsel von dem, was einmal Alwin gewesen war.

»Ja, danke«, Frida ließ sich ihre Tasse füllen, als wäre sie im Hotel oder eine Gräfin, und setzte sich. »Sagtest du nicht, diese Iltisse wären reinliche Tiere?«, wandte sie sich dann mit einem Stirnrunzeln an mich.

Zimt und Zucker trieben sich um den Tisch herum und hofften auf kulinarische Zuwendungen. Besonders auf dem hellen Fell von Zimt waren die Spuren von Schokolade, Muschisaft und Blut noch deutlich zu sehen. Ich zuckte also vorzugsweise nur mit den Schultern. Jede Erklärung dazu wäre zu meinem Nachteil ausgefallen.

»Ansonsten müssen wir sie doch draußen in den Zwingern unterbringen«, fuhr Frida fort, während sie sich mit ihren dicken, kurzen Fingern eine Scheibe Käse auf ihr selbst gebackenes Brot legte, sorgfältig, pedantisch beinahe.

Das reichte schon, und ich hasste sie wieder ein bisschen.

»Es sind Teenager«, erklärte ich leichthin, »ihr wisst doch, wie Teenager sind. Vorübergehend muffelig, weil sie ihre Hormone, ihren Schweiß und ihre Periode nicht im Griff haben. Das ändert sich auch wieder.«

»Du scheinst bis jetzt nicht aus dem Stadium herausgekommen zu sein«, knurrte Lex.

»Hey! Ich stehe einfach zu meinen natürlichen Gerüchen!«

Wenigstens landete das Thema und damit auch Fridas Aufmerksamkeit wieder mal bei mir anstatt bei den Frettchen.

»Es ist gut, dass du genau das ansprichst, Willow«, sagte diese, nachdem sie gründlich gekaut und geschluckt hatte. Frida sprach nicht mit vollem Mund. Niemals.

»Was denn?«, fragte ich vorsichtig. »Dass ich stinke?«

»Ja, ich finde schon«, mischte sich Zoe ein. »Nur, weil wir kein Make-up mehr verwenden, heißt das nicht, dass auch Duschgel und Shampoo und Deo Tabu sind!«

»Ich habe erst gestern die Ringelblumenseife mit Peeling-Effekt von Alwin benutzt!«, rechtfertigte ich mich.

»In die habe ich Kampfer eingearbeitet, um die Geruchsbildung von Schweiß zu hemmen«, unterstützte Alwin mich. Ich konnte sie einfach nicht anschauen, jedes Mal, wenn ich das tat, zuckte ich innerlich zusammen. Sie sah einfach aus, als würde sie in einen Schwarzweißfilm gehören, so unnatürlich grau.

»Hat nicht so viel gebracht«, behauptete Lex.

»Nein«, Frida erhob ihre Stimme, um unser Geplänkel zu übertönen. »Ich rede nicht von Körpergerüchen. Ich rede davon, dass der Duft unseres Mondblutes nicht als Gestank bezeichnet werden sollte. Es wird Zeit, dass wir die Freie Menstruation als eine der Grundlagen unseres Zusammenlebens etablieren. Es wird Zeit, dass wir unsere Gesetze festlegen.«

Was sie ja bereits am Abend zuvor angedroht hatte. Ich verschwendete einen minimal kurzen Gedanken daran, dass ich es mit einer Verrückten zu tun hatte. Aber wozu? War das nicht genau mein Anreiz gewesen, ihr zu folgen? Weil es mit Verrückten definitiv mehr Spaß machte, egal, was?

Momentan wirkte niemand der Anwesenden wirklich so, als ob er eine Menge Spaß hätte. Ich ließ Frida reden, spazierte zum Kühlschrank, während ich durch eifriges Kopfnicken signalisierte, dass ich wenigstens immer noch eifrig lauschte, eine Taktik, die mir bereits während meiner Grundschulzeit zugutegekommen war, und kramte die zwei Küken heraus, die in ihrer Tupper-Schüssel die Nacht über aufgetaut waren.

Zimt und Zucker geiferten als gierige Derwische um mich herum. Ich warf erst der einen, dann der anderen ein gelbes flaumiges Bündel zu, welches sie beinahe im Flug schnappten, um es noch einmal zu töten. In ihren Augen konnte ein Küken nicht tot genug sein.

»Alwin, hast du die Arbeitspläne griffbereit?«, fragte Frida gerade, und in der kurzen darauf folgenden Stille knackte hörbar eine winzige Wirbelsäule zwischen Zuckers Zähnen.

»Igitt!«, kreischte Zoe auf, »das ist so krass eklig! Wie soll ich so frühstücken?«

»Ja, es reicht«, befand Lex. »Schmeiß die Viecher raus, Willi!«

»Warum das?«, weigerte ich mich, »auch das ist nichts weiter als Natur. Wir sind pro Natur, schon vergessen?«

Fridas Gesicht färbte sich rot. Sie versuchte, mich mit einem ihrer kalten Blicke zu töten, als hätte ich absichtlich die Frettchen genau zu dem Zeitpunkt gefüttert, um ihre Ansprache zu boykottieren. Möglicherweise hatte ich das auch. Die letzte Woche hatte mir gefallen. Ohne Frida waren wir wirklich beinahe so etwas wie eine Hippiekommune gewesen, keine besonders harmonische vielleicht, und auf jeden Fall eine ohne Love und ohne Peace, aber dafür mit erstaunlich viel Happyness. Seit sie gestern mit einem dramatischen Paukenschlag ihre Klinikrückkehr zelebriert hatte, war alles anders.

»Okay, okay«, lenkte ich ein, »Ich bring sie ja schon raus.«

Das sagte sich so leicht, war aber eine langwierige Prozedur. Zimt und Zucker waren in so etwas wie einem Fressrausch und demnach extrem unkooperativ. Sie fauchten mich an und versuchten, ihre Küken unter dem alten Sofa in Sicherheit zu zerren. Alle feministischen Augen ruhten auf mir, wie ich erfolglos versuchte, meine störrischen Haustiere einzufangen, und ich hörte Fridas herablassendes kleines Seufzen durch ihre hochmütige Nase. Meine Nackenhaare kribbelten vor Ärger. Hatte ich mir nicht geschworen, mich nie wieder behandeln zu lassen wie ein dummes Schulmädchen?

»Raus hier!«, zischte ich mit zitternder Stimme und wies auf die offenstehende Küchentür. Unisono hielten die Frettchen kurz inne, um sich dann tatsächlich, endlich, in den Garten zu verziehen.

Ich kehrte triumphierend an die Tafelrunde zurück. Niemand applaudierte.

»Jetzt brauche ich noch einen Kaffee!«, erklärte ich.

»Steht in der Küche«, war Alwins lapidare Antwort.

Sie war bereits eifrig mit ihren Unterlagen beschäftigt.

»Na, danke«, murmelte ich unhörbar. So schnell wurden ich und meine Bedürfnisse also unwichtig. Dabei war ich hier eigentlich von Amts wegen die Gräfin, nicht Frida.

Mag sein, dass ich meine Kaffeetasse ein wenig zu impulsiv abstellte. Es war so eine selbst getöpferte, mit flaschengrüner Glasur und weißen Punkten. Sie wog mindestens ein Kilo, und als sie umstürzte, gab es einen ganz schönen Knall und braune Brühe ergoss sich wie die Sintflut über alles, was den Tisch bedeckte, zum Beispiel die sorgfältig beschrifteten blütenweißen Blätter.

Das führte zu mehrstimmigem Erschrecken, bevor Vorwürfe auf mich niederhagelten. Als ob ich auch absichtlich meinen Kaffee umgeworfen hatte, um wiederholt meinen Boykott zu demonstrieren. Hatte ich definitiv nicht. Also, ziemlich definitiv.

»Wenigstens ist die Tasse noch ganz«, seufzte Alwin, aber ich sah, wie ein Tränchen ihr linkes Auge verließ. Sie weinte um die versauten Pläne und bestimmt vor allem um ihre verlorenen Farben. Ich streichelte mitleidsvoll ihren rundlichen Rücken.

»Hermine!«, schrie sie da auf, ließ die Tasse geradewegs wieder fallen und stürmte den Frettchen hinterher nach draußen. Ich spürte einen eisigen Stich. Weil ich wusste, was Alwin meinte, und ahnte, dass sie damit recht behalten würde.

Es war ein anstrengender Akt der Jonglage gewesen, die Tiere voneinander getrennt zu halten, die zwei Raubtiere und das zukünftige Therapiehuhn. Nachdem sie das Eichhörnchen so spielerisch erwischt hatten, traute ich ihnen durchaus zu, auch ein Huhn zu töten. Sie hatten jedenfalls Lust darauf, weil sie aufgeregt schnupperten und keckerten, wenn sie Hermine erspähten. Also blieb das Federvieh nie unbeaufsichtigt und schlummerte sogar seit gestern des Nachts in einem kleinen Verschlag in Alwins Zimmer. Hatte ich bereits erwähnt, dass Alwin dieses Geschöpf heiß und innig liebte?

Heute Vormittag war es für ein bisschen Auslauf nach draußen gesetzt worden, dafür waren die Frettchen bei mir im Haus. Und jetzt, nur weil ein bisschen Knochenknacken die Frühstücksidylle gestört hatte, war die sorgfältige Logistik gestört und das unglückselige Dreigestirn befand sich im gleichen Revier.

Noch hatte ich keinen Todesschrei gehört, aber das hatte nichts zu bedeuten.

Ich rannte also hinter Alwin her.

Sie stand regungslos direkt vor der Zerwirkungsanlage und starrte auf etwas, das im Gras verborgen war. Ich wappnete mich für den Anblick von Hermines Leiche und eine komplett aufgelöste Alwin und trat näher.

Zimt und Zucker hatten sich dort einen sicheren Ort gesucht und kauten auf etwas herum. Ein Hühnerfüßchen lugte unter Zimts Pfote hervor. Aber die dazugehörigen Federn waren nicht blau und grau gemustert, sondern von zartem Gelb. Vorsichtig legte ich eine Hand auf Alwins Arm. Ihre nackte Haut war eiskalt in der Morgensonne.

»Ich glaube nicht, dass das Hermine …«, erklärte ich, aber sie unterbrach mich.

»Es sind Mörder«, flüsterte sie mit zittriger Stimme. »Nichts weiter als Mörder!«

Sie wandte sich mir zu, ihre blassen Augen hinter den dicken Brillengläsern schwammen inzwischen über vor Tränen.

»Mörder!«, wiederholte sie. Ihr Gesicht sah so rund und leer aus, und ich hätte es gern gestreichelt und gleichzeitig war ich sauer.

»Es sind einfach nur Tiere«, widersprach ich leise. »Harry Potter jagt genauso Vögel und Mäuse. Also er versucht es immerhin. Er ist nur zu fett dafür.«

Aber Alwin ließ sich auf keine Diskussion ein.

Sie ließ mich einfach stehen und stampfte davon, den Namen ihres Huhns rufend. Was blieb mir anderes übrig, als mich der Suche anzuschließen?

Mir fiel erst auf, dass ich schon wieder barfuß war, als ich mal wieder in weichen Dreck trat. Aber das störte mich eigentlich nicht. Es versprach, ein überaus schöner Tag zu werden; die Regenwolken hatten sich fröhlich aufgelöst und gaben den blauen Himmel wieder frei.

Halbherzig rief ich »Hermine!« in die Landschaft und kam mir blöd vor, aber ich bekam eine Antwort, in Form von einem ebenso zaghaften Gackern.

»Hermine?«, wiederholte ich und hoffte, dass mich niemand beobachtete, was sinnlos war, denn wer sollte mich beobachten außer ein paar Frauen, die allesamt verrückter waren als ich und irgendwelchen blöden Vögeln oder unheimliche glühende Augen aus dem Unterholz ... Ich schüttelte mich kurz und konzentrierte mich auf die Realität.

In der es augenblicklich zurückgackerte. Es klang wie ein fröhliches: »Hier bin ich.«

Ich lugte um die Ecke der Zerwirkungsanlage, und dort, mitten auf der neu, systematisch nach Anleitung, angelegten Kompostanlage thronte das besagte verlorene Junghuhn und stocherte vergnügt in Essenresten herum.

Es grinste mich kurz an. Sozusagen. Auf Hühnerart. Dann stocherte es weiter. Ich seufzte, bahnte mir vorsichtig und barfuß einen Weg durch Brennnesseln und Matsch zum Kompost, trat unterwegs diesmal in irgendetwas besonders Schleimiges, fluchte und schnappte mir schließlich das unwillige Tier.

»Es geht ihr gut«, sagte ich, als ich es Alwin in den Arm drückte. »Sie hat nur ihre Vorliebe für Kartoffelschalen entdeckt. Vielleicht ist sie ein bisschen grenzdebil und hält sie für Würmer.«

Alwin lächelte schwach ein lippenstiftloses Lächeln.

»Danke, Willi«, ihre Stimme war genauso farblos wie der Rest von ihr. »Und tut mir leid, wenn ich vorhin ein bisschen hysterisch war. Irgendwie ... ich weiß nicht genau ... habe ich mir das alles anders vorgestellt.«

Es war ein Moment der Wahrheit, der nicht wiederkehren würde. Vielleicht lag es daran, dass mit unserer Individualität auch unsere Masken gefallen waren. Jedenfalls vorübergehend.

Bevor ich antworten konnte, dass es etwas früh sei, dies am Morgen unseres ersten Tages zu beurteilen oder, netter noch, etwas in die Richtung, dass es nur das normale Gefühl des Fremdelns nach einem Umzug wäre, stürmte Lex in Shorts und Laufschuhen an uns vorbei.

»Besprechung in einer Stunde«, rief sie uns zu, »Frida ist sauer.«

»O je, das ist nur meine Schuld«, hauchte Alwin und beeilte sich zurück ins Haus zu kommen, Hermine fest an sich gepresst.

Ich hatte es damit nicht so eilig. Kurz zog ich es in Erwägung, mich Lex anzuschließen, aber nur sehr, sehr kurz. Ich würde es nach spätestens fünf Minuten bereuen, wenn ich mit hochrotem Kopf und zitternden Beinen schnaufend wie ein asthmatisches Walross hinter ihr zurückblieb.

Also pfiff ich Zimt und Zucker herbei und verzog mich auf eigene Faust in den Wald. Auch das bereute ich ziemlich schnell, weil meine schuhverwöhnten Fußsohlen recht empfindlich auf die Tücken des Waldbodens reagierten. Aber es war immer noch besser, als in das Haus mit den tiefen Decken und Fridas tiefliegenden Augen zurückzukehren. Hier draußen war ich frei. Erstaunlich frei.

Ich konnte mich nicht daran erinnern, wann ich das letzte Mal alleine in einem Wald unterwegs gewesen war, und das lag daran, dass es diese Erinnerung nicht gab. Möglicherweise hatten unsere Eltern Skye und mich früher ab und zu in die Natur geschleppt, wenigstens bevor mein Vater gestorben war, aber sobald ich frei entscheiden konnte, wo ich mich aufzuhalten gedachte, entschied ich mich für den Komfort geschlossener oder wenigstens zivilisierter Räume.

Das hier war weder das eine noch das andere, und doch fühlte ich mich beinahe geborgen. Weit über mir spannten die Bäume ihr Äste als schützende Decke, und durch ihr frisches Grün fiel goldenes Licht fing sich in rauer Rinde und filigranem Geäst und ließ Moos aufleuchten, als wäre es feinster Samt. Es war friedlich, obwohl es nicht leise war. Eine Armee von Vögeln zwitscherte, sang, krächzte und tirilierte, mal nah, mal fern, etwas hämmerte auf trockenem Holz herum, vage fiel mir der Name »Specht« ein, Blätter wisperten mit anderen Blättern und ständig knackte irgendetwas. Und doch: Es herrschte, in meinen Ohren, friedvolle Stille.

Ich war allein und doch nicht allein. Das Leben um mich pulsierte stärker als in einem Club um Mitternacht in einer Metropole. Zimt und Zucker waren ein Teil davon, ganz selbstverständlich verschwammen sie mit Gras und Blatt und Erde. Soweit ich es einschätzen konnte, hatten sie ebenfalls gute Laune. Das mochte auch daran liegen, dass sie satt waren. Mir fiel ein, dass ich vergessen hatte, etwas zu frühstücken. Vielleicht würde ich ja ein paar Beeren oder Nüsse zum Verspeisen finden. Das Leben besaß auf einmal eine so himmlische Leichtigkeit, nur 50 Meter vom Hof entfernt, dass ich anfing, vor mich hinzupfeifen.

Bis ich aus den Augenwinkeln eine Bewegung wahrnahm, eher ein Schatten nur, doch er musste von etwas Großem stammen. Dort, zwischen den beiden schlanken, silbernen Buchenstämmen, falls es Buchen waren, hinter dem kleinen Busch, tauchte kurz etwas Monströses auf und verschwand wieder. Ich war nicht alleine hier. Augenblicklich verlor der Sonnenschein seine Kraft und mein Körper erinnerte sich wieder an jene Nacht, in der ich hier das Böse gespürt hatte. Mit Gänsehaut und Schweiß auf der Stirn verharrte ich regungslos. Suchte nach der Folie mit den restlichen rosa Pillen und nahm eine. Und zwang mich dann zu logischen Gedanken. Was auch immer da gewesen war – entweder ich hatte es mir nur eingebildet oder es war nichts weiter gewesen als der Schatten einer Wolke oder eines großen Vogels. Oder der Wind hatte Zweige gebeugt. Es gab zwar momentan weder Wind noch Wolken, aber die Natur war laut Überlieferungen seit jeher unberechenbar.

Also zwang ich mich, das zu tun, was ich bereits als Kind getan hatte, wenn ich befürchtete, ein Monster könnte unter meinem Bett liegen: Ich sah nach.

Schon damals hatte es nie Monster gegeben, jedenfalls nicht unter meinem Bett, denn die, die es gegeben hatte, waren menschlich gewesen.

Ich näherte mich erst zögerlich, dann forsch dem Busch. Was sollte schon dahinter sein außer noch mehr Büsche und Bäume und Moos.

Dahinter war aber etwas. Etwas Großes. Es hob den schmalen Kopf und starrte mich aus dunklen, riesigen, verdrehten Augen an. Sein Hals war schlank und anmutig, seine zarten Beine lagen wie hingeworfene Stöcke wirr durcheinander und sein Bauch war ein einziges Chaos aus aufgerissener Haut, hervorquellenden Eingeweiden und Blut.

Der Anblick stoppte mich so abrupt wie eine Wand.

Inmitten von jungem Gras lag ein Reh, als hätte es jemand oder etwas dorthin geschleudert. Es lebte, aber sogar ich mit meinen rudimentären medizinischen Kenntnissen sah auf den ersten Blick, dass es nicht mehr lange leben würde.

Mein Blick blieb an dem klaffenden Loch hängen, das einmal sein Leib gewesen war. Etwas hatte darin gewütet.

Nein, auch diesmal fand ich kein Monster. Aber das Opfer davon. Was in diesem Wald war dazu fähig, ein Reh so zuzurichten?

Es war ein ausgewachsenes Tier, möglicherweise sogar eine Hirschkuh. Mir kamen Lex' unerträgliche Vorträge über die Flora und Fauna unserer Wälder zu Hilfe, von denen irgendetwas hängengeblieben sein musste, denn ich kannte anscheinend den Unterschied zwischen Rehen und Hirschen. Dem Tier hier war das mit Sicherheit gleichgültig.

Ich kniete mich daneben ins Gras und legte ihm wie fremdgesteuert eine Hand auf den Hals. Er war weich vom seidigen Fell und trocken und warm und bebte unter hektischen Atemstößen, und ich spürte, wie das Leben als reißender Strom daraus rann.

Die feuchten braunen Augen mit den langen, dichten Wimpern blickten mich unverwandt an, der Mund stand leicht offen.

Ich spürte, wie mir Tränen in die Augen stiegen, Augen, die jemandem anders gehören mussten, nicht mir.

»Es ist alles gut«, sagte ich leise, »gleich ist es vorbei.«

Der Kopf des Geschöpfs sank kraftlos in meinen Schoß, als hätte es mich verstanden. Seine Augen blieben auf die meinen gerichtet, und ich fühlte die letzten paar Atemzüge wie das Flattern von Schmetterlingsflügeln an meinen Schenkeln.

Warum ich weinte, wusste ich nicht. Es war einfach nur ein Tier, ein unbekanntes Tier, aber es tat mir weh, unendlich weh, zu spüren, wie schwer es sich tat, diese Welt zu verlassen.

Andere dachten da pragmatischer: Zucker und Zimt hatten auf ihren kleinen Streifzügen anscheinend festgestellt, dass sie mich vermissten, und kamen keckernd aus dem Unterholz hervorgehüpft. Als sie die sterbende Kreatur sahen, witterten sie mit aufgeregten Nasen und eilten herbei, beschnupperten jeden Körperteil, um dann, ohne jedes zögern, damit zu beginnen, an den Organen zu reißen, die rot und schwarz und blau schimmernd in der geöffneten Bauchhöhle ruhten, sie bohrten ihre kleinen Mäuler eifrig tief in das blutige Fleisch und zuckten und knurrten, während sich die Flanken des Rehs immer noch schwach hoben und senkten.

Ich beobachtete das grausige Mahl, während das Opfer mich beobachtete, aus diesen riesigen, duldsamen, stillen Pupillen, und es war, als sähe ich eine Perversion der gestrigen Szene, als die beiden Frettchen in meinen intimsten Stellen gewühlt hatten, obschon bereits dieses Bild nichts weiter als ein zutiefst perverser Akt gewesen war, und ich fühlte einen Schrei in mir aufsteigen.

Ich unterdrückte ihn, weil es mir pietätlos vorgekommen wäre, im Angesicht eines Sterbenden Flüche zu brüllen, auch wenn es sich dabei um ein Tier handelte, das dazu noch inzwischen zu weggetreten war, um irgendetwas wahrzunehmen. Aber ich zischte die Frettchen mit einer Inbrunst an, die sie wie Herbstlaub im Sturm erfasste und quietschend zurück in den Wald trieb, wo sie sich mit ihren blutverschmierten Schnauzen im Unterholz verkrochen. Es war eine Wirkung, die mich selbst in Erstaunen versetzte. Vielleicht hatten sie mich inzwischen doch als Alphatier oder so was Ähnliches akzeptiert, keine Ahnung, wie das unter Frettchen üblich ist.

Ich ließ den Schädel ins Gras gleiten. Inzwischen war der Körper nichts weiter als eine Leiche und meine Trauer war mit der Seele des Rehs fortgeflogen, wohin auch immer.

Jetzt musste ich mit der aktuellen Situation klarkommen. Ich hatte nicht die geringste Ahnung, wie, also beschloss ich, das Naheliegendste zu tun und Lex dazuzuholen. Sie war diejenige, die getötete Tiere nicht schlimm fand oder sogar darauf stand.

Der Weg zum Hof zurück war kurz, weil ich es sehr viel eiliger als auf dem Hinweg hatte. Dort mußte ich dafür eine halbe Stunde auf unsere Expertin in Jagd- und Waldfragen warten, und in der Zeit verschwand der Rest meiner vormals guten Laune genauso rasch wie mein Gefühl von Traurigkeit.

»Warum musst du eigentlich unbedingt ständig stundenlang durch die Gegend rennen!«, war demnach meine vorwurfsvolle Begrüßung, als das Paar aus Amazone und Hund endlich atemlos um die Ecke bog.

Zimt und Zucker begrüßten Lara viel freundlicher, was diese aber nicht zu würdigen wusste.

»Damit ich nicht so schwächlich werde wie du«, patzte Lex zurück.

Danach war es nicht so einfach, sie davon zu überzeugen, sofort mit mir in den Wald zu kommen.

»Ein wildernder Hund, definitiv«, war dann ihr fachmännisches Urteil, nachdem ich es doch mit viel Überredungskunst und Versprechungen von waidmännischem Glück geschafft hatte und wir zehn Minuten später zu zweit vor dem toten Körper standen, auf dem sich bereits Fliegen eingefunden hatten.

»Echt?« Ich war skeptisch. Da war kein Hund gewesen, dessen war ich mir sicher.

»Absolut. So töten nur Hunde. Und na ja, Wölfe. Aber wo sollte hier ein Wolf herkommen?«

»Vielleicht ist er von irgendwoher eingewandert?«

»In der Gegend hier gibt es keine Wölfe. Aber streunende

Hunde sind ein Problem. Wenn die mal Blut geleckt haben, dann jagen die alles, was sie kriegen können.«

»Auch Menschen?«

»Sei nicht albern.«

»Ich glaube trotzdem, es war ein Wolf.«

»Sei nicht albern.«

Das mit dem Wolf hatte ich gesagt, ohne darüber nachzudenken, aber sobald ich es aussprach, glaubte ich es tatsächlich.

Irgendein Instinkt in mir erwachte, einer, der tausende von Jahren dort geschlummert hatte, aus Zeiten, in denen sich die Menschen nur mit Fackeln und niemals, niemals alleine in den Wald gewagt hatten.

»Das hat kein Hund getan«, behauptete ich fest. »Vielleicht war es ein Fuchs?«

Ich erinnerte mich an den Tag der Besichtigung, als die Silhouette mit den spitzen Ohren am Waldesrand gesessen und zu uns hinunter geblickt hatte.

Lex seufzte. »Weil du ja einen Doktor in Biologie hast. Willi, du kannst nicht mal Koriander von Oregano unterscheiden. Füchse reißen keine Rehe. Außerdem ist das jetzt erst mal scheißegal. Wir müssen den Kadaver zurück zum Hof schaffen. Heute Abend liegt Wild auf unseren Tellern.«

»Kadaver«, kaute ich auf dem Wort herum. »Das klingt eklig.«

»Da ist nichts Ekliges dran. Das ist einfach nur Fleisch. Das ist cool. Jetzt kann ich endlich die Zerwirkungsanlage einweihen.« Lex' Augen und Wangen glühten wieder einmal in fanatischer Lust. Manchmal machte sie mir ja ein bisschen Angst.

»Und wie kriegen wir diesen Kadaver da dorthin? Ich fasse das nicht an.«

»Seit wann bist du so zimperlich?«

Das hätte ich tatsächlich auch gern gewusst. Aber es war

weniger das tote Reh an sich, das mich abstieß, als vielmehr der Gedanke an das, was es getötet hatte. Und dass, und ich wagte es eigentlich nicht, diesen Gedanken zu denken, aber er trudelte dicht unter der Oberfläche herum und weigerte sich, wieder zu verschwinden, und dass es eine Botschaft darstellte. Ein Zeichen, direkt an mich adressiert und genau dort platziert, wo ich es finden würde.

Dieses Hirngespinst war jetzt der Gipfel dessen, wessen Lex mich albern schimpfen würde, also sprach ich es nicht aus. Aber vergessen würde ich es ebenfalls nicht mehr.

»Es hat mich angesehen, während es gestorben ist. Es hat mir genau in die Augen gesehen«, murmelte ich. »Hat dich schon mal irgendwas angeschaut, während es gestorben ist?«

»Nein, aber ich freue mich schon drauf«, sagte Lex lapidar und begann ohne größere Umstände, sich an die Stelle zu knien, wo ich zuvor gesessen hatte, um das Reh zu untersuchen.

»Wir schmeißen einfach das Gedärm raus und nehmen den Rest mit. Das sollte einigermaßen ohne riesige Sauerei funktionieren.«

»Das klingt aber nach einer totalen Sauerei!«

»Hör jetzt auf, die Prinzessin raushängen zu lassen, und hilf mir verdammt noch mal!«

»Nein«, weigerte ich mich, »ich mache überhaupt gar nichts mit Gedärmen. Unter keinen Umständen. Niemals.«

»Dann eben nicht. Schau zu und lerne.« Und mit diesen Worten griff Lex mit ihren bloßen Händen tief in den Bauch der Leiche und holte alles dort heraus, was herauszuholen war, mitsamt dem Blut und Schleim und Gestank und den summenden Schmeißfliegen.

»Ist das nicht voller Keime und Krankheiten?«, fragte ich interessiert. Ich war etwas überrascht, dass mir nicht kotzübel wurde.

»Möglicherweise schon«, erklärte Lex gepresst vor Anstrengung, während sie an irgendetwas zerrte, was eventuell der Dickdarm war. »Aber wir essen das ja nicht roh. Und meine Hände kann ich waschen. Es gibt welche unter uns, die keine Angst vor Wasser haben, weißt du.«

»Ich wasche mich auch regelmäßig!«, wehrte ich mich. Langsam kotzte es mich an, dass alle auf meiner anscheinend mangelnden Hygiene herumritten.

Lex lachte. Es schien ihrer Laune zu bekommen, in frischen Eingeweiden herumzugraben.

»Kannst du wenigstens das Herz und die Leber tragen?«, befahl sie eher, als dass sie fragte.

»Nein«, sagte ich automatisch, streckte aber genauso automatisch die Hände aus, um die besagten Organe entgegenzunehmen.

Lex packte den notdürftig ausgenommenen Leib an den Hinterbeinen und schulterte ihn, als wäre es ein Rucksack.

»Den Rest lassen wir für die Krähen und die anderen Aasfresser liegen«, erklärte sie mit einem Nicken zu dem unappetitlichen Haufen.

»Oder für den Wolf«, bemerkte ich finster.

»Ja, klar, vielleicht ist es ja sogar ein Werwolf, buhuu«, spottete Lex und marschierte los.

Ich blieb einen Moment stehen und betrachtete die blutigen Klumpen in meinen Händen. Als ich aufsah, blickte etwas zurück. Direkt von dort drüben, aus den Schatten zwischen den dicht stehenden Stämmen.

Ganz kurz, einen Herzschlag lang, genau die Dauer, in der ich gestern nackt und wild vor Frida gestanden war als etwas anderes als nur ein Mensch, spürte ich jetzt, dass das, was hier war und mich anstarrte, gefährlicher war als alles, was ich kannte. Ich spürte wieder diesen Instinkt, der mich zur Flucht antrieb, den es nach Fackeln verlangte, nach Schamanen mit Bannsprüchen oder Weihwasser, und das irritierte mich selbst in diesem Moment und kam mir dumm vor, aber ich fühlte es dennoch.

»Kommst du endlich?«, rief Lex über die Schulter.

Ich zuckte zusammen, als hätte sie mich bei etwas ertappt.

»Ja, klar«, antwortete ich mit einer leeren falschen Stimme. Und das Ding zwischen den Bäumen verschwand, ohne dass ich viel mehr gesehen hatte als einen Schatten, und, dessen war ich mir sicher, ein Schatten, der spitze Ohren trug und größer war, viel größer als ein Fuchs.

Während unserem Heimweg schaute ich unwillkürlich immer wieder über die Schulter zurück und stolperte dabei nicht nur einmal mit meiner blutigen, erstaunlich schweren, Last, die ich nach wie vor mit ausgestreckte Armen vor mir hertrug.

Lex hielt mir unterwegs einen euphorischen Vortrag über das, was sie mit dem Kadaver, sie wiederholte dieses Wort mindestens einmal pro Minute, was sie also mit diesem Kadaver anschließend in der Zerwirkungsanlage anstellen würde, und es fiel mehr als einmal nur auch das Wort ›Apokalypse‹, aber ich hörte nicht richtig hin und hatte keine Ahnung, wo genau der Zusammenhang zwischen toten Rehen und der Apokalypse lag.

An unserem Ziel angekommen, knallte ich Herz und Leber auf die Edelstahlplatte, die wahrscheinlich zum Zerteilen von derlei Zeugs vorgesehen war, und entschied, dass ich mich ab jetzt nicht mehr an dem Prozedere beteiligen würde.

»Ich gehe mich jetzt erst mal waschen«, verkündete ich mit der Betonung auf waschen.

»Hey, ich könnte Hilfe beim Aufhängen gebrauchen«, erklärte Lex.

»Nein, ich bin zart besaitet und habe noch nicht gefrühstückt«, blieb ich fest. »Ich geh jetzt duschen und dann was essen und hoffentlich kotze ich nicht dabei!«

»Von mir aus«, Lex war schon gar nicht mehr an mir interessiert. Umso besser.

Diesmal dachte ich daran, mir erst frische Kleider zu besorgen und dann erst unter die Dusche zu springen. Ich schaffte es, ungesehen auf mein Zimmer und zurückzugelangen. Bevor ich mit irgendjemand plauderte, brauchte ich erst mal ein paar Minuten alleine. Mit Zimt und Zucker. Völlig unverständlicherweise bestanden sie darauf, mit unter die Dusche zu kommen. Also seifte ich sie eben auch noch mal mit ein. Ich mochte das Gefühl ihrer warmen, lebendigen Körper in meinen Händen, ihre kleinen, starken Muskeln, der gleichmäßige Schlag ihrer Herzen, das weiche Fell. Es fühlte sich alles beruhigend lebendig an. Ich hörte Alwins seltsame Stimme in meinen Ohren, als sie die beiden »Mörder« genannt hat, und das beruhigende Gefühl war sofort wieder verschwunden.

Beinahe wütend ließ ich den eiskalten Wasserstrahl auf mich einprasseln. Mit der brennenden Kälte verschwand die Wut und jede andere Empfindung, ich war einfach wieder ich selber, und als ich kurze Zeit danach unseren Gemeinschaftsraum betrat, fiel es mir nicht mehr schwer, alle Anwesenden anzugrinsen.

Die bestanden aus Frida, Zoe und Alwin, wobei Zoe auf Alwins Schoß saß, was mir einen Stich der Eifersucht versetzte. Alwin gehörte mir, immer noch.

Frida war gerade dabei, im Raum auf und ab zu schreiten und etwas zu reklamieren, als ich hereinplatzte.

»Ich weiß, ich bin zu spät, aber bitte nicht schimpfen!«, rief ich atemlos. »Ihr glaubt nicht, was Lex und mir gerade passiert ist!«

Und dann lieferte ich eine dermaßen mitreißende Schilderung unseres Abenteuers, dass nicht einmal Frida noch auf die Idee kam, eine Standpauke zu halten, obwohl die Falte zwischen ihren Augen deutlich zeigte, dass dies ihre feste Absicht gewesen war. Selbstverständlich. Sie musste seit ihrer Rückkehr eine ordentliche Packung Frust angesammelt haben, da sie anstatt auf erwartungsvoll gehorsame Jüngerinnen auf eine unordentliche und unberechenbare kleine Hippiekommune gestoßen war. Es fiel mir schwer, deswegen nicht mindestens eine Winzigkeit selbstzufrieden zu sein; andererseits waren wir ja alle willens genug, nach ihren Maßstäben zu funktionieren, ansonsten würden wir nicht so aussehen wie militante Pfadfinderinnen. Es kam nur der neue Alltag dazwischen. Mitsamt Frettchen, verschüttetem Kaffee, toten Rehen und heulenden Alwins. Sowie heulenden Zoes.

Ich erkannte erst jetzt, dass sie es sich deswegen auf unserer weichsten Feministin bequem gemacht hatte, weil sie Trost suchte. Ihre Augen waren beinahe wieder so verheult wie am Tag zuvor in der Umkleidekabine.

»Und warum weint Zoe schon wieder?«, konnte ich mir nicht verkneifen.

»Weil sie von Kindheit an gelernt hat, dass Tränen das einzige Mittel einer Frau sind, um sich durchzusetzen.«, antwortete Frida, ohne eine Sekunde darüber nachzudenken.

»Außer dem Signalisieren von sexueller Verfügbarkeit«, ergänzte ich ebenso selbstverständlich.

»Was Zoe ebenso exzellent beherrscht«, spielte Frida den Ball zurück.

Wir hatten einen kurzen, unerwarteten, amüsierten Blickwechsel. Mit einem kleinen bisschen mehr Humor hätte Frida in Kombination mit ihrem scharfen Verstand unfassbar witzig sein können. Das sagte ich aber besser nicht laut.

»Es ist einfach für uns alle eine tiefgreifende Umstellung«, traute sich Alwin anzumelden, mit der Verantwortung als Beschützerin unseres Klischee-Weibchens. »Zoe hat ihr ganzes altes Leben komplett aufgegeben. Das war sehr mutig von ihr. Von uns allen!«

»In der Psychologie benennt man dies als Anpassungsstörung«, stimmte Frida ebenfalls unerwartet zu. »Du hast recht, Alwin. Ich hatte die Absicht zu warten, bis wir vollzählig sind, aber ich möchte mich bei euch entschuldigen. Abermals. Mein Idealismus hat eure Realität überholt.«

So viel Selbstreflexion ihrerseits ließ mir kurz den Mund offenstehen, bis ich einen Moment später begriff, dass sie damit nur eine weitere Grenze zwischen ihrer Göttlich- und unserer Menschlichkeit zog.

Dennoch. Wer war ich, wenn ich diese Anwandlung von Milde nicht ausnutzte?

»In so einer extremen Situation zeigt sich einfach, dass wir alle doch mehr in unseren Programmierungen stecken, als wir wahrhaben wollten«, erklärte ich. »Ich hab gerade darüber nachgedacht, als ich alleine im Wald unterwegs war …«, hatte ich selbstverständlich nicht, »und ich glaube, wir wollen alle unbedingt etwas sein, was wir einfach noch nicht sind.«

»Das ist eine korrekte Schlussfolgerung«, bestätigte Frida. Welch Gnade mir doch zuteilwurde! Ich spottete innerlich darüber und wuchs gleichzeitig um zwei Zentimeter.

»Deswegen werden wir gleich einen offenen Raum schaffen, um unsere augenblicklichen Emotionen zu verbalisieren. Und dann werden wir unser neues Zusammenleben nach Regeln organisieren, die niemanden in seiner augenblicklichen Entwicklung überfordern«, fuhr Frida fort und meinte offenkundig vor allem Zoe damit, dem mitleidigen Blick nach zu schließen, den sie auf das Häufchen Elend richtete.

»Danke, Frida«, sagte Alwin, »ich verstehe, dass es nicht

leicht für dich ist, wenn wir dich immer wieder so ausbremsen …«

Der Blick, den ich auf Alwin richtete, fiel eher verächtlich aus. Wie konnte frau nur mit so geringer Selbstachtung gestraft sein. Aber wahrscheinlich hatte sie mit ihrer bunten Rüstung auch jeden Selbstschutz verloren. Es war von Anfang an kein Geheimnis gewesen, dass jemand wie Alwin, die sich dermaßen um eine schrille Erscheinung bemühte, nur verzweifelt ihr inneres Mauerblümchen zu tarnen versuchte.

Bevor ich in Versuchung geriet, etwas Dementsprechendes zu äußern, wobei die Eifersucht mich giftig machte, wenn ich es ausnahmsweise einmal mit Selbstreflexion versuchte, bevor ich also unfairerweise gemein werden konnte, stürmte Lex die Szene und bereicherte unser kleines Kammerspiel durch blutbespritzte Arme und einen Hauch von Verwesung. Das Letztere bildete ich mir nur ein, aber dennoch. Sie trug das Parfüm des Todes, und wir alle registrierten das.

»Du siehst aus wie Hannibal Lecter«, kreischte Zoe.

»Und du siehst aus, als hättest du letzte Nacht durchgesoffen«, konterte Lex, ohne sich die gute Laune verderben zu lassen.

»Ja, geh dich doch mal waschen, Lex, wie wäre es damit!«, höhnte ich. Aber mich beachtete sie gar nicht.

»Frida, das musst du dir ansehen!«, rief sie voller Begeisterung, »wer hätte gedacht, dass ich schon am ersten Tag die Zerwirkungsanlage einweihen kann!«

»Ich wusste von Anfang an, dass die Natur uns hier alles gibt, was wir zum Leben brauchen!«, behauptete Frida.

»Außer vielleicht Mascara und Chardonnay«, flüsterte ich Zoe zu.

»Du bist genauso klein und arschig wie deine Frettchen«, zischte die zurück. Ich war aufrichtig getroffen. Warum hackte jetzt nach Alwin auch noch Zoe auf Zimt und Zucker herum? Sie waren liebenswert und flauschig und hatten nicht einmal Hermine getötet. Und sie mochten Schokolade.

Frida und Lex brachen plaudernd auf, um das zukünftige Wildbret zu besichtigen, ansonsten schien niemand daran Interesse zu haben.

Ich durchstöberte die Küche nach essbaren Resten und kratzte das verbliebene Rührei mit einem Stück Brot aus der Pfanne und löffelte ein halbes Glas Cashewmus dazu, was mir noch mehr Missgunst von seitens Zoe einbrachte.

»Das brauche ich für mein Brownierezept!«, jammerte sie, »ich hab meinen Followern versprochen, dass ich das heute filme! Die sind sonst megaenttäuscht!«

»Das sind sie sowieso, wenn sie dich in dem Aufzug sehen«, sagte ich ungerührt mit vollem Mund. Dann war ich halt klein und arschig, wenn sie darauf bestand.

Es gab ein kleines Drama, bei dem unsere Yoga-Diva auf ihr Zimmer rannte und schmollte, und Alwin in eisigem Schweigen mit klapperndem Geschirr passive Aggression ausdrückte, obwohl ich echt nicht kapierte, warum ich diese geballte Negativität abbekam, aber es sollte bald wieder Frieden einkehren.

Frida schaffte es bravourös, das musste ich ihr bewundernd zugestehen, die Wogen wieder zu glätten und einen allgemeinen Konsens herzustellen.

Wahrscheinlich hatte sie bemerkt, dass sie in ihrem Machtstreben zu schnell vorgeprescht war, indem sie uns diktatorisch in Uniformen gesteckt hatte, denn sie besaß die Intuition einer wahren Herrscherin, was die Bedürfnisse ihres Volkes anging.

Und auf diese ging sie ein. Die angedrohten Alltagsregeln fielen weitaus demokratischer aus als erwartet. Nach einer hitzigen, aber immer mehr positiv gestimmten Debatte auf unserer Terrasse, wo es schwierig war, bei Sonnenschein und Erdbeerkuchen negativ zu bleiben, hatten wir für jede von uns zufriedenstellende Kompromisse gefunden.

Zoe durfte für ihren Instagram-Account und ihre Food-Vlogs hippe Outfits und Make-up tragen.

»Solange es nicht die Rüschenschürze ist«, wisperte ich Lex zu, und sie schaffte es nicht, ein Grinsen zu unterdrücken, und stieß mich unsanft in die Seite, weil sie dieses Gespräch ernst nahm.

Für Lex galten die Kleidungsausnahmen in Bezug auf Sport. Alwin und ich hatten keinen Grund vorzuweisen, durften aber zu Schmuck und Frisuren zurückgreifen, die uns einen Touch von Individualität bewahrten.

Frida hatte so etwas natürlich nicht nötig.

Mir war es total egal. Solange ich nicht in irgendeine Kneipe einlaufen würde, um mir was zum Vögeln aufzureißen, brauchte ich mich nicht hübsch zu machen, und wenn ich mir die nahen Kneipen so vorstellte, die fußläufig in einer halben Stunde entfernt waren, dann würde ich eher weiter auf Zimt und Zucker zurückgreifen, anstatt auf die dort verfügbaren Penisse.

Jedenfalls waren alle, wirklich alle, wieder frohen Mutes, nachdem unsere Besprechung vorbei war. Lex war sowieso nie mies drauf gewesen, im Gegenteil, sie liebte ihren Military-Look und die Aussicht auf das Häuten ihres Kadavers, Frida hatte das Gefühl, sich wieder die Kontrolle und die Hingabe ihrer kleinen Kommune gesichert zu haben, Alwin und Zoe waren erleichtert, dass doch alles nicht so schlimm war, wie angenommen, was eine Menge über ihre Mentalität verriet, und ich war einfach froh, dass ich wieder in Ruhe gelassen wurde.

Ich verabschiedete mich von der Gesellschaft, die inzwischen zu Smalltalk und noch mehr Kuchenessen übergegangen war und sich in nichts von einem sonntäglichen Damenkränzchen unterschied, außer in ihren Tarnklamotten. Okay, und in der Wahl ihrer Konversationsthemen. Als ich sie verließ, waren sie sich gerade nicht einig, ob ein Penis nun das Ausschlusskriterium für Weiblichkeit oder nicht darstellte, wenn die Psyche sich als Frau empfand. Meine Antwort wäre ein klares Ja gewesen, und zwar weil ich genug Penisträger kennengelernt hatte, die femininer waren als die meisten Vaginabesitzer. Aber ich hatte ausnahmsweise keine Lust, einen weiteren Streit zu forcieren.

Ich machte einen kurzen Abstecher in die Küche, schnappte mir eine Handvoll übrig gebliebene Erdbeeren und trat durch die Vordertür in die inzwischen nachmittägliche Sonne. Und mitten hinein in etwas Weiches, Feuchtes. Zum wiederholten Male an diesem Tag. Nur sollte gerade hier nichts weich und feucht sein.

Ich zog unwillkürlich meinen nackten Fuß zurück. Jetzt war er rot gefärbt. Dennoch brauchte ich bestimmt einige Sekunden, um zu schlussfolgern, dass der große, unförmige Haufen, der sich direkt vor der Tür auftürmte, aus Innereien bestand.

Und von da war es nicht mehr weit zu verstehen, dass es die Innereien waren, die wir im Wald zurückgelassen hatten. Die Lex mit bloßen Händen aus ihrem verehrten Kadaver herausgerissen hatte.

Und jetzt lagen sie hier, vor mir. Irgendjemand hatte sie hierhergebracht. Ganz kurz hatte ich Lex im Verdacht, die mir einen Streich spielte. Aber so kindisch war sie nicht, und sie hätte auch nicht die Zeit dazu gehabt.

Wer war es dann gewesen? Oder was? Und weshalb?

Wenn ich bisher noch daran gezweifelt haben mochte, dass

das Reh extra für uns zum Sterben zurückgelassen worden war, so hatte ich jetzt den Beweis dafür.

Das war kein Zufall. Das war pure Intention. Meine Finger öffneten sich wie von allein, und die roten Beeren fielen in die roten Leichenteile, als gehörten sie dazu.

Einen Moment lang befahl mir ein Teil von mir, sofort wieder ins Haus zu springen, die Tür hinter mir zu verschließen und Alarm auszurufen. Aber ich folgte ihm nicht.

Ein anderer Teil war stärker. Wie so oft. Nämlich diese Neugier, die in der Hoffnung wurzelte, irgendetwas zu finden, was mich berührte, meine Seele berührte und nicht nur meinen hedonistischen Körper, was mich so berührte, wie es Skye getan hatte.

Erst während dieser Gedanke an Form gewann, erkannte ich, dass er wahr war. Warum sonst auch würde ich hier am Arsch der Welt als Soldatin verkleidet mit Feministinnen glutenfreien Erdbeerkuchen essen?

Ich wünschte, ich könnte jetzt meine Hand in die von Skye legen und gemeinsam mit ihm durch den Gemüsegarten gehen und den Hang zum Waldesrand erklimmen.

So tat ich es eben alleine. Beinahe alleine. Zimt und Zucker waren, wie stets, meine quirligen Schatten, der eine hell, der andere dunkel.

Im Nachhinein hätte ich nicht zu erklären gewusst, was mich bewogen hatte, in einer solchen Situation ohne auch jemandem nur ein Wort zu sagen, alleine in den Wald zu rennen. Man könnte mit einer gewissen Todessehnsucht argumentieren, die mich dazu drängte, zu meinem Bruder auf die andere Seite zu wechseln. Aber das war Blödsinn. Ich hing mit Inbrunst am Leben, und ich hatte Panik davor, Skye wiederzusehen, so sehr ich mich auch nach ihm sehnte. Gäbe es diese Wahlmöglichkeit, hätte ich bereits längst eine Form von Unsterblichkeit gewählt, ob als Vampir, oder, egal wie unappetitlich, als Zombie.

Aber Sagengestalten existierten nicht, und ich würde mir selbst beweisen, dass dies auch für Werwölfe oder was auch immer sonst zutraf.

Dieses Mal bewegte ich mich ganz anders zwischen den Bäumen als heute Morgen. War ich dort unbekümmert und pfeifend herumgestolpert, beseelt von der Morgensonne und der Erleichterung allein zu sein, so schlich ich jetzt lautlos von Schatten zu Schatten, alle Sinne angespannt, meine Muskeln bereit, auf alles zu regieren, was passieren würde.

Und es passierte etwas. Sehr viel schneller als erwartet. Und das, was ich niemals erwartet hätte. Ich traf, dort, wo die Tannen die Birken verdrängten, dort, wo auch am Tage Dunkelheit herrschte, keine Viertelstunde von der Terrasse mit Kuchen und Gelächter und weiter entfernt als der Mond, schließlich doch noch auf mein Monster.

Wie ich zurückgelangte, weiß ich nicht mehr. Plötzlich stand ich wieder im Gemüsegarten. Zimt und Zucker waren verschwunden. Nicht nur meine Füße und Hände waren eiskalt, sondern auch und vor allem meine Lippen. Und es war dunkel geworden. Warum war es so plötzlich dunkel geworden?

Aus dem Fenster der Zerwirkungsanlage drang goldenes Licht, und einer Motte gleich steuerte ich darauf zu. Ich brauchte Licht und Wärme und Vergessen.

Drinnen fand ich die lange schmale Gestalt von Lex, die mit dem Rücken zu mir an dem Edelstahltisch hantierte.

Ich musste, ohne es zu merken, irgendein Geräusch gemacht haben, denn sie drehte sich ruckartig zu mir um, ihre Hände schon wieder blutig. Wo kam nur dieses ganze verdammte Blut aus einem kleinen toten Rehkörper her?

»Wo warst du, verfickte Scheiße?«, begrüßte sie mich. »Alwin ist fast ausgerastet, hat sich verrückt gemacht vor Sorge! Hast du den ganzen Dreck vor die Türe geschmissen?«

Ich antwortete nicht, und ohne sie einen Augenblick aus den Augen zu lassen, kam ich auf sie zu, bis ich so dicht vor ihr stand, dass sich unsere Brüste beinahe berührten. Dann nahm ich ihre Hand, so wie ich es mir vorhin von Skye gewünscht hätte, und führte sie mir an den Mund.

Ich blickte in ihre ebenholzbraunen Augen, nahm die Feuchtigkeit in ihnen wahr und die rote Glut auf ihren Wangen, von der Lust am Schlachten darauf gemalt, und ich steckte mir ihren Zeigefinger in den Mund, tief, und saugte daran. Natürlich wusste ich, wie Blut schmeckte, metallisch, süßlich, irgendwie zum Erbrechen organisch, aber dieses Mal schmeckte es süßer als alle Erdbeeren, die ich heute bereits verspeist hatte.

Lex' Körper verkrampfte sich, dann entzog sie mir ruckartig ihre Hand und schlug mich damit ins Gesicht, wobei sie einen Schritt zurückwich. Es war lange her, dass mich jemand geohrfeigt hatte. Mein Vater damals vielleicht oder möglicherweise mein erster ernsthafter Freund, als ich ihn mit seinem kleinen Bruder betrogen hatte. Einen Moment lang dachte ich erstaunt darüber nach, wie verwunderlich es war, dass es so selten geschah. Ich war jemand, der Ohrfeigen verdiente.

Aber die Reaktion von Lex war nichts weiter als eine instinktive Abwehr gewesen vor etwas, das ihr Angst machte. Ich lächelte sie an. Unsere Gesichter waren sich immer noch so nah, dass ich die kleinen Mitesser auf ihrer geschwungenen Nase sehen konnte und die leichte Panik in ihren Augen.

Ich entledigte mich langsam meiner Kleidung, ungeachtet dessen, dass ich fror bis auf meine Wange, auf der ich immer noch die brennende Hand spürte. Stück für Stück zog ich mich aus, bis ich vollkommen nackt war. Wieder einmal. Aber ich hatte bemerkt, wie Lex mich gestern angesehen hatte, als sie aus dem Vagina-Mobil gestiegen war. Anders als Frida. Ganz anders. Anstatt Missgunst war das Aufflackern von Begehren in ihrem Blick gewesen, selbst wenn sie versucht hatte, dieses durch Missgunst zu tarnen. Solche Dinge erkannte ich immer.

»Zieh dich aus!« Meine Stimme war leise und fordernd. Lex sah so aus, als würde sie mich gleich noch einmal schlagen, aber sie tat es nicht. Ihre Hände packten zögerlich, als täten sie es gegen ihren eigenen Willen, ihr Shirt und zogen ihr über den Kopf, öffneten die Schnalle ihres Gürtels, so dass ihre langen Beine aus der Hose steigen konnten. Als sie nur noch ihren schlichten weißen Baumwollslip trug, blickte sie mich hilflos an, ganz ähnlich, wie es das sterbende Reh getan hatte, an dem sie gerade herumgemetztgert hatte. Ich nickte nur und sie zog ihn sich herunter.

Natürlich hatten wir uns bereits oft genug mehr oder wenig nackt gesehen. Und nicht das letzte Mal an dem Abend bei Zoe, als wir unter der Zeugschaft all unserer Brustwarzen auf unsere Gemeinschaft geschworen hatten. Aber das hier war anders. Das Gesicht von Lex sah auf einmal aus wie das eines kleinen Mädchens, als sie so dastand ohne den Schutz ihrer Uniform, vor den zerlegten Leichenteilen, im kalten Neonlicht der Leuchtstoffröhre, das unsere Haut bläulich färbte, harte Schatten unter sichtbare Knochen warf und nichts verbarg.

Ich liebte es. Es kleidete mich in gleißende Macht und ließ mich die Dunkelheit des Waldes vorübergehend vergessen, eine Dunkelheit, die aus mehr als aus dem Fehlen von Licht bestand. Es war die Dunkelheit, in der die Märchen wahr wurden, die kein glückliches Ende hatten.

Und wer hätte jemals gedacht, dass mein persönliches Märchen das vom bösen Wolf sein würde.

Ich hatte es geahnt, dass kein Hund das Reh gerissen hatte,

hatte es mit irgendeinem Instinkt gespürt, und ich hatte recht behalten. Auf einmal, gleich hinter der ersten Reihe der Bäume, stand er vor mir, beinahe zum Greifen nah. Als hätte er bereits auf mich gewartet. Nein, er hatte dort gewartet. Er hatte die schleimigen Innereien bis direkt vor unsere Türe gezerrt und dann gewartet. Mit einer Berechnung, über die kein Tier verfügen sollte.

Er war riesig. Wahrlich riesig. Ich kannte riesige Hunde, wie Hans und Fritz, aber die waren dennoch nie etwas anderes als Diener der Menschen, die hundertste Generation eines degenerierten servilen Geistes, der sie klein machte, egal wie massig ihr Körper sein mochte.

Dieses Tier war nichts davon. Es war riesig, sowohl in seiner Gestalt als auch in dem, was aus seinen grünen Augen sprach. Es waren keine sanften Augen, braun und duldsam, sie waren hell und scharf und bündelten eine Wildheit in ihrem Blick, die in ihrer Intensität schmerzte, so dass ich meinen eigenen Blick unwillkürlich senkte. Nur ganz kurz. Dann zwang mich das Entsetzen, wieder hinzusehen.

Im Maul des Monsters hing regungslos ein Bündel aus zimtfarbenem Fell. Ein kleiner, kläglicher Laut kam aus meiner Kehle, das weiß ich noch, und ich sah, wie die grünen Augen sich verengten, als lachten sie über einen Scherz, und dann, glaube ich, rannte ich zurück, dahin, wo Lichter in Fenstern leuchteten, und seien es die Fenster von Zerwirkungsanlagen, und da war ich nun, und Lex, in die Spuren ihres blutigen Handwerks gehüllt, war meine Rettung.

KAPITEL NEUN

Ohne darüber nachzudenken, drückte ich sie sanft auf den Tisch nieder, bis sie saß, und spreizte ihre Schenkel. Sie folgte wie eine Puppe. Warum? Ich fragte nicht danach, ich hatte weder mit Ablehnung noch mit Begeisterung gerechnet, ich handelte einfach. Wie ich es mit Alwin getan hatte. Und dem Imker. Und diesen gleich folgte Lex, egal wohin.

Als ich mich vor sie kniete, schob sich das Bild von Skye ganz kurz vor die Wirklichkeit, der Anblick seines nackten Körpers im silbernen Mondlicht, vielleicht weil Lex mehr von einem Knaben hatte als von einer ausgewachsenen Frau.

Auch ihre Muschi war so verschieden von Alwins wie zwei unterschiedliche Obstsorten. Denn sie hatte keine Muschi, sondern eine Möse. Ich erschauerte beinahe ehrfürchtig bei dem, was sich vor mir auftat. In dem satten Lila von reifen Pflaumen spannten sich zwei grimmige, gummiartige Lippen zu einer langen Spalte, gesäumt von einem rasierten Hügel, der ebenfalls dunkel eingefärbt war. Schwarze Stoppeln sprossen wie kleine Speere überall im Intimbereich, wo Lex sich wohl vor einigen Tagen rasiert hatte, genauso wie sie es mit den Seiten ihres Kopfes tat.

Vorsichtig berührte ich mit einem Finger das dunkle, glänzende Fleisch, das sich mir beinahe aggressiv entgegenwölbte, fühlte, wie es leicht zusammenzuckte, atmete den stechenden Odor von Schweiß und Mösenparfüm, und dann vergrub ich mein Gesicht darin, als gälte es diesmal für mich, jeden Rest von Schokolade daraus zu schlecken.

Ich verschwand komplett, alles von mir löste sich auf, um sich in den Nerven meiner Zunge und Lippen zu bündeln, ich war nichts weiter als ein ausgehungert schlürfender Mund auf der Suche nach Vergessenheit.

Langsam wich die Kälte aus meinen Gliedern, als würde ich neue Lebensenergie aus Lex' Körper saugen, direkt aus diesem Loch zwischen ihren Beinen. Ich bohrte meine Zunge so tief hinein wie möglich, bis mir das feuchte feste Fleisch meine Nasenlöcher verstopfte, mir den Atem raubte und mich zum Auftauchen zwang.

Ich hob kurz meinen Kopf und wurde von einem Blick aus ebenholzschwarzen Augen getroffen, die im grellen Licht zu surren und zu flattern schienen, als wären es schlecht gemachte Projektionen und keine echten Augen. Neben mir baumelte eine feingliedrige Mädchenhand, an der rote Krusten klebten, bis auf den einen Finger, den ich blankgeleckt hatte.

Als ich genauer hinschaute, erkannte ich den entgeisterten Ausdruck in Lex' Gesicht und die Kälte kehrte zurück.

»Tut mir leid«, stammelte ich, obwohl mir überhaupt nichts leidtat, und ich nur weg von hier wollte, irgendwohin, wo es sicher und warm war, und eine Möse war nicht dieser Ort, selbst wenn sie so dunkel und heiß und klebrig war wie diese hier.

»Tut mir leid«, wiederholte ich, wahrscheinlich, denn ich war mir nicht sicher, ob ich es aussprach oder dachte. Ich starrte in das Gesicht über mir mit den dunklen Augen und dem dunklen Haar, von dem sich eine Strähne aus dem dicken Knoten gelöst hatte und sich sanft über eine hohe Wange ringelte, und es war ein so junges Gesicht und so ängstlich, und es war auf einmal Skyes Gesicht, dessen Anblick wie ein Messer in mein Bewusstsein schnitt.

»Tut mir leid!« Diesmal würgte ich es deutlich hervor, beinahe als Schrei, und dann entfaltete ich mich so hastig aus meiner geduckten Haltung zur Flucht, dass ich mir einen Fuß auf dem rauen Betonboden blutig schrammte. Denn das war es, was ich tat: Ich floh.

Und weil es kein Alkohol gab, und Sex wieder mal nicht funktionierte, und mir sonst nichts weiter einfiel, rettete ich mich in mein einsames Bett in dem kahlen Zimmer, kauerte mich zu einer zitternden kalten Kugel zusammen und zwang mich dazu, einzuschlafen, um einfach nicht mehr da zu sein.

Weil das auch nicht funktionierte, schluckte ich eine rosa Pille. Und dann noch eine. Und noch mal zwei. Und irgendwann vernebelte Dunkelheit meinen Geist und ich glitt, mich selbst umschlungen haltend, in Bewusstlosigkeit. Gerade als ich noch auf deren Rand balancierte, glaubte ich zu spüren, wie jemand neben mir unter die Decke glitt und in meinen Nacken atmete, eiskalten Atem wie der Winterwind, aus toten, verdorrten Lungen.

»Lass mich in Ruhe, Skye«, flüsterte ich mit letzter Kraft, um endlich in ein warmes Nichts zu versinken. Ich erwache davon, dass ich niesen musste, weil mich Zuckers Fell in der Nase kitzelte, und während ich den warmen, schlafenden Frettchenkörper abtastete, war ich mir für einen Moment sicher, dass ich den gesamten vergangenen Tag erträumt hatte und eigentlich heute gestern war.

Gähnend streckte ich mich dem Sonnenstrahl entgegen, der mich begrüßte, und stellte beim Aus-dem-Bett-Kriechen fest, dass ich immer noch in meinen Armeeklamotten steckte, und zwar in welchen, die mit braunem Zeugs verschmiert waren, Erde mutmaßte ich und suchte nach dem zweiten Paar meiner Uniform, welches immer noch jungfräulich in der Plastiktüte aus dem Armee-Shop steckte.

Alles danach war ein Déjà-vu.

Meine Ankunft an der morgendlichen Tafelrunde. Der graue, Kaffee zubereitende Schatten von Alwin.

Zimt und Zucker, die mir quiekend ihren Hunger signalisierten. Der verstohlene Schimmer von Lipgloss auf Zoes Mund. Der düstere Blick von Lex, die über ihrem Müsli brütete.

Und gleichzeitig war alles so anders, als wäre ich in einem Paralleluniversum erwacht.

Zum einen dieses Schweigen. Normalerweise herrschte keinen Augenblick Schweigen, wenn auch nur drei von uns in einem Raum waren. Zu zweit mochte manchmal so etwas wie wortlose Harmonie herrschen, je nachdem, wer sich mit wem paarte, aber ab der magischen Zahl von drei kam es unweigerlich zu Diskussionen. Ob es nun um die Frauenquote oder den Zustand der Frühstückseier ging.

Aber heute Morgen sagte niemand etwas. Ich kämpfte mich durch die schlechte Stimmung hindurch bis in die Küche, wo ich mir eine saubere Tasse und Kaffee und aufgetaute Küken suchte.

Letztere gab es nicht, weil ich gestern Abend vergessen hatte, welche dem Eisfach zu entnehmen. Oder nein. Ich hatte es nicht vergessen, da waren einfach keine Frettchen mehr gewesen, die ich hätte füttern müssen. Die Erinnerung an alles, was im Wald geschehen war, überwältigte mich mit plötzlicher Klarheit und drückte mir ein Stöhnen aus der Brust.

»Ist alles okay?«, fragte Alwin mit einem leisen Ton, der genau ausdrückte, dass sie wusste, wie wenig okay alles war.

»Nein«, antwortete ich deshalb auch so unfreundlich wie möglich. Was mir nicht besonders schwerfiel.

Ich krabbelte an den untersten Schränken entlang, um das Fach zu finden, in das ich die Katzenfutterdosen gestopft hatte, nur um festzustellen, dass sie dort nicht mehr waren. »Wo ist mein Futter?«, knurrte ich, auf dem Boden hockend. Alwin beobachtete mich mit schiefem Kopf durch ihre Brillengläser und erlag einem winzigen Grinsen.

»In welchem Napf hättest du dein Futter denn gern?«, fragte sie, und ich wusste, dass es schlimm war, aber nicht ganz so schlimm.

»Haha, sehr witzig«, sagte ich böse, aber erleichtert.

»Zoe hat die Dosen nach draußen geräumt, in das Kellerloch«, erklärte Alwin und goss brodelndes Wasser in den Filter.

Ich seufzte und beschloss, Zimt und Zucker erst nach meinem eigenen Frühstück zu füttern. Das Kellerloch befand sich hinter dem Haus und war ein ins Fundament eingelassener Verschlag, das vermutlich vor vielen Jahren einen Eisblock beherbergt und als primitiver Kühlschrank fungiert hatte.

Es war jedenfalls zu weit weg für meine Prä-Koffein Phase.

»Und warum hat Zoe die Dosen nach draußen geräumt?«, fragte ich laut, während ich die Genannte anstarrte. Diese wich meinem Blick aus und richtete sich das Haar.

»Das sind Leichenteile, die will ich nicht in meiner Küche haben!«, erklärte sie verkniffen.

Ich schnaubte. »Geh mal in die Zerwirkungsanlage, wenn du echte Leichenteile sehen willst, du Memme!«

Ich schielte bei der Erwähnung der Zerwirkungsanlage zu Lex hinüber, die immer noch schweigend und düster ihr Müsli in sich hineinstopfte, als würde sie es nicht nur essen, sondern vernichten wollen. Ihr ganzes Verhalten entsprach dem einer Person, die das gleiche Erlebnis wie ich gestern gehabt hatte.

Es hatte den Tag gestern also wirklich gegeben. Aber es machte alles keinen Sinn. Wenn ich wirklich diesem Monster im Wald begegnet war, warum tanzten dann Zimt und Zucker augenscheinlich lebendig in der Küche herum und versuchten

Harry Potter an seinem dicken, buschigen Schwanz zu erwischen? Ich hatte gesehen, wie Zimt tot aus einem riesigen Maul hing.

»Was war eigentlich mit dir los gestern Abend?«, fragte Alwin abermals nach, während ich mir mit zitternden Händen Haferflocken mit Sojamilch anrührte, nur um etwas zu tun.

»Du bist wie eine Furie auf dein Zimmer gerannt! Deine Frettchen sind Amok gelaufen, weil sie dich gesucht haben, und als ich sie zu dir ins Zimmer gelassen habe, bist du nicht mal aufgewacht!«

Wenigstens hatte sich jetzt dieses Rätsel ein bisschen gelöst. Zimt und Zucker waren nicht durch pure Magie wieder aufgetaucht, sondern von sich aus aus dem Wald zurückgekehrt.

»Hat das etwas mit diesem blutigen Haufen vor unserer Tür zu tun?«, fuhr Alwin so vorsichtig fort, als rechnete sie damit, dass ich als Nächstes Amok laufen würde.

Ich zuckte mit den Schultern, was sowohl ein Ja als auch ein Nein bedeuten konnte, weil ich keine Ahnung hatte, was ich sagen sollte. Was selten vorkam.

Meine Wirklichkeit zerfaserte an den Rändern und setzte sich neu zusammen. Zu etwas, was mein Verstand nicht fassen konnte, so sehr er auch darum kämpfte. Man musste ihm zugutehalten, dass er es nicht gewohnt war, so hart zu arbeiten.

Bisher hatte es keine größeren intellektuellen Herausforderungen in meinem Leben gegeben, weil ich sie elegant umschifft hatte, mit einem Painkiller in der einen Hand und entweder einem unterhaltsamen Buch oder einem unterhaltsamen Penis in der anderen.

Worüber hätte ich mir auch Gedanken machen sollen? Die großen Fragen des Lebens waren bereits alle von klugen, hart denkenden Menschen beantwortet worden, die ich nur zitieren musste, um clever zu wirken.

Ich hatte ein gutes Gedächtnis und keine Skrupel, kluge Dinge zu behaupten, die ich selbst nicht im Geringsten kapiert hatte. Nur wollte ich dieses Mal unbedingt kapieren, was hier passierte.

Und ich weigerte mich, an Monster zu glauben, die einen Haufen Eingeweide auf meine Türschwelle schmissen und mich damit neckten, meine Frettchen zum Schein zu töten.

Vielleicht war es die Rache meines Bruders?

Vielleicht war es doch dieses Haus, das von einer bösen Macht beseelt wurde?

Es lag jedenfalls nicht daran, dass ich wahnsinnig wurde, schlussfolgerte ich mit Mühe und Erleichterung. Denn alle anderen hier hatten den Haufen ebenfalls registriert.

Was dadurch bestätigt wurde, dass er zum Gesprächsthema der Tafelrunde wurde. Ebenso wie mein auffälliges Verhalten die letzten paar Tage.

Frida hatte sich, wie stets als Letzte, aus den Höhen ihrer himmlischen Gemächer zu uns gesellt und eröffnete die Sondersitzung.

»Willow, wir machen uns Sorgen.« Ihr Gesicht entsprach der Gravität dieser Worte.

»Ja, das ist doch nicht mehr normal, dieses krass eklige Zeug vor die Tür zu kippen!«, stimmte Zoe mit ein. »Das ist nicht lustig!«

Lex schwieg und kaute.

Ich schwieg und kaute.

Wir beäugten uns unauffällig dabei, zwei misstrauische Tiere über ihrer Beute.

Lex gab als Erste nach. »Willow hätte das Zeug nie angefasst. Sie musste beinahe kotzen, als ich das Reh ausgeweidet habe. Es muss jemand anders gewesen sein.«

Ich schenkte ihr ein winziges strahlendes Lächeln. Sie

mochte mich noch. Und außerdem zündeten ihre Worte den Funken einer Idee in mir.

»Wir alle wissen, dass dein sprunghaftes Wesen nicht nur dir selbst im Weg steht. Aber wir wissen auch, dass du dich die letzten Monate als wertvolle Kämpferin für unsere Sache engagiert hast.«

Frida klang wie eine gütige, aber strenge Mutter. Und ich war sofort wieder fünf Jahre alt, mit dem Gefühl irgendwas ausgefressen zu haben. Mir fielen siedend heiß die Hühner ein, die ich die nächsten Tage abholen musste. All diese unvernünftigen Hühner, die ich nur aus Trotz gegen Alwin bestellt hatte … aber darum ging es heute nicht.

»Deswegen stelle ich jetzt ganz direkt die Frage: Was bedrückt dich, Willow?«

Mich bedrückte eine Masse an Problemen. Bedauernswerterweise.

»Ich war es wirklich nicht, was den Haufen betrifft«, bestätigte ich, »aber ich glaube, ich weiß, wer es war.«

Alle Augenpaare ruhten auf mir, drei in unterschiedlichen Blautönen und ein Ebenholzbraunes und die erwartungsvolle Stille kitzelte mich im Nacken.

»Ich wollte euch nicht beunruhigen«, fuhr ich langsam fort, während der Ideen Funke langsam zu einem kleinen, heißen Flämmchen heranwuchs.

»Aber ihr habt recht. Etwas ist passiert … etwas, das ich bisher geheim gehalten habe.«

Ich nahm einen ausgiebigen Schluck Kaffee, nicht des Dramas, sondern der Zeit willen, die ich damit gewann.

»Vor ein paar Tagen … als ich ausnahmsweise mal als erste wach war …«, ja, diesen Morgen hatte es tatsächlich gegeben. »Da war ich hinten auf der Terrasse um Zimt und Zucker rauszulassen … und da lag mitten auf dem Tisch … mit einem

Ziegelstein befestigt, einem von denen, die hinter dem Schuppen lagen, ihr wisst schon«, nicht zu viele Details, mahnte ich mich innerlich, zu viele Details sind ein sicheres Anzeichen für Lügner, »da lag ein großes braunes Kuvert. Und na ja, klar habe ich mich gewundert, aber ich dachte, wahrscheinlich hat das einer der Handwerker vorbeigebracht, eine Rechnung oder so was, jedenfalls hab ich es aufgemacht, ohne mir was zu denken ...«

Ich rettete mich noch einmal kurz in meine Tasse.

»Und dann fand ich einen Drohbrief.«

»Einen was?« Fridas Worte kamen wie zwei kleine Peitschenhiebe.

Zoe schlug theatralisch die Hände vor dem Mund zusammen.

Lex schaute noch grimmiger als vorher. Und Alwin klimperte mit nervösen, unsichtbaren Wimpern.

»Ja«, nickte ich und kam langsam in Fahrt. »Also, nicht so einer mit ausgeschnittenen Buchstaben, sondern ganz normal ausgedruckt, weißes DIN-A4-Papier, schwarze Schrift. Aber er war so heftig, dass ich ihn sofort vernichtet habe. Ich wollte nicht, dass er euch Angst macht.«

»Das war eine dumme Entscheidung!«, urteilte Frida. Ich stimmte ihr innerlich zu. Es wäre eine dumme Entscheidung gewesen, wenn ich mir nicht alles nur ausgedacht hätte.

»Oh, verdammte Scheiße«, stieß Zoe hervor, »wir sind berühmt! Nur echt berühmte Leute kriegen Drohbriefe!«

Sie zückte überhastet ihr Telefon, um eine Statusmeldung auf Facebook zu posten.

Alwins heller Teint verblasste noch mehr.

»Das müssen wir der Polizei melden!«, hauchte sie. »Sofort!«

»War es ein anonymer Drohbrief?«, knurrte Lex. Eine gute Frage.

»Äh, nein«, improvisierte ich. »Er war mit, äh, mit Incel unterzeichnet.«

Und damit begann Fridas lodernder Krieg gegen die Incels, geboren aus dem Funken meiner lügnerischen Idee.

Sobald ich den teuflischen Namen ausgesprochen hatte, straffte sich ihr gesamter Körper.

»Bist du sicher?«, sagte sie in ihrer leisen, harten Stimme, die nach Verderben und Tod klang.

»Ja, auf jeden Fall«, behauptete ich.

»Aber woher wissen die, wo wir wohnen?«, jammerte Alwin.

»Wahrscheinlich, weil Zoe das ständig auf Instagram mitteilt«, mutmaßte ich und fühlte mich schon ein bisschen vergnügter. »Oder es hat was mit dem Shop zu tun, in dem wir gestern waren. Mister Schnurrbart kam mir gleich komisch vor.«

»Unsinn«, konterte Lex. »Der war in Ordnung.«

»Für mich wirkte er wie ein potentieller Vergewaltiger!«, zog ich sie auf. Sie sah so aus, als würde sie diesmal gleich ihre ganze Schüssel nach mir werfen.

Ich spürte, wie sich alles in mir entspannte. Wie brillant von mir. Die gesamte Aufmerksamkeit war von mir abgelenkt, mein seltsames Verhalten war ab jetzt plausibel, und alle hatten ein Thema, um das sie sich kümmern mussten.

Also konnte ich mich in Ruhe um meine unaufgelösten Mysterien kümmern.

»Lex hat sich ein bisschen in Mister Schnurrbart verknallt«, reizte ich weiter, bis mir einfiel, dass es keinen glaubwürdigen Eindruck erwecken würde, mit zu guter Laune glänzen. »Der möglicherweise diesen Drohbrief geschrieben hat!«, ergänzte ich also entsprechend erschüttert.

»Wir dürfen dies weder leichtfertig behandeln noch uns

davon einschüchtern lassen!«, befahl Frida. »Was stand genau in diesem Schreiben?«

»Ähm«, ich zögerte nur kurz. »Irgendwas davon, dass wir eine verabscheuungswürdige Abnormalität seien und dass unsere hetzerischen Machenschaften beobachtet würden. Und dass wir es noch bereuen würden, andere Frauen aufzuhetzen. Und so.«

»Das klingt nach diesem widerlichen Pack!« Frida schlug mit einer festen Faust auf den Tisch. »Aber wenn sie so abgrundtief dumm sind, sich mit uns anzulegen, werden sie in ihrer eigenen Scheiße ersticken, das schwöre ich!«

Ich begann, einen zweiten Vorteil in dieser Sache zu sehen. Wenn unsere Anführerin die heldenhafte Aufgabe bekam, gegen Abschaum zu kämpfen, so ließ sie vielleicht ihre eigene kleine Kommune, sprich vor allem mich, ein wenig mehr in Ruhe.

Wie überaus clever von mir. Dabei waren mir diese sogenannten Incels spontan eingefallen, ohne weiter darüber nachzugrübeln. Vor einigen Wochen waren sie Gegenstand einer Diskussion gewesen. Einer Diskussion, die selbst für unsere Verhältnisse ungewöhnlich temperamentvoll gewesen war. Davor hätte ich mit diesem seltsamen Begriff nichts weiter verbunden oder vielleicht eine schnöde Internetfirma vermutet. Es verbarg sich aber hinter den unschuldigen Buchstaben nichts weniger als der Abschaum der Menschheit, wenigstens wenn man Frida und Lex glauben durfte.

Ich hatte nur so halbherzig zugehört, während sich die beiden in Rage geredet hatten, aber ich hatte mir gemerkt, dass die Incels eine höchst gefährliche international fungierende Organisation von unfreiwillig im Zölibat lebenden jungen Männern darstellte, die sich genau so bezeichneten: involuntary celibats.

Was mich dazu brachte, abzuschweifen und darüber nachzudenken, wie sehr ich mich dafür schämen würde, mit einem dermaßen erbärmlichen Vereinsnamen herumzulaufen, bis mir einfiel, dass ich genau das tat. Schließlich war ich ein Mitglied der Menschen mit Vaginas e. V. Das hatte wiederum meine Erinnerung zu dem Moment gelenkt, als ich vorgeschlagen hatte, die Bezeichnung Mitglied in unserer Vereinssatzung zu Ohneglied zu ändern, weil das zutreffender sei.

Worauf Frida äußerst humorlos und mit einer Abkanzlung meinerseits reagiert hatte. Weswegen ich wieder angefangen hatte, hasserfüllte Gedanken gegen sie zu hegen und darüber das weitere Gespräch über Incels zu verpassen.

Aber ich wusste noch, dass sie Feinde waren. Weil sie in ihrem grenzenlosen Hass gegen alle Frauen, die ihnen den rechtmäßig zustehenden Sex verweigerten, bereits tote Frauen verursacht hatten.

Also würden sie auch Drohbriefe schreiben. Logisch.

»Warst du deswegen so komisch gestern?«, fragte mich Lex mit dunklen Augen und Misstrauen in ihrem dunklen Gesicht.

Ich erklärte vor allem ihr aber allen anderen auch, wie mich mein schlechtes Gewissen gequält hatte, nachdem ich den blutigen Haufen gefunden hatte, weil ich den Brief für eine leere Drohung gehalten hatte.

Alwin umarmte mich als Erstes.

»Ach, Schatz«, murmelte sie mir mit ihrem warmen Küchenatem ins Ohr, »mach dir keine Sorgen, wir kriegen das hin …«

Doch sie log und drückte mich nur deshalb so fest an sich, weil sie voller Angst war. Wir saßen hier ganz alleine mitten im Wald. Es gab Bäume, wilde Tiere und jetzt auch noch Incels. Manche von uns würden jetzt in Panik ausbrechen, das hatte ich nicht bedacht.

Manche aber auch nicht.

»Glauben die vielleicht, die könnten uns Schiss machen?«, knurrte Lex so laut, dass Lara mit einstimmte. Keiner, der die beiden so sah und hörte, würde versuchen, ihnen auch nur ansatzweise Schiss zu machen.

»Es kann sich nicht um einen Zufall handeln, dass diese widerlichen Kreaturen genau jetzt auf uns aufmerksam werden«, überlegte Frida. Ihre Stirn zog sich zu zornigen Falten zusammen, und ich wusste, sie würde sich ab jetzt nur noch diesem Thema widmen. Bis sie es besiegt hatte.

Vorsichtig befreite ich mich aus der schwitzenden Weichheit von Alwin. Ich entschuldigte mich damit, dass ich mich mies fühlte und eine halbe Stunde Schlaf brauchte, nach dieser Aufregung.

Wahrscheinlich wäre es spannend gewesen, den Entwicklungen beizuwohnen, die dort an unserer Tafel stattfanden. Denn als Nächstes schlussfolgerte Frida, dass es hier in den umliegenden Dörfern offenkundig eine Incel-Zentrale geben musste. Alles, was danach kam, würde mehr als interessant werden.

Aber ich hatte Wichtigeres zu tun.

In der Abgeschiedenheit meiner kleinen Klosterzelle atmete ich auf. Dort, jenseits des Fensters, war der Wald. Ich starrte ihn finster an. Er starrte zurück, ohne irgend eines seiner Geheimnisse preiszugeben. Natürlich.

Ich warf mich auf die dreckige Matratze, versteckte meinen Kopf in meinen Armen, atmete meinen eigenen Geruch ein und dachte nach.

Versuchte es zumindest. Scheiterte.

Versuchte es weiter. So weit war es also schon mit mir gekommen. Ich nahm Antidepressiva anstatt Cocktails, fickte mit Frettchen und Frauen anstatt mit Männern und hatte zusätzlich auch noch andere Probleme.

Wie dieses Monster im Wald.

Warum hatte ich nicht die Wahrheit gesagt? Weil ich dachte, die anderen würden mich für verrückt halten? Nein. Weil es mein Geheimnis war. Nur meines. Ich spürte ein Gefühl von Intimität, wie ich es noch nie gespürt hatte. Außer mit Skye vielleicht. Was auch immer da geschah, es gehörte nur mir.

Aber es wurde Zeit, herauszufinden, was da eigentlich genau geschah.

Ich schnappte mir Zimt, die sich gerade neben mir zum Schlafen zusammengerollt hatte, und hielt sie direkt vor mein Gesicht.

»Erzähl mir sofort, was gestern passiert ist!«, befahl ich. Sie antwortete nicht, sah aus wie immer, roch wie immer, verhielt sich wie immer.

Aber irgendetwas an ihr war dennoch anders, etwas, was unter ihrer Oberfläche lauerte und sich bewegte, als würde es ihr jederzeit durch die Haut nach außen dringen. Sie war mit etwas Fremdem in Berührung gekommen und hatte sich infiziert.

Ich legte den weichen Tierkörper etwas unsanfter wieder ab als beabsichtigt. Zimt war das egal. Sie gähnte, offenbarte ihren pinken Rachen und spitze Zähne, und schloss die Augen.

Zucker hatte zuerst versucht, eine Motte oder einen Falter oder was auch immer zu erhaschen, dann aufgegeben und mich beobachtet, wie ich Zimt beobachtet hatte, und jetzt kuschelte sie sich an ihre Schwester, beinahe wirkte es erleichtert. Nur fühlten Viecher so etwas nicht. Wenigstens nicht diese beiden mit ihren primitiven kleinen Raubtiergehirnen.

Als ich so dalag und, wieder einmal, an eine Decke starrte, stieg meine Bewunderung für Naturwissenschaftler ins Extreme. Damals an der Uni, an die ich nur noch verschwommene Erinnerungen hatte, waren die Physik- und Mathematikstudenten für mich nichts weiter gewesen als verhuschte Schemen, kaum existent in meiner Welt, in der abstrakte Formeln und Zahlen eine hässlich klingende Fremdsprache darstellten, die ich nicht zu lernen beabsichtigte.

Jetzt wünschte ich mir, sie fließend zu beherrschen.

Denn ich stellte fest, wie abgrundtief mies ich wirklich in logischem Denken war.

Ich wusste nicht einmal, wo genau ich mit Denken anfangen sollte. Es tat mir im Kopf weh.

Fakten. Fakten waren ein guter Anfang. Ich versuchte sie virtuell aufzulisten.

Fakt Nummer 1: Irgendjemand oder irgendetwas hatte das Reh getötet. Fakt Nummer 2: Irgendjemand oder irgendetwas hatte dessen Eingeweide aus dem Wald bis vor unsere Tür geschafft. Fakt Nummer 3: Ich hatte im Wald ein Tier getroffen, das zumindest einem großen Wolf ähnelte, auch wenn ich es nicht als Fakt betiteln konnte, dass es einer war, denn um das einzuschätzen fehlte mir die Expertise, und außerdem hatte sich dieses Tier nicht wie ein Wolf verhalten, sondern so, als hätte es einen menschlichen Verstand und schon entfernte ich mich von den Fakten und ließ mich von Mutmaßungen verleiten, also zwang ich meinen unwilligen Geist zurück, ließ Fakt 3 erst einmal so stehen und wechselte zu Fakt Nummer 4. Der war von höchster Wichtigkeit in meiner Aufzählung. Fakt Nummer 4. Unsichtbare Finger zeichneten ihn auf die Oberfläche meines Geistes, aber sobald ich versuchte, ihn zu lesen, verschwammen die Worte. Ich konzentrierte mich so heftig, dass ich fühlte, wie mein Körper sich anspannte, wie meine Arme und Beine steif wurden. Kein Wunder, hatten diese theoretischen Denker oft etwas Spastisches. Denken war verflucht anstrengend.

Fakt Nummer 4. Er entglitt mir wie ein nächtlicher

Traum, je gieriger ich danach griff. Aber ich musste ihn festhalten, ohne ihn machte alles keinen Sinn, er war der goldene Schlüssel.

Jemand klopfte an meine Türe, leise eigentlich, aber laut genug, um den Faden zu durchschneiden, der Fakt Nummer 4 noch daran hinderte, wieder im Nichts zu verschwinden.

Ich zuckte zusammen und fluchte.

Es klopfte abermals.

»Was?«, rief ich mürrisch.

»Ich bin es.« Es war Lex. Obwohl ihre Stimme nicht nach Lex klang, sie war viel zu leise.

»Was ist?«, fragte ich und zwang mich, freundlich zu sein.

»Kann ich reinkommen?«

»Klar.«

Was sollte ich sonst sagen.

Lex öffnete die Tür so weit, dass sie gerade mit einem Fuß hindurchpasste.

»Ich verzeihe dir«, sagte sie.

»Okay …«, antwortete ich. Was sollte ich sonst sagen.

»Wie, okay?«, fragte Lex.

»Na, okay eben«, sagte ich.

Es war ein blöder Dialog. Aber sie sollte einfach wieder gehen und mich nachdenken lassen. Möglichst sofort.

»Das ist echt alles, was du zu sagen hast: Okay?«, Lex klang inzwischen wieder genau wie sie selbst, laut, wütend und potentiell gefährlich.

»Was soll ich denn sonst sagen?«, ich klang wahrscheinlich auch wie ich. Genervt und unkooperativ.

»Vielleicht eine Entschuldigung dafür, dass du dich gestern Abend wie eine Verrückte verhalten hast? Oder was glaubst du, worum es hier geht?«

»Woher soll ich das wissen?«

Wir starrten uns an. Es kam selten vor, dass wir das alleine taten, ohne die allgegenwärtige soziale Kontrolle der drei anderen, und es war beinahe so etwas wie Wahrheit in diesem Moment.

Ganz kurz erwog ich, alles eskalieren zu lassen, mit Geschrei und Tränen und so weiter, nur um wieder meinen Frieden zu haben. Aber ich erkannte in Lex' trotzigem Gebaren die aggressive Verletztheit, die mir bereits so oft entgegengeschlagen war, von Männern, die gerne meine Liebhaber gewesen wären oder die einmal meine Liebhaber gewesen waren. Verletzt und wütend waren sie am Ende eigentlich immer.

Dann spielte ich kurz mit dem Gedanken einer versöhnlichen Taktik: »Komm her!«, könnte ich ganz sanft rufen und meine Arme ausbreiten und Lex, unsere Amazone, unser Küken, unsere Blutdurstige, würde kurz zögern, während Stolz und Sehnsucht in ihrem Gesicht kämpften, und dann wäre sie auch schon bei mir unter der Decke, und diesmal wäre es so, wie es sein sollte, ohne Neonlicht und Fieber in meinem Kopf und klebrigem Rehblut.

Diesmal würden wir uns mit weichen Mädchenlippen küssen und unsere Leiber so fest aneinanderpressen, dass es beinahe schmerzte. Es wäre genauso, wie es sein sollte, und es fühlte sich schon in Gedanken falsch an und abartig und verdorben, eine Persiflage all dieser männergeilen Fetischisierungen lesbischer Lust.

Ich könnte dennoch all das tun, was zu tun war, mechanisch, wie ein menschenähnlicher Automat, der dazu programmiert war, Gefühle vorzutäuschen, so wie ich schon oft genug getan hatte, um die Leere in einer Beziehung zu füllen. Und dann würde sich Lex in mich verlieben und wir wären ein Paar.

Was für ein entsetzlicher und gleichzeitig faszinierender Gedanke. Bevor ich der Versuchung erlegen konnte, diesen

Weg doch zu beschreiten, einfach nur, um herauszufinden, wie weit ich ihn gehen würde, rettete Zucker mich und Lex.

Das eben noch dösende Frettchen kam aus dem Nichts herangehoppelt und versenkte sein scharfes Gebiss in Lex' großem Zeh, aus einer Motivation heraus, die in der frettchenhaften Fetischisierung von menschlichen Füßen bestand, anders war diese Besessenheit nicht zu erklären.

Lex schrie natürlich panisch auf, ich hastete ihr zu Hilfe, Zimt hüpfte von der allgemeinen Aufregung angesteckt keckernd umher, was wiederum Alwin auf den Plan rief, die ihr Zimmer neben dem meinen hatte, und am Ende lachten wir alle und torkelten die Treppe hinunter und kochten Tee, und ich hatte einen unbeobachteten Moment, in dem ich mich zu Lex lehnen konnte, um ihr ins Ohr zu wispern, dass es mir so was von leidtat, mich blöd aufgeführt zu haben, aber nicht, dass ich ihr die Möse geleckt hätte, und sie war schon wieder in der Lage, darüber zu grinsen, und alles war erst einmal wieder normal, also so normal, wie es in unserer kleinen Kommune eben Standard war.

Es stellte sich heraus, dass mein spontan erfundener Incel-Drohbrief einen Segen darstellte. Frida blühte auf in ihrem neuen Feldzug gegen diese Organisation, plante ein neues Buch zu diesem Thema, stürzte sich in Recherchen und vergaß ganz und gar, mehr Ordnung und Disziplin in unsere eigenen Reihen zu bringen.

Es schien unerlässlich, sie mit Aufgaben zu versorgen, welche ihre Energie und ihren Intellekt bündelten.

Wir kamen also noch einmal mit einer Arbeiterkluft und einem Arbeitsplan davon, ansonsten hatten wir uns Freiheiten bewahrt. Die wir unterschiedlich nutzten.

Genauso wie Frida arbeitete Zoe an einem Buch, nur waren es bei ihr Rezepte, und da vor allem die Fotos davon. Es sollte so ein hippes Lifestyle-Ding werden, wo es nicht so sehr auf Kochkünste ankam, sondern darauf, dass es vegan, weiblich und sexy aufgemacht war. Was zu Zoes Grundeigenschaften zählte.

Außerdem bereitete sie ihren ersten Yogakurs vor, der bei uns stattfinden sollte und der bereits, warum auch immer, mit 8 Teilnehmerinnen voll ausgebucht war.

Alwin fand über dem Hegen und Pflegen von Pflanzen wieder zu ihrer alten Fröhlichkeit zurück, auch ohne grelle Farben. Sie übernahm zusätzlich freiwillig die meisten Küchendienste, worüber sich niemand beschwerte und trainierte Hermine tatsächlich dazu, ein Therapiehuhn zu werden, womit sie mir reichlich Raum für Spott bot, und bereitete einen Workshop vor, der Weiblichkeit und Hühner in Beziehung setzte, wofür sie sich von allen Spott einhandelte, aber es war gutmütiger Spott.

Lex wohnte sozusagen in der Zerwirkungsanlage, wo sie undurchsichtige Dinge tat, die niemanden sonst interessierten, rannte wie gehabt mit Lara durch den Wald und plante, wie sollte es anders sein, auch einen Workshop, dessen Thematik genauso undurchsichtig war wie ihre waidmännischen Machenschaften, und in der irgendwie auch die Apokalypse darin vorkam.

Ich tat das, was ich eigentlich mehr oder weniger schon vorher getan hatte, ich lebte so vor mich hin. Und gab vor, ebenfalls irgendetwas vorzubereiten, damit niemand auf die Idee kam, mich für seine eigenen Projekte einzuspannen.

Und gleichzeitig war alles anders.

Manchmal, im Sommer, wenn nach einem Regentag wieder die Sonne scheint, wirkt es zunächst, als hätte es nie geregnet. Es ist hell, warm, die Vögel singen. Aber wenn man ganz aufmerksam ist, stellt man fest, dass sie anders singen. In der Luft hängt ein anderer Geruch. Und die Farben sind anders. Es ist der gleiche Sommer und ist es doch nicht, als hätte jemand ihn ein ganz klein wenig verschoben.

Und genau so war es mit mir. Alles war wie vorher, aber anders, als wäre ein Schleier über die Welt gelegt worden oder von ihr entfernt, dessen war ich mir noch nicht sicher.

Die ersten paar Tage hielt ich mich vom Wald fern und lebte in der unterdrückten Anspannung, dass er dafür zu mir kommen würde. Aber nichts geschah. Es landeten keine Eingeweide mehr auf unserer Türschwelle.

Zimt und Zucker verschwanden nicht mehr. Und nur abends, wenn das Zwielicht Licht und Schatten verschluckte, sah ich manchmal eine Silhouette unter den Bäumen, die spitze Ohren hatte, oder auch nicht. Sobald ich mir das einbildete, schluckte ich jedenfalls eine der kleinen rosa Pillen. Wahrscheinlich bildete ich mir auch nur ein, dass sie tatsächlich gegen derartige Visionen halfen, und mit Sicherheit waren sie auch daran schuld, dass mich eine konstante, schwerelose Übelkeit durch den Tag begleitete.

Ich holte die bestellten Hühner ab, die wirklich nicht mehr waren als große Küken und aussahen wie eine Schar zerrupfter Museumsstücke mit ihren ersten Federn und kahlen Stellen und zu großen Füßen.

Ich erledigte meine Haushaltsdienste meistens und schwänzte sie manchmal und musste dann darüber diskutieren und erinnerte mich wieder, warum ich niemals in WGs gelebt hatte.

Und ich hielt mich vom Wald fern.

Auch wenn der nahende Sommer mit aller Macht an mir zerrte und versuchte, mich hineinzulocken. Er malte mit goldenem Sonnenlicht in das tiefe Grün des Laubs, schickte millionenfache Düfte von unbekannten Dingen und rief meinen Namen.

Ich ignorierte ihn, so wie ich es bereits als Kind getan hatte, wenn meine Mutter mich zum Essen rief. Manchmal, wenn niemand zuschaute, schüttelte ich eine erhobene Faust in die vorderste Front der Bäume und kam mir dabei nicht einmal lächerlich vor.

Alwin sprach mich nur einmal darauf an, ob ich abgenommen hätte, was wahrscheinlich der Fall war, ansonsten fiel niemandem auf, dass mit mir etwas nicht stimmte.

Die Tage verflogen, so etwas wie Alltag kehrte ein, und wir alle gewöhnten uns an unseren gegenseitigen Anblick in Uniform und ungewaschenen Haaren, weil alle Angst vor dem kalten Wasser hatten und das Haarewaschen so lang wie möglich hinauszögerten, sogar Zoe, die dafür auf kunstvoll gebundene Leinentücher zurückgriff, die sie sich um den Kopf schlang und mal wieder nicht aussah wie ein russisches kommunistisches Bauernweib, sondern wie eine romantische Verklärung einer Zigeunerschönheit, die im Vorbeifahren die Bauernbuben um den Verstand brachte.

Und auf die Bauernbuben hatte es Frida abgesehen, sozusagen.

Nachdem sie sich über mehrere Stunden pro Tag zurückgezogen hatte, um die Herkunft des Drohbriefs zu und mögliche Incel-Standorte eruieren inklusive eines YouTube-Videos, in dem sie sich voller wilder Entschlossenheit mit einer kriegerischen Botschaft an die gesamte Incel-Gemeinde richtete, tauchte sie wieder unter uns auf, um anzukündigen, dass wir tatsächlich in die umliegenden Wirtshäuser einfallen würden, um uns bei den Einheimischen umzuhören und die Reaktionen der lokalen Biertrinker auszutesten, wenn sie mit uns konfrontiert würden.

Ich hatte echt nichts dagegen, wieder mal in einer normalen Kneipe unter normalen Menschen zu sitzen, aber nicht so.

Nicht mit der Absicht, eine Prügelei anzufangen, auch wenn es nur eine verbale war. Doch kein Einwand half, wir mussten alle mit.

»Vielleicht treffen wir ja wenigstens Mister Schnurbart«, reizte ich Lex.

»Vielleicht treffen wir ja irgendein dummes Arschloch, das wir gegen dich eintauschen können«, schnappte sie zurück.

»Jetzt hast du meine Gefühle verletzt«, beklagte ich mich, und Alwin schritt genervt ein.

»Hört doch mal wenigstens einen Moment auf zu streiten, Kinder!«

Möglicherweise war der Schlagabtausch zwischen Lex und mir in den letzten Tagen wirklich etwas lauter geworden. Wie es bei ungelösten sexuellen Spannungen eben geschehen konnte. Aber keine von uns beiden hatte die Absicht, sie durch Ficken abzubauen, also mussten wir uns eben angiften, auch wenn das für unsere Umgebung schwerer zu ertragen war.

Zoe hatte vergeblich versucht, Frida davon zu überzeugen, dass wir uns in Zivil unter die Bevölkerung begeben sollten, um subtiler vorzugehen, und so saßen wir also an einem Samstagabend alle in Tarnhosen und Armeestiefeln dicht gedrängt um einen Holztisch im ›Goldenen Eber‹ und hielten uns jede an einem Krug Bier fest. Keine Ahnung, warum wir Bier tranken.

Die Zeiten von Prosecco und Rotwein waren anscheinend endgültig vorbei. Frida hatte die Runde für uns bestellt, und ganz selbstverständlich 5 große Pils gefordert. Ich war wohl die Einzige, die sah, wie sich sofort, nachdem sie diese Worte ausgesprochen hatte, eine sanfte Röte über ihre runden Wangen legte, als wäre ihr der Wunsch nach Bier so rausgerutscht und gleich danach peinlich.

Aber falls ich damit recht hatte, überspielte sie es gekonnt.

Außerdem lenkte mich Zoes Gesicht ab, das so überdeutlich ihr Missfallen an dem schäbigen Ort und dem Bier und ihrer eigenen Kleidung und überhaupt allem zum Ausdruck brachte, dass ich grinsen musste.

»Nicht gerade die beste Location für ein paar Fotos, oder?«, provozierte ich sie, was sie nicht merkte.

»Nee, echt nicht«, stimmte sie mir aufrichtig zu, »dabei wollte ich eigentlich so ein megacooles Gruppenbild von uns machen, wie wir hier als Girl-Gang alles aufmischen.«

»Weil ich mich ja unbedingt wie ein Girl fühlen wollte, nur deswegen habe ich mein altes Leben hinter mir gelassen!« Das war Alwin. Ganz unerwartet. Alwin war eigentlich immer nett zu allen, sogar zu Zoe.

»Manchmal frage ich mich, ob du an einer Art Regression leidest, Zoe«, warf Frida ein, nicht ganz so unerwartet. Und sie sagte es beinahe freundlich, als wäre von Zoe eben nichts anderes zu erwarten.

»Das fragen wir uns alle«, stimmte Lex zu.

»Also wenn wir so eine Mädchen-Band wären, dann wäre Zoe unsere Bassistin«, erklärte ich. Niemand kapierte den Witz. Erst recht nicht Zoe.

»Ihr braucht gar nicht auf mir rumzuhacken«, sagte die. »Ohne meine Cooperations und meine Yoga-Kurse hätten wir mehr finanzielle Probleme!«

Damit hatte sie recht. Inzwischen waren alle ihre Kurse bis zum Ende des Jahres ausgebucht. Der erste sollte nächstes Wochenende starten und brachte uns sozusagen einen ganzen Monat Verpflegung ein.

Für Lex hatten sich nur zwei Leute angemeldet und für mich noch niemand. Was mir nur recht war.

»Wir suchen nach Männern unter 30«, wechselte Frida das Thema. Das wussten wir alle bereits. Und ich konnte mir nicht vorstellen, dass wir hier in einem ländlichen Gasthaus welche treffen würden. Bis jetzt sah es jedenfalls danach aus.

Bis auf die zwei üblichen Alkis am Tresen war der Schankraum leer und leise und tot. Genauso wie die Alkis, die beide schweigend über den Rand ihres Glases zu uns hinüberstarren, als würden sie uns ungläubig für eine besonders bizarre Halluzination ihres schnapskranken Hirns halten.

»Bist du dir sicher, dass der Imker nicht irgendwie auffällig war?«, fuhr Frida fort. Sie meinte mich. Und sie hatte mich bereits einige Male gründlich darüber ausgefragt. Weil sie den kleinen Imker nicht ausstehen konnte, verständlicherweise. Erstens war es ein Mann und zweitens für die Bienen verantwortlich, die sie beinahe getötet hätten. Sie sprach zwar niemals darüber, aber ich erriet, dass sie jedes Mal daran dachte, wenn sie die Bienenstöcke vor unserem Haus sah.

»Ja, absolut sicher«, erklärte ich zum hundertsten Mal. »Das war ein harmloser Hippie, der ist besessen von Bienen und Kaffee und Workouts. Und außerdem ist er mit Sicherheit nicht unfreiwillig zölibatär.«

Das war mir aus erster Hand bekannt, was ich aber nicht veröffentlichte.

»Hm«, Frida klang wie stets alles andere als überzeugt.

»Ich glaube immer noch, Mister Schnurrbart steckt dahinter«, erklärte ich. Lex warf mir einen ihrer schwärzesten Blicke zu.

»Ich fand ihn auch ein bisschen gruselig«, meinte Alwin, »und die anderen Typen, die in dem Laden waren auch.«

»Von denen sind bestimmt eine ganze Menge unfreiwillig zölibatär«, überlegte ich.

Gedankenverloren spülte ich meine abendliche Pille mit dem ungewohnten Getränk herunter, freute mich über den Alkohol, dachte nur kurz daran, dass Alkohol mit besagter Pille eigentlich streng verboten war, und stellte ein komplett fehlendes Schuldbewusstsein fest, das ich eigentlich hätte haben müssen, weil wir nur wegen meiner Notlüge den Abend hier auf falscher Fährte verbringen mussten.

Es fühlte sich an wie Urlaub, obwohl es gerade mal zwei Wochen her war, dass wir unser neues Domizil bezogen hatte.

Nur dass wir nicht zur Entspannung hier herumsaßen, sondern eine Mission hatten. So sahen wir wahrscheinlich auch aus. Nicht nur die Stammgäste, sondern auch der Wirt und alle anderen, die so nach und nach hier eintrudelten, starrten uns von neugierig bis hin zu verstört oder gar feindselig an.

Und als eine Gruppe Jugendlicher lärmend und lachend, wie Jugendliche nun einmal auftraten, durch die Tür Hineinpurzelten, um bei unserem Anblick unisono kurz zu verstummen, um dann ein nicht weniger auffälliges Tuscheln zu beginnen, da sah ich uns mit ihren Augen und erkannte, dass wir hier die etwas obskure, potentiell gefährliche und auf jeden Fall im Zölibat lebende Gruppe waren, von ein bisschen Inzest abgesehen.

Wenn ich ein halbes Dutzend Incels visualisierte, die sich auf einen destruktiven Plausch trafen, dann sahen sie genauso aus wie wir gerade.

Wild zusammengewürfelte Herkunft, aber in abschreckender Kleidung, die ein Gruppenbild erzeugen sollte.

Die Incels hassten Frauen, die sich weigerten, von ihnen gevögelt zu werden, also alle, wir hassten Männer, die am Patriarchat festhielten, also die meisten, wenigsten laut Frida.

Zum ersten Mal fiel mir auf, dass wir alle so mühelos von einem Leben ins andere gewechselt waren, weil keine von uns sozial gebunden war. Keine Kinder, keine Partner. Zerrüttete Herkunftsfamilien, soweit ich Informationen hatte, und die hatte ich nur von Alwin. Was Lex, Zoe und Frida betraf, hätten diese Waisenkinder sein können, so wenig tauchten eventuelle Eltern oder Geschwister in ihrem Alltag auf.

Die engste familiäre Bindung hatte ich zu meinem toten Bruder, und das war ein mehr als vernichtendes Urteil.

Wir waren die Incels. Wir waren ausgestoßen, voller Zorn auf die ungerechte Welt und bereit zu radikalen Maßnahmen, um diese zu ändern. Jedenfalls Frida und Lex. Die vermochte ich mir durchaus im rechtschaffenen Amoklauf vorzustellen. Wir anderen drei, wir liefen einfach so hinterher, weil wir jemanden brauchten, dem wir hinterherlaufen durften.

Ich kippte mein Bier so schnell in meinen Hals, dass mein Magen sich mit einem lauten Rülpser wehrte.

Der riss mich aus meinen trüben Gedanken und die anderen aus ihrem Gespräch.

»Ich versuche mich nur an die hiesigen Gewohnheiten anzupassen«, entschuldigte ich mich.

Aber das interessierte niemanden wirklich, außer Alwin, die trotz aller aufgeregten Anspannung ein tadelndes Kopfschütteln für mich übrig hatte. Alle anderen starrten mich nur einen Augenblick an wie Rehe im Scheinwerferlicht, um sich sofort wieder ihrer Diskussion zuzuwenden.

Die Gruppe von Jugendlichen, die kurz zuvor zwei Tische weiter Platz genommen hatte, war das Subjekt ihrer Verdächtigungen.

»Sie haben zwei Mädchen dabei«, flüsterte Lex, »richtige Incels haben keinen freundschaftlichen Kontakt zu Mädchen.«

»Möglicherweise nichts als Tarnung«, befand Frida in dem gleichen verschwörerischen Tonfall.

»Vielleicht haben sie sie auch entführt, um sie gleich anschließend im Wald zu töten«, schlug ich vor.

»Wenn du das nicht ernst nimmst, kannst du auch sofort wieder nach Hause gehen, Willow«, zischte Frida. Ihre dicken Wangen glühten, ihr Pony führte sich anarchischer auf denn je und ihre Hände waren zu Fäusten geballt. Natürlich hätte ich die Signale richtig deuten können: Sie verstand in der Angelegenheit keinen Spaß, niemals, und heute besonders keinen.

Aber ganz ehrlich, auch auf den zweiten Blick machten die Jungs da drüben keinen üblen Eindruck.

Abgesehen von den extrem zu Tode gegelten Haaren, der heftigen Akne und den geschmacklosen, seltsamen Klamotten. Nur war das das Normalste auf der Welt, jede Generation musste geschmacklose, seltsame Klamotten erfinden, um sich von den alten Säcken abzugrenzen.

Sie musste sich genauso laut und dumm aufführen, wie die da drüben, jedenfalls in den Augen der Generationen vor ihnen.

Sie waren normal.

Incels stellte ich mir verstohlen vor und verschwitzt, mit der fiebrigen Blässe und den billigen Hemden religiöser Versicherungsvertreter.

Sie schütteten nicht fröhlich Bier in den Ausschnitt ihrer weiblichen Begleitung, damit diese kreischten.

»Ich nehme das ernst«, wehrte ich mich, »aber das sind keine Incels.«

»Klar, weil du ja auf einmal Expertin bist!«, bemerkte Zoe ziemlich spitz. In letzter Zeit war sie auffällig häufig wenig süß zu mir. Entweder es lag daran, dass ich ihrem Zusammenbruch in der Umkleidekabine beigewohnt hatte oder sie war eifersüchtig, weil ich sowohl Alwin als auch Lex die Muschi ausgelutscht hatte und ihr nicht.

»Man muss keine Expertin sein, um zu sehen, dass die Jungs da nur die üblichen Probleme mit Mädchen haben«, sagte ich und wurde mir gleichzeitig bewusst, dass Zoe so ziemlich der letzte Mensch auf Erden war, dessen Genitalien attraktiv für mich waren. Das sagte ich nicht, obwohl es möglicherweise die Diskussion in unterhaltsamere Bahnen gelenkt hätte.

»Oder eher andersherum«, merkte Alwin an und beobachtete mit mitleidigem Gesicht das zeternde Mädchen, das an seinem durchnässten Top herumzupfte.

»Ja, wenn wir nicht alle das ein oder andere Problem mit Jungs hätten, säßen wir jetzt nicht hier«, grinste ich.

Frida grinste nicht. »Diese Tendenz, alle Problematiken zu verharmlosen, ist ein Teil unseres Problems«, rügte sie.

Aber wir sollten sehr schnell noch ein ganz anderes Problem bekommen. Es zog einen Stuhl an unseren Tisch und unterbrach unsere getuschelte Verschwörung, die kurz davor war, wieder einmal in einem internen Streit zu enden.

»Also, meine Freunde und ich«, begann das Problem mit einem fetten Lächeln, »wir fragen uns schon die ganze Zeit, was ihr für Ladys seid.«

Das Problem war männlich, war mit Sicherheit einmal der Charmeur des Dorfes gewesen, war es möglicherweise immer noch, auch wenn sein Lebensstil ihm durch zu viel ungesundes Essen, zu viele Zigaretten und vor allem zu viel Bier ihm das Haar gelichtet, den Teint versaut und seine Mitte zu einer Wampe gemacht hatte.

Noch immer aber hatte er Grübchen und veilchenblaue Augen, auch wenn die einen sich ihren Platz in glänzendem Speck erkämpfen mussten und die anderen blutunterlaufen waren, und noch immer verließ er sich auf beides, um fremde Frauen zu becircen. Fünf auf einmal, die in militärischer Optik steckten, einen militärisch anmutenden Hund dabei hatten und ihn unfreundlich musterten. Er musste ein wenig Todessehnsucht in sich tragen.

Obwohl, Zoe strahlte ihn an und hauchte ihm ein begeistertes »Hi« entgegen. Aber bei ihr war das weibliche Konditionierung, keine Freude.

»Ich verstehe nicht ganz, was du willst«, sagte Frida. So kühl und klar wie reines kaltes Wasser.

»Nur das Beste, nur das Beste!«, antwortete das Problem mit Grübchen und Augenzwinkern. Im Hintergrund tat die Schar seiner Anhänger so, als würden sie seine Aktion nur halbinteressiert beobachten, aber ich sah sie mit dem Hinterkopf grinsen und Wetten abschließen, wie das Ganze für ihn ausgehen würde.

»Ihr müsst wissen, wir sind hier nur einfache Leute. Bei uns passiert nicht viel. Wir sind neugierig, weiter nichts!« Er richtete sich mit seinem beinahe verlorengegangen Charme an Zoe, nicht an Frida. Natürlich. »Also, wenn dann auf einmal so Ladys wie ihr hier aufmarschiert … das regt die Fantasie an von so Kerlen vom Land wie uns!«

»Das glaube ich sofort«, sage Frida mit ihrer kalten Stimme. Ihre weißen dicken blassen Hände ruhten ruhig auf der zerfurchten Tischplatte, und nur ich sah das leichte erregte Zittern in ihnen. Frida glaubte, sie hätte den Drohbriefschreiber gefunden.

»Und was habt ihr so für Fantasien?«, fragte Lex mindestens genauso kalt. Ich hatte schon immer gewusst, dass sie voller Hass war, aber nicht, wie sehr. Ihr Blick ruhte auf dem Problem, als wäre es kein Mann, sondern ein widerliches Insekt, das sie zu zertreten beabsichtigte.

Dieser zeigte ein breites Grinsen und zwinkerte jetzt Lex zu.

»Was man sich halt so Gedanken macht bei deinem Anblick, meine Süße!«

Er war womöglich nie der Hellste gewesen. Und mit Sicherheit hatten ihn all die Jahre in einem sozialen Umfeld geformt, in dem ihm die Frauen alles hatten durchgehen lassen, weil er war ja der Heini oder irgendwie so was, und der Heini war nun mal so, und alle lachten über seine sexistischen Witze oder fühlten sich sogar geschmeichelt, und er war der Einzige, der sogar der Frau Pfarrerin ein Kompliment zu ihren weiblichen Attributen machen durfte, ohne einen Anschiss zu kassieren. Die Heinis dieser Welt hatten eine gewisse Narrenfreiheit, und dieser hier besaß den Übermut eines Oberheinis.

Aber Frida war keine Abgesandte Gottes in dieser schnöden Welt, sie war mehr als das. Und Lex hatte keine Toleranzgrenze für Idioten, die sie Süße nannten.

Nur Zoe kicherte ein bisschen und fummelte in ihren Haaren und zog heimlich ihre Lippen mit verbotenem Lippenstift nach und streckte ihre Titten raus, ich schwöre, es war eine so faszinierende Demonstration antifeministischen Verhaltens, dass ich darüber fast vergaß, wo die Haupthandlung stattfand.

»Ihr seid doch die aus dem Teufelshof, oder? Die Gruppe von Frauen, die da eingezogen ist?«, fuhr das Problem fort.

»Echt jetzt? Wir wohnen auf dem Teufelshof?«, entfuhr es mir.

»So heißt der hier bei uns«, zum ersten Mal blickte er mich direkt an und zuckte mit den Schultern.

»Das erklärt einiges«, murmelte ich.

Aber ich war die einzige, die momentan mehr Angst vor dem Teufel als vor den Incels hatte.

»Also, wenn ihr vielleicht die großartige Güte zeigen würdet, mich und meine Freunde aufzuklären, was ihr da so macht, dann könnten wir wieder ruhig schlafen!«

Er flirtete wieder mit Zoe.

»Wenn wir dir sagen würden, was wir da so machen, dann könntest du nie wieder ruhig schlafen, das verspreche ich dir!«, sagte ich fröhlich.

»Oho«, lachte er und winkte die Bedienung herbei. »Bring mir und den Ladys noch mal allen ein Bier, Schnucki, jetzt fängt es an, spannend zu werden!«

Ich konnte das mit einem Blick in Fridas und Lex Gesichter nur bestätigen.

»Hör mal zu, Schnucki«, sagte Frida so langsam, als würde sie mit einem debilen Kleinkind sprechen. »Deine toxische Männlichkeit kotzt uns an. Aber von mir aus, bleib ein Bier hier sitzen und erzähl uns alles, was du über die Incels weißt.«

Hatte ich Fridas Intelligenz erwähnt? Davon war in diesem Verhör nicht viel zu spüren. Ich schüttelte innerlich den Kopf und beschloss, das Gespräch zu übernehmen.

Frida war wie ein Panzer, der den Typ einfach überrollen würde, ohne ihn irgendwie zu Wort kommenden zu lassen, Lex sah so aus, als würde sie ihn am liebsten töten und mit in die Zerwirkungsanlage schleppen, um seine Eingeweide zu Wurstpellen zu verarbeiten, Zoe war in den Weibchenmodus gefallen und würde dort so lange bleiben, bis keines seiner erbärmlichen männlichen Hormone mehr in ihrer Nähe war, und Alwin würde vielleicht ein bisschen auftauen, aber nur, um ihm wohlmeinende Tipps zu gesundem Essen und ausreichender Bewegung an der frischen Luft zu geben.

Ich versuchte mich also zu erinnern, wie es war, charmant und geistreich zu sein, um eine leichtgängige Konversation zum Laufen zu bringen, aber offensichtlich hatte ich nicht zwei Wochen in der Einöde gelebt, sondern zweihundert Jahre, denn mein Mund wollte nicht lächeln, und meine Zunge weigerte sich, belanglose Worte zu bilden, und meine Nase wehrte sich gegen all die fremden Gerüche der vielen fremden Menschen, und mein Herz schrie mir zu, ich solle aufstehen und nach Hause gehen, wo auch immer das war.

Und da saß dieser Mann auf seinem breiten Arsch und beanspruchte Aufmerksamkeit. Und ich merkte, dass ich ihn nicht leiden konnte. Ich verabscheute ihn und all seine selbstzufriedene Bauernschläue. Ein Schluck Hass stieg in mir hoch wie Magensäure, und einen Augenblick nur später sprang das Problem namens Heini auf und kreischte und Lara hing an ihm, ein knurrendes Bündel aus Fell und Muskeln, und ich schrie auch, weil Fakt Nummer 4 in einer Explosion aus Licht in meinem Schädel aufflammte, und ich fiel von meinem Stuhl auf und stolperte durch Stühle und Leiber und wilde Stimmen, bis ich endlich die Tür erreichte und in die Nacht entkam.

Fakt Nummer 4: Ich konnte Tiere mit meinen Gedanken steuern.

KAPITEL ZEHN

Die Nacht war freundlich und streichelte kühl meine heißen Wangen. Ich stand auf der gepflasterten Straße, in meinem Rücken der »Goldene Eber«, aus dem Tumultgeräusche klangen, und vor mir der Weg irgendwohin.

Dort war der Parkplatz, auf dem unser Vagina-Mobil sich ausruhte, und hinter dem Parkplatz begann der Wald, in dem irgendwo der Teufelshof und mein Monster auf mich warteten.

Und dort stand auch Skye, nackt wie eine griechische Statue, weiß wie der Vollmond selbst, und winkte mir zu.

Was sollte ich tun, außer zu ihm zu eilen?

Aber als ich ihn erreichte, war da nur eine weiße Birke, deren zarte Äste im aufkommenden Wind schwangen.

Nur seine Stimme war noch da.

»Du bist eben eine Blume«, sagte er mit einem Lachen. Oft hatte er das gesagt. Immer wenn ich rief: »Wetten, dass dieser Schmetterling auf meiner Hand landet?« Und kaum einen Moment später hatte sich das Pfauenauge aus der Luft herabgeschwungen, um sich mit bebenden Flügeln auf meinem ausgestreckten Finger niederzulassen. Und ein paar Tage später der Kohlweißling. Und einmal, als wir irgendwo in Urlaub waren, ein prächtiger Schwalbenschwanz.

»Wetten, dass ich die Blindschleiche fangen kann?«

»Das war geschummelt, die ist ja nicht mal geflohen! Wahrscheinlich ist sie krank oder einfach nur dumm!«

»Du bist dumm!«

Ein Dialog, der dutzendfach in ähnlichen Variationen zwischen meinem Bruder und mir stattgefunden hatte.

»Wetten, dass die Wespe mich nicht sticht?«

»Wetten, dass der Eisbär direkt bis zur Scheibe kommt?«

»Wetten, dass der Hund sich von mir streicheln lässt?«

»Wetten, dass der Schmetterling auf mir landet?«

Ich berührte vorsichtig den Stamm der Birke, als wäre er Skyes Leib.

»Ich war es, die beinahe Frida getötet hat«, flüsterte ich.

Die Bienen, die sich als eine Wand erhoben hatten, um über Frida herzufallen, beseelt von einem einzigen gebündelten Willen: dem meinen. Mein Hass war es gewesen, der aus mir herausgebrochen war wie die giftige Lava aus einem bösartigen Vulkan, um in die unzähligen winzigen Körper einzudringen und sie auf die Frau zu hetzen, die einfach nicht aufhören wollte, mich mit ihren Worten zu verletzen, Worte, die aus ihrem kleinen gemeinen Mund drangen, dem Mund, auf den sich die Bienen gestürzt hatten, um ihn zu zerstören und für immer zu schließen.

Weil ich es so wollte.

Skyes Gesicht tauchte als weißer Schatten zwischen den nachtgrauen Blättern auf.

»Erinnere dich an Schneeweißchen und Rosenrot«, wiederholte er den Satz aus meinem Traum.

Und ich erinnerte mich abermals. Nicht nur daran, wie er und ich unter dem Tisch gekauert waren und beobachtet hatten, wie unsere drolligen, flauschigen Haustiere sich in wilde Bestien verwandelt hatten, um unsere Mutter zu zerfleischen. Sondern an die Szene davor.

Skye und ich liegen in seinem Bett, er lehnt an der einen Stirnseite, ich an der anderen. Er liest eines seiner Bücher, ich spiele mit Schneeweißchen und Rosenrot. Aber ich spiele nicht wirklich. Mein Blick wird immer wieder von den beiden gepackten Koffern angezogen, die in einer Ecke stehen und doch den ganzen Raum einnehmen.

Morgen schon wird Skye fortgehen, weil Mutter ihn dazu gezwungen hat. Ich hasse sie, mehr als alles auf der Welt. Sie nimmt mir den einzigen Menschen, den ich liebe.

Der Hass sitzt wie ein Bleiklumpen in meinen Eingeweiden und macht jeden Gedanken schwer.

»Ihr seid meine Soldaten«, sage ich zu den beiden Albino-Tieren, die mich mit ihren blutroten Augen mustern. »Ihr seid meine Soldaten. Tötet sie!«

Skye blickt von seinem Buch auf.

»Was bist du für ein dramatischer kleiner Puck«, sagt er halb vorwurfsvoll, halb amüsiert.

Seit er den blöden Mittsommernachtstraum von Shakespeare gelesen hat, nennt er mich Puck, nur um mich zu ärgern, und mich daran zu erinnern, dass ich alles andere bin als die Elfenkönigin Titania.

»Ich meine es komplett ernst«, behaupte ich. »Wenn sie tot ist, können wir für immer zusammenbleiben!«

Ein Flackern huscht über Skyes Gesicht, eines, das er vor mir verbergen möchte, aber ich sehe es trotzdem, und es macht mich noch wütender, ich weiß nicht einmal, warum.

»Tötet sie!«, zische ich Schneeweißchen und Rosenrot an.

Und dann, am gleichen Tag noch, starren wir auf diese Szene wie aus einem Horrorfilm, in der sich rote Blüten auf dem weißen Teppich bilden und auf den Kleidern unserer Mutter. Zwei kleine weiße Körper, die sich drehen und winden und sich in ihrem Fleisch verbeißen.

Das war der Grund, warum sie auf einmal nicht mehr da waren. Mein Vater brachte sie weg, ob zum Einschläfern oder ob er sie selbst in einem Sack irgendwo in den Fluss warf, wer wusste das schon.

Und das war der Grund, warum meine Mutter bis zum heutigen Tag Halstücher trug, welche die hässliche gezackte Narbe an ihrem Schwanenhals verbargen.

Skye tauchte wieder auf und lächelte mich an, mit seinem toten Schattengesicht, als er sah, dass ich mich endlich, endlich an alles erinnerte.

»Nein, nicht an alles«, wisperte er vielstimmig mit den raschelnden Birkenblättern als Stimmbänder. »Bei weitem nicht an alles!«

»Halt den Mund!«, wies ich ihn an.

Meine Augen hatten sich an die Dunkelheit hier draußen gewöhnt und genossen die Weichheit der verschwommenen Konturen. Es gab keine Kanten und keine Schärfe in dieser nächtlichen Welt, alles war wie aus einem Stück gegossen.

Eine Motte flatterte betrunken vorbei, und instinktiv streckte ich meine Hand aus, wie ich es bereits tausendmal getan hatte.

Und ganz selbstverständlich dauerte es nur ein paar Flügelschläge, bevor sie darauf saß, mit ihren dicken, haarigen Fühlern und den dicken, haarigen Beinchen, und ich fing an zu weinen, einfach so.

Ich erkannte das daran, dass mein Gesicht nass wurde und mir etwas übers Kinn hinabtropfte, und ich stellte überrascht fest, dass ich mich nicht erinnern konnte, wann ich das letzte Mal Tränen vergossen oder ob ich das bereits überhaupt jemals getan hatte.

Nur war ich mir bislang sicher gewesen, dass Menschen aus Traurigkeit weinten. Und ich fühlte mich nicht traurig. Ich fühlte einen vagen Schwindel, wahrscheinlich wegen der dummen Kombination von Antidepressiva mit Alkohol, und alles, was ich sonst fühlte, das glaubte ich zumindest, war Erleichterung.

Ich weinte aus lauter Erleichterung, hier im Nirgendwo, und fragte mich, warum. Eine Antwort gab ich mir nicht. Skye, der möglicherweise dazu in der Lage gewesen wäre, war nicht mehr da, nur sein Geruch hing noch in der Luft, dieser spezielle, kaum wahrnehmbare Geruch nach Pfeffer und Beeren und Steinen, aber vielleicht kam er auch aus dem Wald, in dem es all das gab, Kräuter und Früchte und Felsen.

Und Tiere. Millionen, eher Milliarden von Tieren. Der Gedanke bereitete mir Gänsehaut, und während ich so an die Birke gelehnt da stand und weinte, fühlte ich, wie die Erleichterung langsam einer kalten Erregung wich, als würden die Tränen Zweifel und Zögern fortwaschen und einen Kern aus glänzendem Metall freilegen, der mein eigentliches Ich war.

Vielleicht war ich auch einfach nur komplett dicht.

Ich musste kichern. Und dann winkte ich dem Wald zu, der mich belauerte, und flüsterte: »Noch nicht!« und drehte mich um und schritt, so benommen ich mich fühlte, aufrecht wie eine Königin zurück zu den erleuchteten Scheiben der Zivilisation.

Im »Goldenen Eber« hatte sich in meiner Abwesenheit alles wieder beruhigt. Lara lag so friedlich unter dem Tisch, als hätte sie sich dort nie fortbewegt, wer sich dafür fortbewegt hatte, war das Problem namens Heini, er saß wieder bei seiner Schar, möglicherweise ein wenig blasser als zuvor aber augenscheinlich unverletzt. Meine kleine Schar schien recht vergnügt zu sein.

Lex strahlte geradezu, was bei ihr eine Seltenheit war.

»Da bist du ja endlich wieder, du Mimöschen«, grinste sie mich an. Aber ich war komplett high, anstatt Blut floss leuchtendes Silber durch meine Adern und füllte meinen Mund mit

Freude. Also lächelte ich einfach nur und glitt lautlos auf meinen Stuhl, der sich, wie alles, nicht ganz echt anfühlte.

»Ich wollte dich schon suchen gehen«, sagte Alwin und streichelte besorgt meinen Rücken, während ich Laras Schnauze streichelte, die sie mir entgegenstreckte, als wollte sie sich vergewissern, dass alles okay war.

Es war alles okay. Irgendwie. Und irgendwie nicht. Irgendwie war es weit mehr als das. Es war wie Schlaf nach fünf Stunden auf der Autobahn, wie eiskalte Zitronenlimo nach einer Wanderung durch die Wüste, wie ein Orgasmus nach stundenlangem erotischen Gerangel. Und gleichzeitig war es wie in viertausend Meter Höhe auf einem Felsvorsprung nackt im Sturm zu stehen, in viertausend Meter Tiefe auf dem Grund des Ozeans zu ertrinken und in brodelnde Lava zu fallen.

Kein Wunder, brachte ich keinen Ton heraus.

Dafür waren die anderen umso redseliger.

»Alle hier hassen uns jetzt!«, sagte Zoe, und es war unklar, ob sie sich darüber beschwerte oder stolz darauf war. Ihr knallroter Lippenstift, aufgetragen in einer Art spontanen Trance, hervorgerufen durch die Anwesenheit eines fortpflanzungsbereiten Männchens, war leicht verschmiert.

»Es ist ein Kompliment, von diesen primitiven Chauvinistenschweinen gehasst zu werden!«, teilte Frida uns mit. »Sie sollen uns hassen und fürchten.«

»Also, der kleine Wichser hat sich schon mal in die Hosen gemacht vor Angst«, grinste Lex und nickte zu dem Heini hinüber.

»Ich mir auch«, gestand Alwin. »Ich kann Willi total verstehen. Am liebsten wäre ich auch davongerannt. Lara war wie eine Bestie!«

Lara war keine Bestie. Ich war die Bestie.

Mit zartem Zittern griffen meine Finger nach dem Glas, in

dem sich das verbliebene Bier als trübes Gold sammelte. Ich hielt mich mit meinem Blick an meiner Hand fest, deren Haut rau und trocken war, mit kurzen, eingerissenen Nägeln unter denen dunkle Ränder lauerten. Es war nicht die Hand, die ich einmal hatte. Eine Hand, die nach Dingen tastete, die ich nicht verstand.

Ich drückte mich fest gegen Alwins schweres, weiches, nach Hefe und Küche duftendes Fleisch, das ein Bollwerk der Realität darstellte. Mir war schwer danach, mich wieder saugend an eine ihrer Titten zu flüchten wie ein verlorenes Ferkel, aber erstens saßen wir in einer Dorfkneipe herum und zweitens gab es nichts, wohin ich mich flüchten konnte. Die Städte waren voll mit verzweifelten Seelen, die auf der vergeblichen Flucht vor sich selbst waren, ich musste es wissen, aber ich wusste auch, dass es letztendlich entweder vergeblich war oder einen zu hohen Preis forderte.

Und war nicht der Sinn dieser Kneipe, nichts weiter als ein Auffangbecken für die an sich selbst Ertrinkenden zu bieten?

Und warum schwammen im flachen Gewässer meines Schädels derartig triste und beinahe schon tiefsinnige Gedanken?

»Ich mag dich«, wisperte ich Alwin zu, nur um irgendetwas zu sagen, was normal klang.

»Ich mag dich auch, Schatz«, erwiderte sie und streichelte abwesend meinen Stoppelkopf.

Sie lauschte Fridas Ausführungen darüber, dass wir uns doch bei genauerer Überlegung am falschen Ort befänden, da sie die soziale Kontrolle und Ordnung der Dorfgemeinschaften unterschätzt hätte, in deren patriarchalen Strukturen wie Vereinswesen und Nachbarschaftsgrillen selbst derartig armselige Penisträger wie dieser Heini zu Kopulationsmöglichkeiten durch arrangierte Ehen gelangten.

Wir müssten uns, und es klang beinahe, als hätte sie ähnliche Gedanken gehabt wie ich, wieder dem Sumpf der Städte zuwenden, in denen im Schatten von Einsamkeit und Anonymität Hass und Verzweiflung gediehen.

Keine Ahnung, warum sie so schnell ihre Meinung geändert hatte. Das war keine Charaktereigenschaft, die sie normalerweise auszeichnete. Wenn ich aufmerksamer gewesen wäre, hätte ich die nadelspitzendünnen Perlen von Schweiß in den Härchen ihrer Oberlippe prangen gesehen wie Sterne im mondlosen Nachthimmel und das grelle Rot auf den Rundungen ihrer Wangen, aber ich war zu sehr mit mir beschäftigt.

Später sollte ich erfahren, dass es persönliche Gründe für ihre Flucht aus der dörflichen Kneipe gab, Gründe, die in der Kindheit verankert waren wie bei uns allen.

Für heute reichte es mir, dass es einen Grund zum Aufbruch gab. Und dann waren wir wieder dort, wo wir es inzwischen Zuhause nannten, und die Wochen verstrichen, und Frida forschte weiter an ihren verhassten Incels, und die anderen taten, was sie sonst so taten, und ich, ich tat etwas vollkommen Neues: Ich übte.

Ich übte von morgens bis abends. Manchmal auch nachts, wenn ich nicht schlafen konnte, was ständig der Fall war.

Ich begann mit den Hühnern, oder dem zerrupften Pack, aus dem irgendwann einmal Hühner werden sollten. Weil ich davon ausging, dass deren winziges Gehirn wenig Widerstand bieten würde.

Am ersten Morgen sprang ich mitsamt der ersten Sonne aus dem Bett, trippelte die knarrende Holztreppe wie ein Kätzchen hinunter, um niemanden zu wecken, warf Zimt und Zucker ihre schlaffen Kükenleichen zu, rührte mir einen grässlichen Getreidekaffee an, den ich mit nach draußen nahm, und dann stand ich im Hühnergehege, wo die ersten Kreaturen schlaftrunken umherirrten und leise Hühnergeräusche machten.

Die Finger um meine heiße Tasse zitterten genauso wie den Abend davor, als ich das Glas Bier gehalten hatte, aber es war ein vorfreudiges Zittern, wie die Beine eines Hundes, bevor er dem begehrten Ball nachsetzt.

»Kommt zu mir!«, befahl ich mit heiserer Stimme.

Die heranwachsenden Lumpenfedern fuhren unbeeindruckt fort, unmotiviert an Dingen herumzupicken und durch die Gegend zu wackeln.

»Kommt her zu mir!«, wiederholte ich etwas lauter, aber immer noch mit gesenkter Stimme, um nicht den frühmorgendlichen Frieden zu stören.

Möglicherweise hob das schmutzigweiße Ding dort drüben rechts ganz kurz sein zerrupftes Haupt, um mich aus seinen stecknadelgroßen Reptilienaugen zu mustern, aber das war es auch schon an Reaktionen.

Ich seufzte, nahm einen Schluck von der braunen Brühe, bereute es, dass ich zu faul gewesen war, um echten Kaffee zu machen, und fühlte den Sog meines Bettes an mir ziehen. Vielleicht sollte ich einfach wieder schlafen gehen.

Aber als mein wandernder Blick die erste Reihe der Bäume trafen, die mich als Späher des Waldes beobachteten in ihrer grünen, windgewiegten Stille, da straffte sich meine Wirbelsäule, als wäre sie aus Stahl, und ich holte meinen Willen zurück.

Skye hatte mir immer vorgeworfen, dass jede Schmeißfliege mehr Ehrgeiz hatte und mehr aus ihren Talenten machte als ich. Aber das stimmte nicht. Ich hatte keine Talente. Die hatte alle er abbekommen. Im Bauch unserer Mutter waren wir eine Einheit gewesen, eine einzige organische Masse mit einem Gehirn und einem Herz, und die Natur oder das Schicksal, wenn gar das nicht Synonyme darstellten, hatten uns auseinandergerissen, auf eine Weise, die jeden von uns unvollständig machte.

Er hatte die Talente und ich hatte keine. Er hatte einen starken Willen und ich hatte keinen. Er hatte einen Penis und ich hatte keinen.

Manchmal hatte ich das Gefühl, ich war nichts weiter als sein Schatten. Aber er war tot und ich lebte, und es gab eines, was er niemals gehabt hatte: eine Armee von gefiederten, geschuppten, behaarten Geschöpfen.

»Kommt her! Alle!«, presste ich angestrengt zwischen harten Lippen hervor. Umsonst. Ich begann, mir etwas blöde vorzukommen.

Warum funktionierte es nicht? Beinahe von selbst suchte sich meine Hand den Weg in meine Hosentasche, um nach den rosa Pillen zu suchen.

Vielleicht war ich doch verrückt. Vielleicht hatte ich mir Fakt Nummer 4 nur eingebildet. Genauso wie ich mir einbildete, dass mein Bruder immer noch da war, in der Form von Bäumen und Mondlicht und leisen Stimmen.

In just diesem Moment kam ein zimtfarbenes Etwas angaloppiert und stürzte sich auf das erbärmlichste aller Hühnchen. Ich hatte Zimt und Zucker ganz vergessen, die eine Zeitlang mit irgendwelchen geheimen Machenschaften beschäftigt gewesen und jetzt auf die Idee gekommen waren, mich zu suchen.

Zimt hatte mich im Hühnergehege gefunden, wie auch immer sie hier hereingelangt war. Und zusätzlich war sie im Paradies gelandet: ein Meer aus lebendigem Futter.

Aber dieses Futter bestand gleichzeitig aus meinen Übungsobjekten und Schützlingen, so mickrig sie auch sein mochten, und bei der Vision, wie die Frettchen unter ihnen wüteten, fuhr eine kalte Klinge durch mein kaltes Herz.

»Raus hier!«, brüllte ich Zimt an, ohne jegliche Rücksichtnahme auf die morgendliche Stille, und mein kleines Raubtier stoppte in der Tötungsbewegung, in der es gerade auf das winzige Federvieh herabschnellen wollte, als wäre es gegen eine unsichtbare Wand geprallt, und hoppelte genauso eilig, wie es gekommen war, wieder von dannen, nicht ohne mir einen scheelen Blick zuzuwerfen.

Ich nickte zufrieden, zog die Hand ohne Pillen wieder aus der Tasche zurück und verstand: Es ging nicht darum, was ich sagte, es ging darum, was ich wollte.

Ich musste also nur wollen, dass die Hühnchen, zu mir kamen, und sie würden kommen, wie die Schmetterlinge auf meine Hand.

Aber es gab ein Problem: Es war mir scheißegal, ob dieser Haufen halbfertiger Huhnanwärter weiter seine sinnlosen Kreise zog oder mir zu Füßen saß.

Es war mir offenkundig nicht scheißegal gewesen, dass Zimt sie beinahe alle zu Leichen gemacht hätte. Immerhin.

Zwischen den Bäumen bewegte sich etwas. Ein Schatten unter Schatten. Was auch immer es war, es erinnerte mich daran, dass es etwas gab, was uns beobachtete, bereits seit wir hier das erste Mal aufgetaucht waren.

Etwas, das in unserer Gegenwart Rehe zerfleischte und die Gedärme säuberlich an unserer Türschwelle ablegte.

Etwas, das mir gezeigt hatte, wie einfach es wäre, meine Frettchen zu töten.

Etwas, das mich augenblicklich mehr motivierte als die Aussicht auf einen Painkiller unter wilden Rosen.

Ansonsten wäre ich jetzt schon längst zurück in die Küche geschlurft und hätte da so lange Radau veranstaltet, bis Alwin aufgetaucht wäre, um mir Kaffee und Frühstück zu machen.

So aber zwang ich mich zu bleiben und das bisschen Willen, über das ich verfügte, zu aktivieren. Wenn es mir nicht gelang, die Hühnchen zu mir locken zu wollen ... vielleicht fiel es mir leichter, sie für etwas Lustigeres zu benutzen. Sie könnten ja wenigstens alle zusammen etwas mehr Zielstrebigkeit zeigen … Wozu waren Hühner noch mal da? Zum Eierlegen per se. Dafür waren die hier noch nicht reif genug. Aber zum Regenwurmsuchen sollte es doch reichen.

Ich stellte mir vor, wie sie alle unisono fleißig in der Erde pickten, um eine maximale Regenwurmausbeute zu erreichen, und die Vorstellung alleine schon erheiterte mich.

»Oh, ja, sucht, ihr Vögelchen, sucht!«, murmelte ich.

Und tatsächlich, erst eines, dann zwei der Geschöpfe in meiner unmittelbaren Umgebung begannen erst zögerlich, dann eifriger zu picken.

Ich kicherte. Ein drittes gesellte sich hinzu, und je mehr ich mich amüsierte, umso mehr wurden es, bis ein halbes Dutzend um mich herum wuselte und wild mit den Schnäbelchen die Erde durchpflügte.

Mein triumphierendes Gelächter erstarb allerdings schnell, denn erstens hielt der seltsame Reigen nicht länger als höchstens eine halbe Minute an und zweitens zeigte sich der Großteil des Schwarms weiterhin komplett unbeeindruckt.

»Ach Scheiße«, maulte ich, die Tür des Hühnergeheges hinter mir zuschlagend, um direkt in Lex hineinzustolpern, die mit Lara auf dem Weg in den Wald war.

»Was ist scheiße?«, fragte sie, während Lara mir mit vornehmer Freude die Hände abschleckte.

»Es ist beschissen schwer, etwas zu wollen, was man eigentlich nicht will!«, erklärte ich.

»Und solche Gedanken kommen dir im Hühnerstall?« Lex grinste, etwas herablassend, wie ich fand. »Von dir hätte ich am wenigstens vermutet, dass du unter die Philosophinnen gehst!«

»Es gibt keine Philosophinnen, es gibt nur Philosophen,

männliche, wird vielleicht mal Zeit, dass wir das auch ändern, oder?«

»Na ja, wenn gerade du das ändern willst, musst du aber noch eine Menge üben!«

Lex entfernte sich in gleichmäßigem Trab und mit leiser werdendem Lachen.

Ich stürmte die Küche mit dem Ausruf: »Der eigene Wille hat einen eigenen Willen!«

Alwin und Zoe, die noch im Nachtgewand am Tisch herumlungerten, wandten sich mir mit einem ähnlich schlaftrunkenen und verwirrten Gesichtsausdruck zu, wie ihn die Lumpenhühnchen gezeigt hatten.

»Das ist eine philosophische Erkenntnis, ich erwarte nicht von euch, dass ihr sie versteht!«, setzte ich nach, während ich erleichtert die volle Kaffeekanne erspähte und mich ihrer bediente.

Hinter meinem Rücken tauschten die beiden Blicke, das spürte ich ohne hinzuschauen.

»Warum bist du eigentlich schon wach, Schatz«, fragte Alwin vorsichtig.

»Wer kann das schon beantworten?«, erwiderte ich erhaben.

»Hey, Süße, dann mach doch eine Runde Yoga mit mir!«, rief Zoe begeistert. »Vielleicht bringt dich das auf andere Gedanken!«

Ich suchte nach einer passenden, irgendwie philosophisch klingenden Antwort, fand keine und zuckte resigniert mit den Schultern.

»Von mir aus.«

»Yay!«, kreischte Zoe. »Wir werden unsere Mutter, die Sonne, begrüßen!«

»Aber nicht im Nachthemd, Zoe«, sagte ich streng. »Uns

ist allen aufgefallen, dass du in letzter Zeit nur noch im Nachthemd herumrennst, weil du deine Uniform nicht tragen willst!«

»Das ist uns tatsächlich allen aufgefallen«, ertönte Fridas leise, harte Stimme. Sie war von uns unbemerkt an die Türschwelle getreten.

»Es war nicht Sinn meiner Regel, sie wo es nur geht zu umgehen oder zu brechen!«

Frida hatte mal wieder miese Laune, wahrscheinlich weil ihre Nachforschungen die Incels betreffend wenig fruchtbar blieben.

Zoe klimperte geziert mit den Wimpern, als wäre sie ein ertapptes Kind und ein mürrischer Teenager gleichzeitig, und irgendwie beschrieb diese Kombination ganz gut ihr Wesen.

»Wir könnten Nacktheit als Kompromiss einführen«, schlug ich spontan vor.

»Wie meinst du das?«, fragte Frida aus der Dunkelheit ihres Türrahmens heraus. »Na ja. Was gibt es Natürlicheres und Uneitleres als ein komplett unbekleideter Körper? Ein Körper, von dem uns jahrhundertelang diktiert wurde, was er tragen sollte, um gefällig zu wirken.«

Frida schwieg. Ich bebte vor innerlicher Schadenfreude. Denn ich erinnerte mich daran, wie sie mich angesehen hatte, als ich an jenem Abend nackt aus der Dusche getreten war, und ich wusste, wie gern sie über jede Unsicherheit erhaben gewesen wäre und wie sehr sie es nicht war, wenn es um derlei Dinge ging.

Und in dem Moment, in dem sich unsere Blicke kreuzten, erkannte ich, dass sie wiederum genau wusste, was ich wusste, und dass mein Vorschlag reine Provokation war.

Frida löste sich aus den Schatten und trat zu mir, um sich ebenfalls einen Kaffee einzuschenken. Wir standen so dicht beisammen, dass ich ihre Wärme spürte, und dann neigte sie sich noch näher zu mir, und ihr güldenes Haar kitzelte meine Wange, und ihre Lippen ganz dicht an meinem Ohr hauchten: »Manchmal würde ich dich echt gern in den Arsch ficken, du Miststück!«

Und das verschlug mir erst mal komplett die Sprache, weil es schockierender war, als wenn der Papst fluchen würde.

Mit unbewegtem Gesicht ließ sich Frida zwischen den beiden anderen nieder, während ich fassungslos an der Küchenanrichte zurückblieb.

»Willows Idee ist prinzipiell logisch«, lächelte Frida wie eine Katze, die einen Liter süße Sahne geschlürft hatte. »Was haltet ihr davon?«

Alwin lächelte ebenfalls, das Lächeln eines aufgeregten Schulmädchens, was mir gar nicht gefiel.

»Mir gefällt die Idee auch, das fühlt sich für mich richtiger an, als diese Armeeuniform ... irgendwie mehr im Einklang mit der Natur«, meinte sie mit dämlich leuchtenden Augen.

»Also, wenn wir das durchziehen ... ich kann euch sagen, das wird der Mega-Erfolg! Unsere Follower-Zahlen werden sich verdoppeln!«, phantasierte Zoe, und ihr Höschen wurde feucht, darauf wettete ich.

»Du kannst keine Nacktbilder von uns auf Insta stellen, wir werden zensiert!«, warf ich ein und klang selbst für mich ein bisschen jämmerlich.

»Ach was, ich kann das ganz subtil und ästhetisch selber zensieren, und dann richte ich uns ein privates Konto ein, für das die Zuschauer zahlen müssen, und da können wir alles zeigen! Wir werden reich, Schwestern! Das wird der Hit!«

»Du willst uns prostituieren?«, fragte ich ungläubig.

»Oh, Süße, das ist Sexual Empowerment!«, lachte Zoe, als würde sie mit einem dummen kleinen Kind sprechen, und das, obwohl sie die unreife Göre hier war.

Allgemein hatte ich es satt, diejenige zu sein, die von den anderen als kindisch verurteilt wurde oder wahlweise als reaktionär oder einfach nur schwach, aber ich schluckte meinen Stolz herunter und zog mich zurück und tat das, was in mir aus irgendeinem Grund Ehrgeiz weckte: Ich übte einfach weiter. Verbissen.

Und meistens nackt.

Der Sommer hatte es sich mit andauernder Hitze bequem gemacht und es gab keinen meteorologischen Grund für Klamotten.

Anfangs kam ich vor allem aus Trotz schon morgens nackt in die Küche spaziert, aber ich gewöhnte mich erschreckend schnell daran.

Ich kauerte nackt auf der staubigen Erde im Gemüsebeet und übte mit Ameisen.

Ich saß nackt auf dem tiefsten Ast des alten Kirschbaums und trainierte mit Spatzen.

Ich lag nackt auf der kleinen Steinmauer und erprobte Befehle an Eidechsen. Was sich als beinahe unmöglich herausstellte.

Noch unfruchtbarer waren nur meine Versuche mit Weinbergschnecken, aber das mochte auch an deren langsamen Verarbeitungsleitungen liegen und daran, dass sie sich in die tiefsten, schattigsten, kühlsten Ecken verkrochen hatten, die sie fanden.

An dem Tag, an dem auf einmal wildes Chaos auf dem Hof ausbrach, hatte ich gerade einen triumphalen Überraschungserfolg mit einer Blindschleiche erzielt.

Sie hatte sich genau dort auf dem Mäuerchen gesonnt, wo ich mit den Horden dieser winzigen roten Läuse weiterzumachen gedachte, und war, ihrem Namen zum Trotz, rasant vor meinem Schatten davongeglitten, als ich ein mentales »Stopp!«

gebrüllt hatte. Und der silberne Blitz erstarrte zu der regungslosen Skulptur einer Schlange.

Ich näherte mich ihr vorsichtig, berührte zart ihre schimmernden Schuppen und fühlte so etwas wie Liebe in mir aufsteigen. Die roten, hastigen Pünktchen, die über die Steine flitzten, sammelten sich zu Linien und wanden sich als leuchtende Spiralen über ihren Leib, weil ich es so wollte. Ich bewunderte gerade begeistert und nicht nur ein bisschen selbstzufrieden mein Kunstwerk, als hinter mir mehrere Autos, so klang es jedenfalls, den Weg von der Landstraße kamen und im Innenhof parkten.

Stimmen, die ich nicht kannte, schallten durch die mittägliche heiße Stille. Ich riss mich von dem seltsam schönen Objekt meiner Aufmerksamkeit los und ging nachsehen.

Und stolperte mitten in eine lebhafte Ansammlung fremder Frauen, die Taschen aus Kofferräumen hievten oder zusammenstanden und plauderten, wie bunte, exotische Vögel mitten in der Wüste.

Ich starrte sie eine Weile verwirrt und fasziniert an, bis sie meiner gewahr wurden und zurückstarrten, mindestens so fasziniert wie ich, denn sie verstummten alle und hielten inne.

»Hi«, sagte ich und kratzte meine linke Brustwarze. Zucker keckerte erregt in die plötzliche Stille und stürzte sich auf den nächstbesten großen Zeh, der aus einer Birkenstocksandale ragte. Zimt folgte ihr aus schwesterlicher Solidarität.

Ich seufzte und pfiff die beiden zurück. Das braungelockte Mädchen, das beinahe zum Opfer geworden wäre, wich ein paar Schritte zurück.

»Keine Sorge, die beiden sind harmlos«, erklärte ich fröhlich, was niemanden zu überzeugen schien.

Zum Glück tauchte Zoe auf, um die offensichtlich etwas angespannte Situation zu entschärfen.

»Oh, wie cool, dass ihr schon alle da seid!«, flötete sie bereits, während sie über die Schwelle nach draußen schwebte, »willkommen im Zentrum der Menschen mit Vaginas!«

Ach ja. Es war anscheinend der Anreisetag ihres Yoga-Workshops. Passend zu diesem Anlass durfte sie ihr Yogalehrerinnenoutfit tragen, was wahrscheinlich der Grund für ihre strahlende Laune war, die aber sofort verflog, als sie mich und die bestürzten Blicke ihrer Schülerinnen wahrnahm. Sie behielt ihr Yogalehrerinnenlächeln trotzdem in ihrem bezaubernden Gesicht und winkte die verschüchterte Gruppe näher.

»Lasst alle euer Gepäck stehen und kommt herein, es gibt einen Begrüßungsdrink auf der Veranda, eisgekühlten Matcha Latte mit Himbeeren, natürlich ohne Alkohol, aber er wird euch mega flashen!«, versprach sie.

Die Neuankömmlinge nahmen zögerlich ihre Gespräche und Bewegungen wieder auf, und verschwanden nach und nach im Haus.

»Machst du das eigentlich mit Absicht?«, zischte mich Zoe an, als wir kurz darauf alleine waren.

»Was denn?« Ich war mir keiner Schuld bewusst.

»Was denn? Du tauchst hier so auf … total nackt und dreckig, mit deinen beiden Monstern im Schlepptau wie so eine … so eine Hexe aus dem Wald und jagst meinen Gästen krass Angst ein!«

»Jetzt übertreib mal nicht«, wehrte ich mich, »so laufe ich schon seit Wochen hier herum, und du warst unter denen, die pro nackt herumlaufen gestimmt hat, wenn ich mich richtig erinnere!«

»Ja, aber du bist die Einzige, die echt kein Gespür dafür hat, wann es angebracht ist oder nicht«, fauchte Zoe und wandte sich zum Gehen.

»Kriege ich auch so einen Matcha Dings?«, rief ich ihr nach.

»Nein!«, kreischte sie.

Ich holte mir trotzdem ein Glas ab. Nur um sie zu ärgern. Wenigstens war ich so zuvorkommend mir vorher Shirt und Shorts überzuziehen.

Die Neuen plauderten angeregt miteinander, liefen überall herum und schlürften das grüne Zeug aus echten Strohhalmen, also echt im Sinne, dass sie aus getrocknetem Stroh bestanden und man keinen Schluck daraus bekam, ohne zu husten oder das Ding zu zerbrechen. Aber es war nachhaltig, deswegen beschwerte sich niemand.

Zoe schaute mich verärgert an, als ich mich dazu gesellte, was aber nur ich mitkriegte, weil sie es unter einem ihrer süßen Lächeln verbarg.

Ich brachte eine Schmeißfliege dazu, ihr gegen das linke Auge zu knallen, das hatte sie davon.

In mich hineingrinsend drehte ich mich um, während sich Zoe wenig yogalehrerinnenlike fluchend ins Bad rettete und stand direkt vor dem braungelockten Mädchen mit den Birkenstocksandalen.

»Du bist doch Willow, oder?«, fragte sie mit einem vorsichtigen Lächeln und neugierigen Augen. »Sorry, wenn ich dich einfach so anspreche, aber ich kenne dich von Instagram, und ich finde es so toll, wie du dich entwickelt hast.«

»Aha«, sagte ich und schlürfte geräuschvoll meinen Matcha Latte durch das verdammte löchrige Rohr.

»Ich würde alles dafür geben, um mit Frida unter einem Dach zu leben«, fuhr sie fort.

»Aha«, wiederholte ich. Meine Einsilbigkeit machte sie aber irgendwie nur redseliger.

»Ihr letztes Video war der Hammer!«, verkündete sie leidenschaftlich. »So eine starke Message an die Incels und alle anderen frauenverachtenden Typen, ich hatte Gänsehaut!«

»Sag mal, kriegst du auch nur einen einzigen Schluck durch dieses blöde Strohzeug?«, fragte ich und schmiss meinen zerlöcherten Halm genervt ins angrenzende Beet.

»Äh, ja, nicht so wirklich …«, antwortete sie etwas verwirrt. Ich sah mir erst jetzt ihr Gesicht richtig an, es hatte eine nette Stupsnase und Sommersprossen.

»Stehst du auf Frauen?«, fragte ich. Jetzt war sie komplett durcheinander, dabei war das gar nicht meine Absicht gewesen.

»Meinst du jetzt so schwesterlich oder sexuell?«, fragte sie zögerlich zurück.

»Beides«, sagte ich, war aber mit meinen Gedanken schon wieder woanders. Die Rosen standen inzwischen in voller Blüte und ihr Duft war ein Schlüssel, der Türen zu meiner Erinnerung öffnete, ob ich wollte oder nicht. Es waren diese alten, uralten Rosen, die den gewaltigen Geruch der Vergangenheit verströmten, und auf einmal waren die schäkernden Frauen in ihren bunten Yogaklamotten verschwunden, und die Sonne war fort, und auf der Veranda waren nur noch Skye und ich inmitten sommerwarmer Dunkelheit, und anstatt grüner Flüssigkeit hatte ich einen gestohlenen Painkiller in meinem Glas, und ich wusste sofort, welcher Abend es war.

Unsere Eltern befanden sich weit weg, auf irgendeinem Empfang irgendeiner wichtigen Persönlichkeit, was schon daran deutlich wurde, dass es nicht einfach eine Party war. Sie würden erst sehr spät zurück sein, und Skye und ich hatten uns zum ersten Mal an der Hausbar bedient.

Wir waren Alkohol noch nicht gewöhnt, ach, dieses unschuldige Alter von zwölf Jahren, und hatten beide schon nach dem ersten kichernd zusammengerührten Cocktail gerötete Wangen und glasige Augen, das wusste ich, denn wenn ich Skye anschaute, war es, als würde ich in den Spiegel sehen.

Wir saßen auf dem warmen Marmorvorsprung und ließen

unsere Beine baumeln. Das weiche Gras kitzelte unsere Füße, beinahe, als wäre es Absicht. Und der Duft der Rosen hüllte uns wie eine sanfte Decke ein. In mir drin kochte das Glück so wild, dass es beinahe überschäumte, ich musste es irgendwie loswerden, und ich tat es in Form eines Kusses.

Wir hatten uns bereits zuvor geküsst, oft, ständig sogar, aber es waren kleine Kinderküsse gewesen, Schmatzer von Mündchen gegen Mündchen, und schon diese waren von unserer Mutter missbilligt und verboten worden, was uns natürlich dazu bewegt hatte, es erst recht zu tun. Heimlich. Weil wir in der Heimlichkeit sicher und zuhause waren.

So wie an diesem Abend. Skyes Lippen waren rote, weiche Kirschen, die ich kosten wollte, und ich nahm sie zwischen die meinen, erst sachte, dann fester. Sie waren süßer als Kirschen und wärmer, gefüllt mit seinem lebendigen Blut, das identisch war mit meinem Blut, und der Gedanke daran brachte eine Stelle zwischen meinen Beinen dazu, aufzuleuchten, die bisher dunkel und still gewesen war.

Ich begann an diesen Lippen zu saugen, und dann war es Skye, der einen leisen Laut von sich gab, der wie der eines verwundeten Tieres klang und sich dann an mich presste, mit seinem vertrauten, harten, zarten Körper, der so biegsam und stark war.

Wir zogen uns aus. Langsam. Schauten uns dabei in die Augen. Lächelten. Da war nichts Hektisches oder Verschämtes.

Alles an Skye war so glatt und weiß, bis auf seine Lippen und seinen Penis, der mit einer rosigen Spitze zuckend von ihm abstand, als wäre er das Tier, das vorhin so klagend geseufzt hatte, und vielleicht war es auch so.

Ich nahm ihn vorsichtig in die Hand, und auch das war nicht das erste Mal, wir kannten jede Stelle am Körper des anderen, jedes Muttermal, jede Falte, jede Körperöffnung. Aber bisher war Skyes Penis nicht besonders interessant gewesen, einfach nur eine Verlängerung, die dort hing, wo bei mir eine Spalte war. Wir lachten manchmal darüber, dass wir so gleich waren, wie nur Zwillinge es eben sein konnten, aber dort, zwischen den Beinen genau gegensätzlich, wie zwei Puzzleteile, die zusammenpassten.

Und heute fanden wir heraus, wie gut wir dort zusammenpassten. In meiner Hand zuckte der steife Schaft noch mehr, und mir kam es so vor, als hätte ich noch nie etwas derartig Herrliches berührt. Es war mir klar, wo es hingehörte, genau in diese leuchtende Süße zwischen meinen Beinen, wo es nass und heiß wurde, wo es beinahe schmerzte vor einem Verlangen, das mir den Atem raubte und mein Herz stocken ließ.

Und Skye war es genauso klar, denn jetzt lag das gleiche Verlangen wie ein Schatten in seinen Augen in seinem geöffneten Mund und in seinem ganzen Körper, und es war leicht, ach so leicht, ihn auf mich zu ziehen und fest, ganz fest zu halten, mit meinen Armen und mit meinen Beinen, mit denen ich seine schmalen Lenden umklammerte, und ich fühlte seinen Widerstand, aber auch, wie sein Penis von ganz allein die Öffnung suchte, in die er gehörte, und ich drückte mich so fest gegen ihn, dass wir beide kaum atmen konnten, und langsam, ganz langsam, pulsierte der geschwollene, rote Kopf direkt an meiner Spalte, als würde er dort anklopfen, und langsam, ganz langsam, versenkte er sich darin, tauchte in die enge, feuchte Öffnung, die sich ihm entgegenstreckte, und dann glitt er hinein, Millimeter für Millimeter, und diesmal keuchte Skye dicht an meinem Ohr, als wäre er nicht verletzt, sondern als würde er sterben, aber er versuchte nicht mehr, sich zu befreien, sondern zögerlich zuerst, ängstlich beinahe, begann seine Hüfte zu arbeiten, um sich tiefer in mich hineinzubohren, und noch langsamer als zuvor, zog er sich wieder aus mir zurück, noch bevor er vollständig ganz eingetaucht war, aber nur, um sich wieder hineinzuschieben, diesmal mit mehr Kraft, und das nächste Mal war es nicht mehr langsam, sondern ein Stoß, der diesmal mich aufkeuchen ließ, und der nächste Stoß war so tief und hart, dass etwas in mir riss und ich aufschrie, und ich versuchte ihn von mir wegzuschieben, aber jetzt war er es, der mich festhielt und seinen Penis weiter in mich hineinstieß, mit aller Kraft, die er hatte, und ich glaube, wir schrien beide, aber vielleicht auch nicht, vielleicht waren es nur unsere Körper, die schrien, denn die Nacht blieb weiterhin still und warm und duftete nach Rosen.

Ich hatte das Gefühl, als gäbe es keine Zeit mehr, sondern nur noch seinen glühender Penis und mein blutendes Loch, und als er sich ein letztes Mal mit Gewalt in mich drängte, zuckte sein ganzer Körper, und ich fühlte es tief in mir beben, und mein Inneres zog sich so plötzlich zusammen, dass ich mich aufbäumte und tatsächlich starb.

Wir hielten uns lange gegenseitig fest, unsere Körper steckten immer noch ineinander und wir konnten uns nicht loslassen. Wir konnten es nicht, weil wir wussten, dass wir dann wieder getrennt wären, dass wir dann nicht nur wieder Kinder, sondern Bruder und Schwester wären, und dass es falsch war, was wir hier getan hatten.

Wir schauten uns nicht an, als wir uns schließlich voneinander lösten. Aus meiner Spalte tröpfelten helles Blut und eine milchige Flüssigkeit, als ich aufstand. Skye drehte mir den Rücken zu.

Aber von diesem Abend an schliefen wir wieder zusammen in einem Bett, heimlich. Und jede Nacht, wirklich jede Nacht drängte sich sein Penis an mich und ich ließ ihn hinein. Jede Nacht, bis wir vierzehn waren, und ich begann zu menstruieren. Wir waren aufgeklärt. Uns war bewusst, wie eine

Schwangerschaft zustande kam. Aber wir konnten auch nicht aufhören. Es war so unmöglich, wie das Atmen zu stoppen. Also suchte sich sein Penis ein anderes Loch. Es tat weh am Anfang, und es bereitete mir nicht die gleiche Süße, aber nach einer Weile war es das Natürlichste auf der Welt. Und irgendwann war es das nicht mehr. Irgendwann wollte Skye damit aufhören. Aber ich nicht.

»Mein Bruder hat sich in den Kopf geschossen, als wir fünfzehn waren«, sagte ich.

Das Mädchen mit den braunen Locken und der niedlichen Nase machte einen winzigen Schritt in ihren Birkenstocksandalen zurück.

Sie stotterte etwas davon, wie krass das wäre und wie leid ihr das täte, und suchte einen Vorwand zum Verschwinden. »Mit der antiken Duellpistole meines Großvaters«, setzte ich nach. »Ein Stück von seinem Gehirn klebte an der Wand, aber nicht genug, um ihn verrecken zu lassen. Er lag drei Monate im Koma, dann haben sie ihn abgeschaltet.«

Es war mir egal, dass ihr Gesicht bereits auf der Flucht war, ich musste es ihr erzählen. Denn jetzt, jetzt endlich erinnerte ich mich an alles.

»Und weißt du, warum er es getan hat?«, fragte ich.

Sie schüttelte nur den Kopf und schielte nach Hilfe.

»Um mich zu verlassen. Das war der einzige Grund. Weil ihm übel wurde, wenn er mich nur ansah. Weil er mich hasste.«

In diesem Moment tauchte Zoe mit einem geschwollenen Auge wieder auf und rief ihre Teilnehmerinnen zusammen, um ihnen ihre Zimmer zu zeigen. Keine war schneller verschwunden als meine Konversationspartnerin.

Ich blieb alleine mit den Frettchen und den Rosen zurück und atmete erleichtert auf und erstickte beinahe an dem Geruch der reifen Blüten, er bohrte sich in mein Herz wie Skyes

Schwanz in meine Möse und es tat genauso weh wie beim ersten Mal.

Erinnerungen waren scharfe Schwerter, die uns mehr verletzen konnten als jede noch so beschissene Gegenwart.

Sobald ich alleine war, zog ich mich sofort wieder aus, bis ich komplett nackt war und suchte den Kräutergarten hinter der Zerwirkungsanlage auf. Es war ein guter Ort, um so etwas wie Ruhe zu finden. Niemand sah mich vom Haus aus, aber ich sah den Wald, dieses Arschloch. Ich legte mich zwischen Thymian und Kapuzinerkresse auf den warmen Boden, ja, inzwischen kannte ich notgedrungen die Namen all dieser grünen Dinge, und starrte in den Himmel. Meine Hände zerkrümelten mechanisch die trockene Erde, Ameisen trippelten über meine Haut.

Zucker gähnte direkt neben meinem Ohr, Zimt versuchte, eine Schmeißfliege zu fangen. Ich war mir sicher, dass es genau jene war, die Zoes Auge malträtiert hatte.

Ein Bussard kreiste genau über uns. Vielleicht war er auf die Frettchen aufmerksam geworden, vielleicht war es Zufall, vielleicht war er ein Spion des Monsters aus der Wildnis.

Zur Sicherheit schickte ich ihn weg. Er gehorchte anstandslos, aber das löste nicht einmal den Hauch von Triumph in mir aus. Ich fühlte überhaupt nichts. Mein Körper kam mir vor wie der Körper einer Leiche, wie Skyes Körper im Krankenhausbett.

Er lag genau neben mir, ich konnte es spüren, ohne es zu sehen, wie seine Finger beinahe die meinen berührten.

Gleich würde er mir sagen, wie sehr er mich hasste, welche Abscheulichkeit ich war.

»Darf ich dich fragen, was du hier machst?«

Lex war komplett lautlos an mich herangetreten. Ich drehte meinen Kopf bis ich ihren Armeestiefel im Blickfeld hatte.

»Es ist viel zu heiß für Schuhe«, erwiderte ich.

»Das ist keine Antwort«, sagte Lex.

»Ich verbinde mich mit Mutter Erde, um neue Energie zu tanken«, behauptete ich. Es war nicht einmal wirklich ein Scherz, denn das Gefühl, das ich hier hatte, in der weichen, warmen Erde versunken, um mich das geschäftige Sirren der Insekten und die träge vorbeiziehenden Wolkenfetzen, das war das Gefühl von einer Geborgenheit, wie ich sie zuletzt im Uterus meiner Mutter empfunden hatte, noch bevor ich wusste, in welche Welt wir hineingeboren werden sollten, Skye und ich, als es nur uns gab, verbunden in einem einzigen Blutkreislauf. Wir hätten dort drinnen bleiben sollen.

Lex hatte ihren Stiefel genau dort abgesetzt, wo ich kurz zuvor noch Skyes Hand erahnt hatte. Aus irgendeinem Grund freute mich das.

»Hör auf, Scheiße zu labern, und komm mit«, sagte sie ungerührt.

»Wohin?«, fragte ich, ohne dass es mich interessierte.

»In den Wald, meine neuen Kaninchenfallen aufstellen.«

»Von mir aus.«

Ich schälte mich langsam aus der erdigen Umarmung und richtete mich auf.

»Willst du dir nicht was anziehen?« Es klang eher wie eine Aufforderung als wie eine Frage.

»Nein«, erklärte ich und klopfte meinen vollgekrümelten Po ab.

»Kannst du so überhaupt richtig laufen?« Lex deutete auf meine bloßen Füße.

»Klar.« Und das stimmte. Innerhalb weniger Wochen waren meine Fußsohlen so widerstandsfähig und unempfindlich geworden, dass sie locker jede Gummisohle ersetzten. Dabei hatte sich nicht einmal die Spur von Hornhaut entwickelt, wie es zu vermuten gewesen wäre, im Gegenteil: meine Füße waren noch nie so glatt und geschmeidig gewesen wie jetzt. Als würden sie durch die Berührung mit Erde und Moos und Gras aufblühen.

»Okay«, Lex zuckte mit den Schultern und wies mich an, was ich alles aus den Untiefen ihrer Zerwirkungsanlage nach draußen schleppen sollte. Sie war dort sozusagen eingezogen und ununterbrochen fleißig gewesen; das Resultat ihrer Arbeit waren ein Dutzend liebevoll angefertigter Gerätschaften, die anscheinend Kaninchenfallen darstellten.

Lex erklärte mir begeistert, wie sie funktionierten, aus welchen Materialien sie gemacht waren und so weiter, während ich nicht zuhörte, sondern einfach ihr Gesicht beobachtete.

Es hatte sich, wie meine Füße, in der kurzen Zeit, in der wir nun hier lebten, verändert, und ich versuchte herauszufinden, auf welche Art.

Schon immer waren Lex' Züge von einer gewissen Kantigkeit gewesen, aber jetzt waren sie wie geschärft, jede Linie, jede Wölbung war von einer harten Klarheit, als würde sie ganz allein immer im Licht eines eisigen Winters stehen. Es stand ihr ziemlich gut.

Außerdem blickte sie zwar so finster drein wie immer, und ihre Ausdrucksweise war auch nicht netter geworden, aber mit der äußeren Schärfe war eine innere Gelassenheit gekommen. Sie war offensichtlich zuhause angekommen, in einer Welt, die aus Zerwirkungsanlagen, Messern und Fallen bestand und in der es nicht viele Menschen gab.

Ich konnte sie gut verstehen.

Also ließ ich sie plaudern und folgte ihr mit einem Rucksack auf meinen nackten Schultern in den Wald. Den ich nicht mehr betreten hatte, seitdem ich das Monster getroffen hatte.

Aber wovor sollte ich Angst haben?

Denn ich erinnerte mich. An alles.

Ihr Name war Mia gewesen. Auch daran erinnerte ich mich, so deutlich, als wäre es kein Name, sondern ein Stein, den ich in meiner Hosentasche mit mir herumtrug.

Mia mit dem erdbeerblonden Pferdeschwanz und den weißen Blusen, wie aus einem Katalog für artige Mädchen. Skye schaute sie an, als wäre sie die aufgehende Sonne, während er mich überhaupt nicht mehr ansah, und dass es ausgerechnet sie war, machte es komplett unverständlich und noch schlimmer. Sie war in gewisser Weise das genaue Gegenteil von mir, was bedeutete, dass Skye sich nach etwas sehnte, was so weit wie möglich von mir entfernt war.

Er hätte mir auch einfach mein Herz mit bloßen Händen zerquetschen können, es hätte keinen Unterschied gemacht. Von dem Tag an, an dem er Mia mit nach Hause brachte, schlief er wieder in seinem eigenen Bett und ich fühlte keinen Hunger mehr, keinen Durst, keine Freude und keine Angst, sondern nur noch Eifersucht.

Ich wachte auf und spürte den Schmerz der Zurückweisung, noch bevor ich wusste, wer und wo ich war, und ich schlief nicht mehr ein, ich versank nur immer tiefer in dieser Schwärze aus Eifersucht, bis mein Bewusstsein erlosch.

Zuerst versuchte ich, meinen Bruder wieder für mich zu gewinnen, indem ich all das war, was er an mir liebte. Ich war sein kleiner, frecher Puck, sein Wirbelwind. Ich war so süß wie eine Zuckerpuppe und mein Lachen perlte wie Zitronenlimonade. Ich lockte ihn mit Painkiller auf die Terrasse, aber es war Winter und die Rosen blühten nicht. Ich trug die kürzesten Röcke und ich begann mit alten Männern zu schlafen, obwohl sie mich anekelten. Es war ihm egal. Für ihn gab es nur noch Mia in all ihrer frisch gebügelten Reinheit.

Und ich, ich war schmutzig.

Als ich nachts versuchte, in Skyes Bett zu klettern, warf er mich gewaltsam aus seinem Zimmer. Der Moment, in dem er mich gegen den Türrahmen drückte, war der letzte, in dem wir so eng zusammen waren, dass ich seinen Körper spürte und seinen Atem roch.

»Was willst du, Willow?«, keuchte er in mein Ohr. »Dass wir ewig so weitermachen? Dass wir irgendwann heiraten?«

Ja, dachte ich, das will ich, genau das.

»Wir sind jetzt fast erwachsen, Willow. Wir müssen versuchen, ein echtes Leben zu haben, ein normales Leben. Suche dir jemand anders, so wie ich, und vergiss mich!«

Für mich gab es kein normales Leben ohne Skye. Zuerst hätte ihn mir beinahe unsere Mutter gestohlen, als sie ihn auf das Internat schicken wollte. Und jetzt versuchte Mia das gleiche.

Also musste sie weg. Nein, ich tötete sie nicht. Skye tötete sie. Und danach schoss er sich in den Kopf.

KAPITEL ELF

Der Wald empfing mich, als hätte er mich schmerzlich vermisst. Die Baumwipfel neigten sich mir zu und wisperten freundliche Begrüßungen, die Vögel stimmten heitere Chöre an und das Moos küsste meine Füße. Zimt und Zucker keckerten aufgeregt und verschwanden im Unterholz, glücklich, endlich einmal wieder von dem öden Hof wegzukommen. Lara trottete zufrieden neben uns her und verharrte nur ab und zu, um etwas Interessantes zu erschnüffeln.

Wir waren eine nette Wandergruppe von fünf gut gelaunten weiblichen Kreaturen. Nicht, dass ich extrem fröhlich gewesen wäre. Ich war nichts. Ich war einfach. Und das war okay so.

Ich lauschte Lex' Stimme genauso wie dem Wind in den Ästen und dem Knacken der Zweige. Auch sie war einfach ein Teil dieser Welt. Und dann nahm ich das erste Gefühl in mir seit langem wahr: Ich mochte diese Welt.

»Was hast du mir eigentlich in den Rucksack gepackt?«, beschwerte ich mich, als ich das nächste Gefühl wahrnahm: Ermüdung und Schmerzen im Rücken.

»Habe ich dir doch erklärt, das sind Gewichte für die Schlagfallen«, unterbrach Lex genervt ihren Vortrag. »Wir werden ein paar Schlagfallen, Schlingfallen und Lebendfallen aufstellen und testen, was am erfolgreichsten ist.«

»Und wie sollen wir die Fallen jemals wiederfinden? Der

Wald ist riesig!«, motzte ich weiter. Offensichtlich fand ich mein altes Selbst in dieser Waldwelt wieder.

»Schon mal was von Google Maps gehört?« Lex stapfte munter weiter. »Wir setzen Markierungspunkte. Fred hat mir ein paar Tipps gegeben.«

»Wer ist Fred?«

»Geht dich einen Scheiß an.«

Ich entnahm ihrem Tonfall, dass sie es bereute, Fred erwähnt zu haben.

»Meinst du etwa Mister Schnurrbart?«, grinste ich. »Echt? Ihr seid schon beste Freunde oder vielleicht sogar was anderes?«

»Halt die Klappe«, murmelte Lex.

Sie war noch ein oder zwei Mal allein im Armee Shop gewesen, um Ausrüstung zu besorgen. Oder noch öfter, wer weiß.

»Fred ist echt in Ordnung«, ergänzte sie ungewohnt sanft. »Für einen Typ.«

»Ich finde, ihr wärt ein nettes Pärchen. Ich kann mir Frida gut als Trauzeugin vorstellen«, neckte ich sie.

Allen Erwartungen zum Trotz lachte Lex.

»Ach du Scheiße, kannst du dir Frida vorstellen, wenn ich Fred mit zum Abendessen bringe?«, meinte sie.

Ich prustete los. »Ich kann es mir vorstellen. Es macht mir Angst.«

»Mir auch!«

Wir lachten ein bisschen, so leise, als befürchteten wir, unsere Königin könnte es hören.

»Und nein«, sagte Lex dann entschieden. »Fred und ich vögeln nicht und da läuft auch sonst nichts. Wir sind nicht alle so sexbesessen wie du, Willi!«

»Was soll das jetzt wieder heißen?«

»Glaubst du, ich habe nicht bemerkt, dass du zu Alwin ins Bett kriechst, so oft es geht?«

»Sie ist meine beste Freundin. Freundinnen schlafen manchmal in einem Bett«, erklärte ich.

»Ja, aber sie machen dabei nicht unbedingt die Geräusche, die ihr so macht.«

»Was denn für Geräusche?«

»Wie brünstige Wildsäue.«

»Du bist doch nur neidisch!«

»Vielleicht bin ich das!«

Den letzten Satz sprach Lex aus, während sie sich umdrehte und mir genau in die Augen sah.

Also blieb mir nichts anderes übrig, ich musste auch mit ihr ficken.

Wir taten es sofort und auf der Stelle, auch wenn diese nicht die geeignetste aller Stellen war. Aber das war die Zerwirkungsanlage auch nicht gewesen. Ich hatte schon geahnt, dass es in Lex rumorte, seit ich sie dort erst so verzweifelt befummelt und dann einfach stehengelassen hatte, aber nicht, wie sehr.

Ich fand es heraus, rücklings auf dem Waldboden liegend, meine Pobacken fest in entschlossenen Händen, meine Hüfte nach oben gestreckt, als würde ich wieder für Zoes alberne Fotostrecke als Hermaphrodit posieren, mit einer Zunge tief in meiner Möse.

Der Rest von mir versuchte sich, etwas überrumpelt, so zu positionieren, dass es einigermaßen bequem war. Es gefiel mir irgendwie nicht, dass die kleine Lex, unsere Kinderamazone, derartig die Initiative ergriff, und dann, naja, gefiel es mir doch.

Während sie ambitioniert an meiner Klitoris saugte und damit den Mund wahrscheinlich ziemlich voll hatte, musste ich wieder an Skye denken. Sein Penis war so klein gewesen, vollkommen in seiner Form, wie die marmorne Nachbildung eines

Idealbildes, aber beinahe winzig. Damals war mir das nicht bewusst gewesen, im Gegenteil, es erschien mir selbstverständlich, dass wir beinahe gleich gebaut waren, obwohl wir unterschiedliche Geschlechter besaßen.

Die alten Männer, die ich über mich ergehen ließ, um Skyes Aufmerksamkeit wiederzuerlangen, waren dahingehend eine Überraschung gewesen. Das erste erigierte Glied, das ich außerhalb meiner Familie sah, hatte so gar nichts von Skyes zarter, weißer Eleganz gehabt, es war ein rotes, knotiges Ding gewesen, dick und lang wie der Unterarm eines Babys. Ich fand die Vorstellung abartig, so etwas in mich hineinzustecken. Und der dazugehörige alte Mann konnte auch nicht damit umgehen, aber was war von einem 25-Jährigen anders zu erwarten, der es mit einer 15-Jährigen trieb. Für mich war damals jeder über 20 ein Greis.

Und heute beobachtete ich, wie eine 25-Jährige ihren Kopf zwischen meine Beine steckte, und das war ebenfalls eine Überraschung, aber keine schlechte diesmal. Und es war komplett anders als mit Alwin.

Also hörte ich auf an irgendetwas anderes zu denken und gab mich den Empfindungen hin.

Lex war mindestens übermotiviert, und immer, wenn ich kurz davor war, zu kommen, machte sie auf einmal etwas anderes, spielte mit meinen Nippeln, biss in meine unteren Lippen, dann auch mal in die oberen, nur um gleich darauf wieder abzutauchen. Es fiel mir schwer, sie nicht zu beruhigen, ihr über das schwarze Haar zu streichen und zu ermahnen, es entspannter angehen zu lassen, und gleichzeitig genoss ich es zu sehen, wie sich ihr dunkler, muskulöser Körper über den meinen hermachte, und gerade, als sie so viele Finger wie möglich in mich hineinquetschte und gleichzeitig ihre Zunge wie Lara beim Wassertrinken gegen meine geschwollene Perle schnellen ließ und ich spürte, wie mein Unterleib sich auf eine großartige Welle der Lust vorbereitete, spürte ich noch etwas anderes.

Jemand beobachtete uns.

Zuerst war ich mir sicher, dass es Skye war. Er stand als heller Schatten zwischen den knorrigen Stämmen der alten Eichen und sah uns stumm zu, er, dessen Penis nie die Erfahrung hatte machen dürfen, in eine andere Vagina als die meine einzudringen. Mia war noch Jungfrau gewesen, wie sich bei der Obduktion herausgestellt hatte, was alle irgendwie erleichtert hatte, als wäre es nett von ihm gewesen, sie nur zu erwürgen und nicht zu vergewaltigen.

Aber als ich meinen Kopf wandte, um seinem vorwurfsvollen Blick zu begegnen, stand dort jemand anders.

Und einen Herzschlag lang gab es wieder eine Ewigkeit, in der zu viel passierte, in der Dinge passierten, die nicht in diese Welt gehörten.

Ich blickte in Augen, so grün und wild wie der Wald selbst, und das Erste, was mir den Sinn kam, war, dass Wölfe keine grünen Augen hatten. Vielleicht war es auch kein Wolf. Aber es war riesig. Glattes, dichtes Fell, in allen Abstufungen zwischen Grau und Braun und Schwarz, Pfoten, so gewaltig wie die alten Mühlsteine hinter unserem Schuppen, eine Schnauze, die den Kopf von Lara mühelos umschließen würde. Vielleicht war es etwas, das so tat, als wäre es ein Wolf. Oder etwas, aus dem mein Verstand einen Wolf machte, weil er nicht begriff, was er dort sah und ein vertrautes Bild für etwas zu Monströses schuf.

Es verharrte dort, die spitzen Ohren aufmerksam aufgestellt, den Kopf leicht schief, so wie damals, am ersten Tag, als ich es für einen Fuchs am Waldesrand gehalten hatte, und ganz kurz war ich mir sicher, dass es uns töten würde. Jetzt sofort. Dass es uns erst auseinander- und dann aufreißen würde, so, wie es das mit dem Reh getan hatte, um unsere Gedärme herauszuholen und als makabre Gabe bis vor die Tür zu tragen. Ob Alwin uns an unseren Innereien erkennen würde?

Wir starrten uns an, Monster und Mensch, während Lex darin vertieft war, in meinem Innersten herumzuwerkeln, und ich fühlte nicht mehr, was sie da tat, ich hörte keinen einzigen Vogel mehr, die Sonne war verschwunden, alles versank in grauer Leblosigkeit, bis auf diesen Blick aus viel zu grünen Augen, die nicht tierisch waren und auch nicht menschlich, und alles, was ich fühlte, war eine Angst, die mich lähmte wie ein tödliches Gift.

»Geh weg!«, befahl ich in Gedanken, und nie war meine Entschlossenheit größer und meine Kraft kleiner gewesen. »Verschwinde!«

Es machte einen Schritt auf mich zu und ich sah, wie sich Lefzen bedrohlich kräuselten.

Ich wollte schreien, aufspringen, weglaufen, all das, was sinnvoll gewesen wäre. Aber mein Körper war wie getrennt von meinem Geist.

»Geh weg!«, brüllte ich lautlos, und das Monster kam zwei Schritte näher, die Ohren legten sich eng an den mächtigen Schädel, die Lefzen gaben Zähne frei, so scharf und lang wie die Messer in Lex' Gürtel. Wenn ich mit der Hand dorthin gelangen könnte, wenn ich den Griff eines Messers erreichte, bevor der Tod mich erreichte, möglicherweise könnte ich es ihm in die Kehle rammen.

Stattdessen überwältigte mich in genau diesem Augenblick ein Orgasmus gleich einer tosenden Welle, ich hatte ihn nicht nahen gefühlt, er war auf einmal da, zog meinen Leib in beinahe schmerzhaften Krämpfen zusammen wie eine willenlose Puppe, während mein Blick immer noch gefangen war von den grünen Augen, mein Mund geöffnet zu einem harten Keuchen, und als es aus mir in Wellen herausspritzte wie noch nie, wie ein Ozean, keuchte auch Lex auf, und die grünen Augen verengten sich zu Schlitzen, als würden sie lächeln, und dann waren sie einfach so fort, und die Sonne war wieder da, und die Vögel auch, und wir waren wieder alleine und am Leben.

Ich zuckte in den letzten Nachwirkungen, während Angst und Lust in meinem Körper gegeneinander kämpften, und meine Genitalien und Oberschenkel waren komplett nass von meinen eigenen Säften und Lex' Spucke, der Wind strich unangenehm kalt darüber und malte mir Gänsehaut auf alle Glieder. Und als Lex sich an mir emporschlängelte, um sich erstaunlich mädchenhaft in meine Arme zu schmiegen, war ihr Gesicht von der gleichen Soße verklebt.

»Du bist ja komplett nassgeschwitzt«, stellte sie nicht unzufrieden fest.

»Du auch«, erwiderte ich so rau, als hätte ich hundert Jahre nicht mehr gesprochen.

Wir blieben noch eine Weile so liegen, aber ich versuchte, das postkoitale Gesäusel möglichst schnell abzukürzen, ohne Lex komplett zu brüskieren. Ich musste aus dem Wald verschwinden.

Wenn ich Lex davon erzählt hätte, wäre ihre Reaktion purer Spott gewesen. Kein Haar, kein Geruch, kein Pfotenabdruck verrieten etwas von der Gegenwart der Kreatur, nur Lara kauerte dicht neben uns und winselte, als hätte sie etwas Schlimmes erlebt. War es ein Geist gewesen, ein Gast aus einer anderen Welt, wie mein Bruder?

Was auch immer es sein mochte, seine Schnauze war rot gewesen, rot von triefendem, frischen Blut.

Und auf dem Rückweg offenbarte sich der Grund dafür: Wir fanden ein totes Reh. Ein reales, noch warmes Reh mit zerfetztem Unterleib.

Und wenige Meter entfernt stolperten wir über ein zweites, dem der Kopf fehlte. Und dann über ein drittes. Eines, dessen Haut halb abgezogen war. Unser Heimweg war gepflastert mit toten Rehen. Beim ersten schrien wir noch auf, und Lex suchte nach Erklärungen und stellte Überlegungen an, wie wir es nach Hause schaffen sollten, beim zweiten war sie merklich stiller, und als wir ins Freie traten und den Hof vor uns liegen sahen und hinter uns neun Leichen lagen, da waren wir beide stumm vor Furcht, auch wenn sie es niemals zugegeben hätte.

Wir hörten leises Lachen und helle Stimmen und hingen wie hypnotisiert an dem Bild der bunten Gestalten, die auf bunten Matten inmitten einer Blumenwiese vom herabschauenden Hund in die Kobra wechselten. Es war die reinste Hippie-Idylle, allen Gegenmaßnahmen Fridas zum Trotz.

»Es sind neun«, flüsterte ich.

»Und neun tote Rehe«, flüsterte Lex zurück, die sofort kapiert hatte, was ich meinte.

»Glaubst du immer noch, das war ein streunender Hund?«, fragte ich.

Lex glaubte vor allem, dass wir sofort Frida informieren sollten, und was Frida glaubte, war klar.

»Das waren die Incels«, fauchte sie. Wir hatten sie in ihrem Gemach aufgesucht, wo sie direkt unter den Wolken an etwas arbeitete, was auch immer es sein mochte, wie sie es die letzten Wochen tat.

Ihr Pony war gewachsen und hing ihr beinahe in die Augen, was ihr einen leicht dümmlichen Gesichtsausdruck verlieh. Zoe musste ihr dringend einmal wieder die Haare schneiden.

»Ich bin dagegen, die Bullen anzurufen«, sagte Lex.

»Mein letztes Video hat sie endgültig aufgeschreckt. Das hier ist eine unüberlegte Aktion der Panik, natürlich verständigen wir nicht die Polizei!«, antwortete Frida, mit einer gewissen Spur Selbstzufriedenheit.

Ich fand schon, dass neun demonstrativ auf neun unterschiedliche Arten getötete Rehe ein guter Grund darstellten, sich offizielle Hilfe zu holen. Normalerweise. Da ich aber wusste, dass nicht die Incels dahintersteckten, hielt ich mich zurück. Geisterwölfe fielen nicht in den Aufgabenbereich der Polizei. Aber anscheinend in meinen.

Ich kratzte mich seufzend an meinem nackten, haarigen, verklebten Knie, was Fridas Aufmerksamkeit auf mich lenkte.

»Langweilt dich das Thema auf einmal?«, fragte sie scharf und vermied es, ihren Blick auf meine wunden Brustwarzen zu richten, die von Lex' stürmischen Liebkosungen immer noch knallrot waren. »Warst du nicht diejenige, die vor lauter Panik zusammengebrochen ist?«

»Doch«, meinte ich leichthin. »Ich bin das Angsthäschen hier. Deswegen glaube ich auch nicht, dass wir alleine mit dem da draußen fertig werden.«

»Was meinst du mit dem da draußen? Das sind ein paar feige Sexisten, die harmlose Tiere schlachten, mehr nicht«, ereiferte sich Frida. Ich beurteilte das Schlachten von harmlosen Tieren jetzt eher nicht als Nichtigkeit, und Lex zum Glück auch nicht.

»Aber es wäre nicht schlecht, Verstärkung zu haben … nur für den Fall«, sagte sie. »Ich kann Fred fragen, ob er und ein paar Kumpels die nächsten paar Nächte hier Wache halten. Die sind alle trainiert und haben Waffen.«

»Willst du wirklich bei der ersten Bedrohung durch ein paar jämmerliche Penisträger andere Penisträger um Hilfe bitten wie ein schwaches Weibchen?« Fridas Blick, soweit er unter dem zu langen Pony zu erkennen war, barg pure Verachtung.

Lex zuckte möglicherweise zusammen, aber sie blieb standhaft. »Du hast das nicht gesehen, Frida, das war ein Gemetzel im Wald! Wer so etwas macht, der ist komplett durchgeknallt und gefährlich!«

»Das Patriarchat ist wahnsinnig und gefährlich! Deswegen sind wir hier!«

»Also, wenn ihr Zoe und Alwin eine Waffe in die Hand drücken wollt, dann gehe ich lieber wieder in den Wald. Da fühle ich mich dann sicherer«, mischte ich mich ein.

Obwohl das gelogen war. Ich würde mich nie wieder irgendwo sicher fühlen. Und erst recht nicht im Wald.

Und genau deswegen verspürte ich eine Sicherheit, wie ich sie noch nie gekannt hatte. Pure Angst war ein berauschendes Gefühl.

»Fred und seine Jungs stehen auf unserer Seite«, bestärkte Lex. »Das sind alles Feministen.«

Ich hätte beinahe einen ungläubigen Laut ausgespuckt, aber ganz ehrlich, mir was es so was von egal, ob Fred und seine Jungs die machohaftesten aller Chauvinisten oder die progressivsten aller Feministen waren, solange sie sich bereiterklärten, sich zwischen mich und das Ding da draußen zu stellen und sich als Erstes fressen zu lassen, waren sie willkommen.

Warum ich nicht simpel sagte: »auf Wiedersehen, ihr irren Weiber«, meine Sachen packte und zurück in die Stadt abhaute? Nicht weil es dort kein Zuhause mehr für mich gab. Ich wettete alles darauf, dass mich sogar das gekränkte Schaf mitsamt meinen Frettchen, meiner Körperbehaarung und meinem Gestank wieder aufnehmen würde, wenn ich nur penetrant genug war.

Auch nicht, weil ich mich den irren Weibern loyal verbunden fühlte, das tat ich nicht einmal Alwin gegenüber, die meine Mutter, meine Freundin und meine Befriedigung gewesen war. Nicht gegenüber Lex, die immer noch derartig nach meinen

Sekreten roch, als wäre sie gerade aus meinem Uterus gekrochen.

Frida würde ich erst dann verlassen, wenn ich gewonnen hatte, das war klar, wie auch immer das aussehen sollte. Und Zoe war mir egal.

Aber der eigentliche Grund war ein anderer. Ich hatte es vom ersten Moment an gespürt, als wir diesen Ort betreten hatten: Er war meine Bestimmung. Er würde mein Ende sein. Und das war in Ordnung so.

Denn ich erinnerte mich an alles, und es gab keinen Grund mehr, wegzulaufen. Ich war bei mir selbst angekommen, und das war eine Sackgasse. Denn das Schlimmste daran war, dass ich mich das erste Mal in meinem gesamten Leben mochte.

Ich mochte meine dreckige Haarigkeit, ich mochte die Erde unter meinen Nägeln und in meinen Falten, ich mochte die Sonnenbräune auf meinem mageren Körper, und ich mochte es ohne Worte zu sprechen, ich liebte jeden einzelnen Moment, in dem ich zu den Tieren sprach und sie mir folgten, jede Ameise, jede Laus, jede Eidechse wurde ein Teil von mir, den ich nie, niemals wieder hergeben würde.

Aus einem Impuls heraus packte ich Zucker und presste sie an meine Brust. Sie gehörte mir. Auch sie war ein Teil von mir.

»Gab es sonst noch etwas Außergewöhnliches? Haltet ihr eine der Frauen vom Yogakurs für verdächtig?«

Frida klang wie die Kommandantin eines Geheimdienstes.

»Du meinst, ob eine davon ein verkleideter Typ sein könnte?«, fragte ich, nur halb meinen Spott verbergend.

»Ich meine, ob irgendetwas Außergewöhnliches passiert ist.« Fridas Stimme wurde noch härter.

»Na ja, die Bienen benehmen sich seltsam«, behauptete ich. »Sie sind … irgendwie aggressiv.«

Ich genoss es, wie ganz kurz Furcht über ihr Gesicht flackerte, bevor sie es wieder unter Kontrolle hatte. Wir starrten uns an. Nur ein Augenzwinkern lang. Es reichte.

»Willow, mach uns eine Kanne Tee und informiere Alwin.«, befahl Frida dann. »Wir berufen ein außerordentliches Treffen in der Küche ein.«

Ich murrte nicht, aber informierte Alwin zuerst und überließ die Zubereitung des Tees ihr. Sie hantierte nackt und besorgt in der Küche herum, ihr Fleisch schwabbelte bei jeder Bewegung. Sie hatte die letzten Wochen ordentlich zugenommen, was erstaunlich war, bei unserer pflanzenbasierten Ökokost, die Zoe wahrscheinlich bereits in ihrer Modelzeit gefuttert hatte.

»Kommst du mit, die Hühner füttern?«, schlug ich vor, während der Tee zog.

Die Hühnchen erkannten mich inzwischen längst als ihre Göttin, die sie mit Nahrung versorgte und seltsame Dinge mit ihnen tat. Sie scharten sich aufgeregt am Zaun und sahen inzwischen sogar aus wie Hühner. Oder auch nicht.

»Wir haben ein Problem«, teilte ich Alwin mit.

»Was, noch eines?«, rief sie und sah aus, als würde sie sofort in Tränen implodieren.

»Nur ein kleines«, beruhigte ich sie. »Aber unsere Hühner sind keine Hühner.«

»Was sind sie dann?« Sie musterte den Schwarm gefiederter Geschöpfe mit solchem Misstrauen, als wären es Ausgeburten der Hölle. Ich musste lachen.

»Na ja, es sind Hähne. Jeder einzelne von ihnen.«

»Du meinst Männchen?«

»Ich meine, es sind Hühner, die keine Eier legen können.«

»Kein einziges von ihnen?«

»Soweit ich das erkennen kann, nicht.«

Ich war mir zu hundert Prozent sicher, dass der Hühnermann mir absichtlich nur männliche Küken geliefert hatte. Der Zufall war ein Miststück, aber nicht ein derart kalkulierendes.

»Heißt das, Hermine ist das einzige Huhn, das uns Eier liefern kann?«, überlegte Alwin entsetzt.

»Rein theoretisch vielleicht, aber Hermine hat bereits einen Job als Therapiehuhn und hat keine Zeit, um Nachwuchs zu produzieren.«, erinnerte ich sie.

»Eier sind kein Hühnernachwuchs, sondern nur unbefruchtetes Keimgut!«, erinnerte Alwin wiederum mich, leicht empört, als wäre es eine Frevelei, Hühnernachwuchs zu essen, und nichts, was wir alle bereits unser Leben lang ohne nachzudenken taten.

»Jaha, aber wie lange, glaubst du, bleibt Hermine unbefruchtet bei 30 motivierten Junghähnen?«

Es hätte lustig sein können. Es hätte mir außerdem Sorgen bereiten müssen, wie Frida auf meine unsinnige Anschaffung reagieren würde. Aber das tat es nicht. So etwas interessierte mich nicht mehr.

Einfach so zum Spaß befahl ich den Junghähnen, einander im Kreis zu folgen, als würden sie Fangen spielen. Es sah so witzig aus, dass ich vor Kichern Schluckauf bekam.

»Siehst du das?«, fragte Alwin entsetzt. Ich hatte komplett vergessen, dass sie als Publikum dabei war.

»Das ist doch nicht normal!«

»Hühner machen das manchmal«, behauptete ich.

Dann sah ich die Verstörung in Alwins weichem Gesicht, das mir inzwischen so vertraut war, und so etwas wie ein Funken Mitleid erleuchtete mein tiefgefrorenes Herz.

»Geh nach Hause, Alwin«, sagte ich leise. »Am besten heute noch.«

»Was meinst du damit?«, frage sie, keine Spur beruhigter. »Willi, du bist gruselig!«

»Ich meine damit, dass du deine Sachen packen und zurück in die Stadt fahren sollst. Sofort.«

»Weshalb?«

Das war eine gute Frage. Und es gab zwei Antworten. Die eine würde lauten: »Weil hier etwas Böses lauert. Etwas wirklich Böses. Und ich meine damit nicht das, was im Wald auf uns wartet. Ich meine damit das, was gerade genau vor dir steht und dich mit unschuldigen Puppenaugen anblickt, das, was du Schatz nennst und nachts an deinen Busen drückst, ohne zu ahnen, dass es nichts ist, außer einer menschlichen Hülle, in der etwas wohnt, was dich töten wird, weil es alles tötet, was zu lange in seiner Nähe ist, und wenn es in naher Zukunft von dem Monster im Wald verschlungen werden wird, dann hast du Glück gehabt, denn dann ist das eigentliche Monster tot.«

Aber das wäre kaum hilfreich. Sie würde höchstens noch mehr an meiner geistigen Zurechnungsfähigkeit zweifeln.

Antwort Nummer zwei wäre genauso ehrlich und genauso wenig weiterführend: »Schau dich doch mal an. Du stehst hier nackt mitten im Dreck vor einem abgefuckten Hühnerstall und glaubst, das wäre Freiheit. Weil eine größenwahnsinnige Egomanin dir das eingeredet hat, die seitdem wir hier sind, nichts anderes tut, als sich in ihrem Zimmer zu verstecken und dort wahnsinnige Theorien auszubrüten. Die Einzige, die hier glücklich ist, ist Lex, aber nur weil sie endlich mit Messern und toten Tieren spielen darf, und die einzige Geschäftstüchtige ist Zoe, und die hat spätestens in drei Monaten genug von dem Scheiß hier. Glaub mir, du hast hier nichts verloren.«

Alwin blinzelte hilflos mit ihren wässrigen Augen und wartete immer noch darauf, dass ich antwortete.

Ich betrachtete ihre runden Schultern, auf denen Gewichte lagen, die ich nicht sehen konnte, die Falten an ihrem Bauch und die nach innen gedrehten, kleinlauten Knie, und wohin hätte ich sie denn zurückschicken sollen? Zu ihrem sinnlosen Bürojob und der einsamen Wohnung, in der sie nicht einmal mehr von freier Weiblichkeit träumen durfte, in eine Stadt voller Incels und falscher Italiener und Schafe, wo ein Prosecco am Mittag Glück bedeutete und jemand wie Frida eine Verheißung war.

In dem Moment kam der Yogaworkshop geschlossen an uns vorbeimarschiert, sonst hätte ich doch noch versucht, sie irgendwie zu retten, und wir spürten das Tuscheln und Kichern, das verstohlen in unsere Richtung geschossen wurde, wie vergiftete Pfeile, und Alwin, so tapfer in ihrer verschämten Fleischigkeit, mit dem ungewaschenen roten Haar als letztes Bollwerk gegen die Farblosigkeit, sank noch mehr zu einem weichen, traurigen Haufen zusammen.

»Ach, egal. Lass uns die Viecher füttern«, meinte ich schließlich mit so etwas wie einem Grinsen, obwohl meine Mundwinkel sich so taub anfühlten, als wäre mein Gesicht eine Gummimaske. Vielleicht war es das.

»Ja, die anderen warten bestimmt schon«, sagte Alwin erleichtert und schnappte sich den Sack mit dem Futter. Ihre Brüste wackelten wie Quark und ich empfand auf einmal so etwas wie Ekel und Erleichterung.

Die besagten Viecher stolzierten immer noch gierig am Zaun auf und ab, weil sie auf ihr Frühstück und weitere Anweisungen warteten. Hühner waren anscheinend so richtig geil darauf, gedankenmanipuliert zu werden.

Dann gesellten wir uns zu der illustren Teerunde, deren Mitglieder zur Hälfte unbekleidet und zur anderen Hälfte uniformiert war, während auf der Terrasse wieder mal irgendein schreckliches Getränk an die bunten Yogafeministinnen ausgeteilt wurde, deren Geschnatter eine einschläfernde Hintergrundmusik bildete.

Bei ihnen ging es um die neuesten Leggings und zuckerfreie Rezepte und darum, dass eine gewisse Tracey voll die Schlampe war, also hatte wenigstens Zoe einmal wieder so richtig Spaß, bei uns ging es um die toten Rehe und die Incels und darum, den Terror von unseren zahlenden Gästen fernzuhalten, damit sie weiter in ihrer kleinen heilen Blase herumturnen konnten.

Ich sagte nicht viel. Die Fruchtfliegen, die sich aus dem Nirgendwo als plötzlicher Schwarm um die reifen Bananen gebildet hatten, wie sie es immer taten, waren interessanter. Ich ließ sie Formationen fliegen, was von weiter weg wirkte wie tanzender Staub und mein Geist war bei ihnen und nicht bei den leeren Worten über leere Dinge.

Lex versuchte zwischendrin tatsächlich einmal, unauffällig unter dem Tisch mit mir Händchen zu halten, was ich hoffentlich glaubhaft lapidar übersah, und ich dachte ganz kurz darüber nach, ob ich sie vielleicht lieben könnte. Ob ich in der Lage war, es zu lernen wie eine Fremdsprache. Nur war die Antwort darauf hoffnungslos, denn wenn ich so etwas wie Liebe kannte, dann singulär für Skye, und das wiederum deswegen, weil er ich gewesen war. Genauso, wie all die kleinen tierischen Wesen, deren Geist der meine wurde.

Ich nahm Seelen in Besitz, ich liebte sie nicht.

Während Frida davon redete, Nachtwachen einzuteilen, sinnierte ich darüber, ob ich die Macht besaß, den natürlichen Lebenswillen der Fruchtfliegen zu brechen. Um es gleich anschließend als Experiment durchzuführen. Es wurde zu einem äußerst gelungenen Experiment. Eine nach der anderen der geflügelten Miniaturen kam artig herangeschwirrt und stürzte sich in Fridas Teetasse, um dort augenblicklich unter den winzigsten Zuckungen zu verenden. Es hatte etwas beinahe Niedliches. Niemand bemerkte das absurde Treiben, einfach weil es zu klein war, nicht einmal Frida, die immer wieder einen Schluck voller Tee und Leichen zu sich nahm.

Ja, musste ich mich selbst bestätigen, dies war das Gefühl wahrer Macht und irgendwie auch von Liebe.

Ich sah Skye hinter Frida stehen und wissend lächeln. Gerade er hatte das Gleiche gespürt, als wir eins waren, dieses Mal nicht körperlich, sondern geistig miteinander verschmolzen, seine Hände an Mias weißem Hals.

»Es war nicht meine Absicht, dass du sie tötest!«, flüsterte ich und schickte weitere Fliegen auf ihren letzten Flug in Richtung ihres Grabes aus heißem Tee und Fridas Magen.

»Es war wirklich nicht meine Absicht. Ich wollte einfach, dass sie nicht mehr da ist, und dass du sie nicht küsst … ich hätte doch nicht ahnen können, dass sie einfach so schnell stirbt!«

Und doch hatte ich Skyes Hände an ihrem Hals gesehen, bevor sie dort gewesen waren, durch den Spalt in der Tür, an dem ich lauerte, als ein von Eifersucht und Einsamkeit zerfressener Schatten, ich hatte dieses Bild vor mir gesehen und ersehnt, und auf einmal war es Wirklichkeit geworden und Skyes Geist gehörte endlich wieder mir, und ich befahl ihm, fester zuzudrücken, und noch fester, und ich befahl ihm weiter, sich nicht von den Fingernägeln beeindrucken zu lassen, die Mia mit panischer Verzweiflung durch die zarte Haut seines Gesichts peitschen ließ, und ich beobachtete, wie sie sich in die Augen sahen, und selbst das steigerte meine Eifersucht, dieser letzte innige Moment zwischen ihnen, bevor Mias Körper schlaff wurde, und sie endlich, endlich, nicht mehr da war.

»Was hast du gesagt, Willow?«, fragte Frida streng. Eine tote Fruchtfliege klebte an ihrer Oberlippe wie ein verkrusteter Pickel.

»Ich meine, ihr solltet alle einfach wieder nach Hause gehen«, sagte ich, ohne nachzudenken, während ich Skye nicht aus den Augen ließ, damit er nicht einfach wieder verschwinden konnte.

»Was für ein Blödsinn«, schnaubte Frida. »Wir machen es so, wie Lex vorgeschlagen hat. Wir positionieren heute Nacht diese Männer«, sie sprach ›Männer‹ aus, als würde sie alle Fruchtfliegen dieser Welt auskotzen, »an strategischen Punkten. Falls sich irgendjemand dem Hof nähert, werden wir das erfahren.«

»Und dann?«, fragte ich.

»Dann werden diese Wichser es bereuen geboren worden zu sein!« Ach, Lex, meine kleine Amazone, wärst du doch nur zu einer anderen Zeit an einem anderen Ort geboren worden.

Ich lächelte sie beinahe an.

»Du bist echt süß, Lex.«

Und dann hatte ich keine Lust mehr auf diese Unterhaltung, sondern rief Zimt und Zucker und Skye herbei und trollte mich wieder nach draußen, wo es einen weiten Himmel gab und einen mütterlichen Boden und keine lauten Worte.

Mein Bruder war tatsächlich immer noch da, im grellen Tageslicht weniger als eine fragile Silhouette, aber er war da.

»Wollen wir die Hühner töten, Skye?«, fragte ich ihn, als hätten wir gerade unsere Hausaufgaben beendet und einen freien Nachmittag vor uns.

Es schien mir so, als würde Skye mich mit einem strengen Blick bedenken, aber er durfte mich so böse anschauen, wie er wollte, wenn er dafür bei mir blieb. Er würde bald gehen, das war mir klar, warum genau, wusste ich nicht, nur, dass er mich verlassen würde, dieses Mal für immer.

Er war zurückgekommen, um mich zu erinnern. Und jetzt wartete er noch auf etwas anderes.

Bestimmt nicht darauf, dass ich die Hühner tötete. Bis gerade eben war das auch nicht mein Plan gewesen. Aber die

Fruchtfliegen waren mir ausgegangen und irgendetwas musste ich ja tun.

Sie kamen wieder aufgeregt gackernd an den Zaun gehopst, als sie mich entdeckten. Wahrscheinlich hatten sie vergessen, dass sie ihr Frühstück bereits bekommen hatten.

Aber ich sah den Haufen zerrupfter Hähnchen nicht, ich sah wieder Skyes Hände, wie sie so fest um den dünnen, weißen Hals lagen, dass die Adern als blaue, dicke Seile daran hervortraten, ich sah wie frisches, rotes Blut über Skyes glatte Wangen perlte und den Schatten seiner langen Wimpern, und auf einmal passierte es von ganz allein.

Der erste Schnabel hackte auf den Leib seines Nachbarn ein, der zweite bohrte sich in ein zerplatzendes Auge.

Krallen, die eben noch den Boden nach Gewürm durchkämmt hatten, verwandelten sich in Waffen.

Es war eine Schlacht.

Es gab keine Sieger.

Das musste eine Art Trance sein, dachte ich, während ich traumverloren in der Betrachtung fliegender Federn und flatternder Flügel, sprühender Blutfontänen und zuckender Muskeln versank und erst wieder daraus erwachte, als der malerisch groteske Reigen zu Ende ging und sich nur noch ein letzter Protagonist bewegte, der wie ein müder Tänzer die Schlussvorstellung gab.

Erst dann sah ich das, was geschehen war als das, was es wirklich war: ein Gehege voller zerfetzter Vogelleichen.

Wenn ich genug Zeit gehabt hätte, wäre ich vielleicht entsetzt gewesen. Aber ich konnte kaum Atem holen, als ich bereits Stimmen vom Haupthaus her hörte, und geistesgegenwärtiger, als ich es mir selbst zugetraut hätte, öffnete ich die Gittertür und ließ Zimt und Zucker zu den verstümmelten Kadavern..

Die beiden wären bereits zuvor in eine Raserei verfallen, wenn ich sie nicht zurückgehalten hätte, und jetzt gaben sie sich ganz ihrem Blutrausch hin und zerrten und knurrten und tobten in einem Paradies aus totem, aber noch warmen Fleisch.

Und dann kamen die entsetzten Schreie aus vielerlei Frauenkehlen, schrill und unangenehm, aber natürlich verständlich angesichts dieses Bildes, das die Idylle eines Yogaseminars mitten im Wald gründlich zunichtemachte.

»Oh, mein Gott, Willi, tu doch was!«, kreischte Zoe umringt von ihren händeringenden, heulenden Anhängerinnen wie ein Rudel hysterischer Sirenen. Skye hätte sie mit Sicherheit mithilfe der griechischen Mythologie beschrieben, in seiner eigenen, gelehrten aber spöttischen Art, und ich konnte nicht anders als bei dem Gedanken daran zu lächeln.

»Ich habe keine Ahnung, wie die da reingekommen sind!«, behauptete ich. »Die Tür war offen!«

Es war Zeit für eine Superheldinnenaktion, also stürzte ich mich ins Getümmel, um demonstrativ die wütenden Raubtiere von ihren Gräueltaten abzuhalten, was darin mündete, dass ich blut- und kotverschmiert, federverklebt und mit ebenso verzierten Frettchen unter den Armen wieder aus dem Gehege kam.

Es herrschte Totenstille, nur ein leises Kakeln hinter mir zeugte davon, dass es das letzte noch stehende Hähnchen sogar geschafft hatte, Zimt und Zucker zu entkommen.

Die Yogamädchen starrten mich an und ich starrte zurück, und es war ein grandioses Déjà-vu vom Tag zuvor.

Als Frida und Alwin auftauchten, zerbrach die Stille und füllte sich abermals mit Geschrei und Geschnatter, dieses Mal weniger fröhlich als zuvor auf der Terrasse.

»Was ist hier passiert?«, donnerte Frida.

»Keine Sorge, das waren nicht die Incels, sondern nur Zucker und Zimt«, erklärte ich.

Aus irgendeinem Grund schien das niemanden zu beruhigen. Erleichtertes Gelächter blieb genauso aus wie wieder einsetzender Smalltalk. Nur Zoe zog verstohlen ihr Handy und knipste einige Dutzend Schnappschüsse von mir vor dem Leichenhaufen. So langsam erwachte in mir das Bewusstsein, dass Zoe wahrscheinlich zu den überlebensfähigsten Menschen gehörte, die ich je kennengelernt hatte, was sie gleich darauf bestätigte.

»Diese armen Geschöpfe«, rief sie theatralisch und kniete sich vor denselben in den Dreck. »Ihr Tod darf nicht umsonst gewesen sein. Lasst uns Mutter Natur ehren!«

Bisher hatte sie sich naserümpfend fern vom Hühnerstall gehalten, und ihre Ausdrucksweise war auch neu. Aber es lohnte sich, denn erstaunlich schnell waren überall Kameras ihrer Anhänger und sie konnte sicher sein, aus allen Perspektiven gleichzeitig fotografiert und gefilmt zu werden. Während sie mit demütig gesenktem Haupt im Angesicht des Dramas sich zu den geschundenen Körpern beugte, um einen davon mit einer zeremoniellen Geste aufzuheben wie eine Hohepriesterin. Ich war bestimmt die Einzige, die den flüchtigen Ausdruck von Ekel bemerkte, der kurz ihre Lippen zucken ließ.

Und dann wurde das winzige, zerfetzte Ding in einer Prozession aus bunten Leggings und geschwenkten Smartphones in Richtung Küche getragen, unter Ausrufen wie »Ehret Mutter Natur!«, »Aber ich bin doch Veganerin!« Und »Da sind bestimmt Salmonellen drin.« Ich konnte die Hashtags bereits vor mir sehen: #mothernature #spirituell #celebratinglife #poorcratures #blondgirl #boobs.

Dann war das einzige Geräusch, das übrigblieb, Alwins leises Schluchzen.

»Der Rest ist für dich und die Zerwirkungsanlage«, teilte ich Lex mit.

»Was für eine verdammte Scheiße!«, fluchte sie. »Was ist das nur für ein verschissener Scheißtag!«

Damit stapfte sie mit Lara zurück ins Haus. Ich hätte ihr am liebsten hinterhergebrüllt, dass das erstens etwas viel Fäkaliensprache gewesen war, junges Fräulein, und dass es zweitens vor nicht allzu langer Zeit ein paar höchst unverschissene Minuten gegeben hatte. Aber ich stand hier mit einer heulenden Alwin und einer Frida, die sich keinerlei Gefühlsregung anmerken ließ, sondern mich aufmerksam musterte.

»Wie konnte das passieren?«, fragte sie, und für den Fall, dass ich es als rhetorische Frage auffassen würde, fügte sie hinzu: »Du warst hier draußen, als das passiert ist. Warum hast du nichts bemerkt?«

Ich zuckte mit den Schultern. »Habe ich doch. Aber zu spät. Ich war duschen …«

»Du warst nicht duschen.« Das war eine Feststellung. Frida hatte natürlich bemerkt, dass ich nach wie vor so aussah, als hätte ich mich nackt auf dem Waldboden herumgerollt, was ja auch der Fall gewesen war.

»Ich wollte gerade duschen, als ich den Lärm gehört habe.«

»Und warum waren deine Viecher nicht bei dir? Sie halten sich generell dort auf, wo du bist.«

»Generell schon. Beim Duschen nicht. Da nerven sie nur. Ich habe sie ausgesperrt.«

»Aha.«

Sie glaubte mir nicht. »Und vielleicht …« Es gelang mir, zerknirscht zu klingen. »Vielleicht habe ich vorhin die Tür zum Gehege nicht richtig geschlossen. Das Schloss klemmt manchmal. Ich war so ihn Gedanken wegen den Incels …«

Sie glaubte mir immer noch nicht. Ich sah es an der Falte

an ihrer Nasenwurzel. Aber es war die plausibelste aller Begründungen, und außerdem hatte ich das richtige Stichwort gewählt, um Frida abzulenken.

»Oder einer dieser kleinen Wichser hat die Tür geöffnet, in dem erbärmlichen Versuch, uns zu terrorisieren! Erst die toten Rehe, dann die toten Hühner! Es passt ins Schema!«, ereiferte sie sich.

»Ich versteh das nicht«, schluchzte Alwin, »wir haben doch niemandem etwas getan!«

»Wir haben niemandem etwas getan?« Frida wandte sich in einem Wirbel aus Wut an ihr neues Opfer. »Hast du überhaupt nichts gelernt? Wir haben niemandem etwas getan? Wir wurden mit Eierstöcken und einer Vagina geboren, das haben wir getan! Und wir besitzen die Frechheit, uns nicht dafür zu schämen, das haben wir getan! Wir weigern uns, hübsche, willenlose Marionetten von einfältigen Verlierern zu sein, die sich für Gewinner halten, einfach nur, weil ein Stück Fleisch unter ihrem Bauch baumelt, das haben wir getan!«

Ich schüttelte bedauernd den Kopf. Zoe versagte einmal mehr in ihrer Aufgabe, einen heroischen Moment zu dokumentieren, weil sie lieber versuchte, ein knochiges Hühnchen zu kochen.

»Diese Welt ist nicht gerecht, Alwin. Unsere gesamte Zivilisation basiert auf der Unterdrückung der Frau, und wir werden uns nicht von ein paar Dorftrotteln einschüchtern lassen, die diese Zivilisation behalten wollen!«

»Ich dachte, die Incels kommen aus der Stadt«, murmelte ich, aber Frida hörte mich nicht. Ihr güldenes Haar brannte im Glanz der Sommersonne und aus ihren kleinen Augen schossen Blitze.

Ich sah sie vor mir, ein kleines, dickes, zu kluges und zu lautes Mädchen, das gezwungen wurde, Kuchen zu backen, während die Brüder auf Traktoren durch die Gegend rasten und Bier tranken.

»Also hör auf, das Bild der hilflosen Jungfrau zu verkörpern!«

Frida stapfte mindestens genauso energisch zum Haus zurück wie kurz vorher Lex.

»Ja, Alwin, hör doch endlich mal auf, das Bild der hilflosen Jungfrau zu verkörpern«, wiederholte ich, aber jede Art von Humor war deplatziert.

»Vielleicht hattest du recht vorhin«, nuschelte Alwin unter Tränen. »Vielleicht sollte ich einfach wieder nach Hause gehen.«

»Dann mach das. Geh rein und trink noch einen Tee«, schlug ich vor. Ihr Mund öffnete und schloss sich wie bei einem sterbenden Fisch, ohne einen Laut hervorzubringen, dann drehte sie sich um und schlurfte von dannen.

Ich blieb alleine mit einem Haufen toter Hühner zurück und tat das einzige Naheliegende. Ich musste mir dafür ein paar Werkzeuge aus der Zerwirkungsanlage leihen, denn es war eine schmutzige Angelegenheit, aber schmutzig war ich ja bereits zuvor gewesen. Ich arbeitete konzentriert und fieberhaft, und als ich endlich fertig war, hielt ich inne, trat ein paar Schritte zurück und betrachtete nicht ohne Stolz mein Werk.

Sauber aufgereiht, mit etwa einem Meter Abstand, lag eine kleine gefiederte Leiche neben der anderen, neun an der Zahl. Ich hatte sie sorgfältig nach der Farbe ihres Gefieders und der Art ihrer tödlichen Verletzungen ausgesucht und angeordnet, so dass auch noch der idiotischste Idiot erkennen musste, dass es sich dabei um künstlerische Intention handeln musste und nicht um Zufall. Da eigentlich alle Hühnchen an aufgeschlitzten Kehlen krepiert waren, hatte ich künstlich nachhelfen müssen, um ein variantenreicheres Bild zu erzielen.

Jetzt fehlten dem einen die Beinchen, die dafür einem anderen anstelle der Flügel im Rücken steckten, eines trug seine Eingeweide wie Schmuck um den Hals, ein anderes hatte derart in Blut gebadet, dass es vollkommen rot war.

Ich hatte erstaunlich viel Kreativität gezeigt, fand ich beim Begutachten. Und als zweiten Teil der Botschaft bildeten die arrangierten Körper eine Verbindung zwischen dem Hof und dem Wald und schlängelten sich vom Gras bis zur ersten Baumreihe. Was auch immer ich damit auszudrücken gedachte. Es ließ sich als Drohung interpretieren oder als Kommunikationsangebot.

Jedenfalls hatte ich Kontakt zu dem aufgenommen, was sich im Wald verbarg, und bei dem Gedanken daran stellte sich jedes ein einzelne meiner Körperhärchen auf. Ich musste wahnsinnig sein, das zu tun. Und dennoch lächelte ich, und das erste Mal seit langem war es ein Lächeln, das ganz von selbst auf meinem Gesicht erschien wie die Sonne nach einer endlosen Nacht.

»Wie gefällt dir das, großer, böser Wolf?«, fragte ich leise in die grüne Endlosigkeit der Blätter hinein, und ich war mir sicher, dass etwas von dort zurückblickte, aber es tauchte nichts auf, um mich auseinanderzureißen und zu verschlingen, also drehte ich mich langsam um und entfernte mich so vorsichtig, als hätte ich einen Scharfschützen im Nacken, der bei der kleinsten unbedachten Bewegung feuern würde.

Ein Zitronenfalter tanzte durch den blauen Äther.

»Wetten, dass der Schmetterling auf meiner Hand landet?«

»Wetten, dass sich die Hühner gegenseitig umbringen?«

Ich beobachtete die kleinen, gelben Flügel so lange, bis sie nichts mehr waren außer einem Flimmern am Sommerhimmel, und dann suchte ich, ausnahmsweise einmal absolut freiwillig, die Dusche auf und befreite mich von der stinkenden Mischung aus altem und frischem Blut, getrocknetem Vogelkot und den Resten von Lex' Spucke.

Dann war ich bereit für den Abend. Es war der bis dato seltsamste von so einigen seltsamen Abenden.

Wir aßen wässrige Suppe, die aus einem mageren Junghuhn gebraut worden war, und wir aßen sie mit einem Ernst, als wäre es eine geheiligte Speise. Und »wir« umfasste alle Mitglieder der Menschen mit Vaginas, die acht Yogamädchen und Mister Schnurrbart mit seinen vier Soldaten.

Ich war die Einzige, die komplett nackt an dieser Abendgesellschaft teilnahm, was alle anderen mehr oder weniger gut zu ignorieren verstanden.

Ansonsten bestand die eine Hälfte aus Uniformierten und die andere trug bunte Leggings, zu große Ohrringe und, in Zoes Fall, eine Überdosis Mascara.

Wir hatten alle benutzbaren Tische und Stühle auf der Terrasse drapiert und drängten uns aneinander wie eine Herde Schafe.

Es war einer der längsten Tage des Jahres, die Nacht wollte einfach nicht nahen und nicht einmal der aufkommende Wind war kalt. Umso kühler war die allgemein pikierte Stille, die erst so nach und nach durch zögerliche Unterhaltung gelöst wurde, ohne dass die verschiedenen Parteien damit aufhörten, sich gegenseitig skeptisch zu beäugen.

»Der große Typ da macht mir irgendwie Angst«, murmelte das Mädchen mit den Birkenstocksandalen, das wieder mal neben mir gelandet war. »Der hat so einen irren Blick.«

Sie meinte natürlich Mister Schnurrbart, der gerade energisch an seiner Bierflasche nuckelte. Bier hatten er und seine Truppe kistenweise für ihre Nachtwache mitgebracht.

»Ach ja, der …«, seufzte ich. »Der ist harmlos. Das sind die Jungs von der Selbsthilfegruppe, die gerade parallel stattfindet.

Es geht um das Überwinden von toxischer Männlichkeit und so.«

»Oh.« Das Mädchen starrte ungläubig zu den Gestalten hinüber, die sich offenkundig alle Mühe gegeben hatten, um wie die Werbeikonen toxischer Männlichkeit auszusehen.

»Ja, sie haben wohl noch einen langen Weg vor sich«, nickte ich. »Aber Lex arbeitet daran.«

»Kannst du mir mal eben mit den Töpfen helfen?«, meldete sich Alwin hinter mir.

»Klar.«

Wir schleppten die zwei riesigen Töpfe mit Nudeln aus der Küche herbei und verteilten die Schälchen mit dem selbstgemachten Kräuterpesto.

»Alles aus unserem eigenen Garten!«, verkündete Zoe stolz.

»Was, bei euch wachsen Spagetti im Garten?«, grölte der Kleinste der toxischen Selbsthilfegruppe, wahrscheinlich um die Stimmung aufzulockern.

Er erntete giftige Blicke.

»Das sind übrigens Vollkorndinkel-Linguine«, bemerkte Zoe ungewohnt spitz. Anscheinend waren ihre Hormone immun gegen Möchtegern-Rambos und reagierten nur auf alternde Dorfmachos.

»Köstlich!«, hauchte das Mädchen mit den Birkenstocksandalen, obwohl es noch nicht einmal probiert hatte.

»Für mich sind das Spagetti.« Der Kleine, der seine mangelnde Körpergröße mit üppigen Waffengurten und einem noch üppigeren Vollbart kaschierte, grinste seine Kumpane an.

»Welch charmante Misogynie!«, kommentierte Frida mit ätzendem Gift in der Stimme. »Der inkompetente Mann weiß es natürlich besser als die Expertin.«

»Ich habe doch nur gesagt, das sieht aus wie Spagetti«, murmelte der Angesprochene etwas kleinlaut, obwohl er ganz bestimmt nichts damit anfangen konnte, als charmanter Misogynist bezeichnet zu werden.

»Für mich sieht das eher nach Mansplaining aus«, mischte ich mich vergnügt ein.

Die Yogamädchen folgten alle stumm und mit großen Augen der Konversation. Frida wandte sich mir zu, und ich sah, wie viel Mühe es sie kostete, nicht zu explodieren.

»Mansplaining erwächst aus Misogynie«, erläuterte sie betont langsam.

»Hey, wir sind nur hier, um zu helfen!«, meldete sich Mister Schnurrbart beschwichtigend zu Wort. »Und die Spagetti schmecken echt gut, egal wie das Zeug heißt, da ist nichts misogynisch dran, echt nicht.«

»Typisch Mann«, flüsterte ich dem Mädchen mit den Birkenstocksandalen zu. »Macht in einer Selbsthilfegruppe mit und glaubt immer noch, er wäre hier, um uns zu helfen.«

Bevor Frida zu einem Vortrag ansetzen oder auch nur irgendjemand anderes etwas sagen konnte, begann das Geräusch.

Es fing an als ein fernes, hohes Wimmern, als kröche da draußen ein sterbendes Baby durchs Gras. Leise, beinahe unhörbar, aber durchdringend genug, um jedem einzelnen bis in die Knochen zu dringen. Die Luft schien mit einem Male kälter zu werden, als würden wir von dem eisigen Atem gestreift, der jetzt zu einem Heulen ansetzte, das nichts mehr von einem sterbenden Geschöpf hatte, sondern genau das Gegenteil davon war.

Was auch immer da draußen war, es sang ein Lied von der Lust am Töten, und wir alle, die wir zivilisiert über Misogynie und Linguine diskutieren, die wir Yoga praktizierten und feministische Schriften verfassten, wir alle verstanden die Botschaft mit einem Teil unseres Gehirns aus der Zeit, in der wir nicht mehr als Säugetieren unter Säugetieren gewesen waren, und wir schauderten.

Was auch immer da draußen war: Es hatte meine Botschaft erhalten und antwortete.

KAPITEL ZWÖLF

Nichts lässt einen tiefer empfinden, dass man sich fernab jeder menschlichen Geborgenheit mitten im Wald befindet, als wenn der Abend mit Wolfsgeheul eingeläutet wird.

Die Nacht begann unruhig, in allen Belangen.

Die Workshop-Teilnehmerinnen wagten sich nur noch im Rudel zum Hygienezentrum und ließen das Licht in ihrem Massenlager bis zum Morgengrauen brennen. Unser Sicherheitsschutz positionierte sich an unterschiedlichen Eckpunkten, um die Gegend rund um den Hof im Blick zu behalten. Was sie getan hätten, falls wir wirklich zum Opfer eines Überfalls geworden wären, ob durch Menschen oder Monster, das wusste niemand so genau, sie selbst wahrscheinlich am allerwenigsten.

Von uns anderen konnte ebenfalls niemand schlafen.

Mich hielt die Hitze der Erregung wach, die wie Gift durch meine Adern pulsierte. Vielleicht lag ich einige Sekunden auf meiner Matratze und versuchte es mit dem altbekannten An-die-Decke-Starren, vielleicht knabberte ich ein, zwei Snickers, bestimmt hätte ich auch eine Flasche Rotwein geleert, wenn ich eine in die Finger bekommen hätte, und möglicherweise ließ ich die Frettchen Vibrator spielen.

Aber gefühlt handelte es sich dabei um fünf viel zu lange Minuten, bevor ich aufgab und wieder nach draußen schlich, wo ich zu meiner Überraschung beinahe pulsierendes Leben vorfand.

Menschen hielten entweder Wache oder verteilten Kaffee an die Wachehaltenden, manövrierten sich in dichtgedrängten kleinen Grüppchen zur Toilette oder zurück, arbeiteten in der grell erleuchteten Zerwirkungsanlage und Küche, oder lasen im weniger hellen Schein mehrerer Kerzen auf der Terrasse.

Die Stimmen, die überall erklangen, waren gedämpft und besorgt, und alles in allem herrschte ein gespenstisch unruhiges Treiben, als ahmten Spukgestalten des Nächtens den alltäglichen Ablauf von Sterblichen nach.

Ich duckte mich neben den Schuppen, um zu pinkeln. Seit ich nackt war, hatte ich keine Lust mehr, ein normales Klo zu benutzen. Es hatte etwas ungemein Befreiendes, sich einfach hinzuhocken, wo man gerade war, und den warmen Urin laufen zu lassen. Kein kalter Marmor, keine lärmende Spülung. Man trat dafür manchmal, wie gerade jetzt, auf eine Nacktschnecke, aber solange es keine Glasscherbe war, empfand ich alles, was ich mit meinen Fußsohlen spürte einfach als erweiterte Sinneswahrnehmung. Ich unterschied nicht mehr zwischen sauber und dreckig, angenehm und eklig. Alles davon war ein Teil der Welt, so wie meine Füße auch. Oder mein Urin.

Ich hob die Nase witternd in den Wind, der seit dem Sonnenuntergang nicht mehr abgeklungen war. Die nächtlichen Gerüche waren immer anders als die des Tages, aber heute hing noch ein zusätzlicher Duft in der Luft, den ich nicht einzuordnen vermochte..

Metall und Schärfe. Wenn etwas wie gestorbene Sonne riechen konnte, dann war es das. Ich kicherte über meinen eigenen Vergleich. »Gestorbene Sonne«, wiederholte ich leise.

Eine kalte Schnauze bohrte sich in meinen Rücken, und jetzt war ich es, die beinahe gestorben wäre, und als ich herumfahr, sah ich spitze Ohren und war mir sicher, direkt in viel zu grüne Augen zu blicken und als Nächstes weiße Fangzähne zu spüren, die sich in mein Fleisch gruben, aber die Augen hatten das freundliche Braun eines normalen Tieres, und ein freundlich wedelnder Schwanz verriet mir, dass es nur Lara war, die begeistert davon war, mich im Dunkeln aufgestöbert zu haben.

Ich vergrub mein Gesicht in ihrem weichen, warmen Fell.

»Du dummer Hund«, murmelte ich und kraulte sie. »Willst du mich umbringen?«

Sie winselte, als würde sie mich verstehen und ihre eigene Angst mitteilen.

»Wir haben alle Angst«, flüsterte ich, aber das war gelogen. Es war keine Angst, die ich empfand, es war nie Angst gewesen, auch wenn es sich vielleicht so angefühlt hatte. Ich ließ ein paar Nachtfalter auf Laras Haupt landen, so dass es wirkte, als trüge sie eine Schleife, was mich erneut kichern ließ. Für unbeteiligte Beobachter musste ich wie eine Verrückte wirken.

»Du bist ja wahnsinnig, Willi!«, kiekste da Alwins Stimme nicht weit entfernt. Ich zuckte zusammen, als hätte sie mich bei etwas Unartigem erwischt.

»Ich wäre fast gestorben vor Schreck!«, fuhr sie fort, und jetzt erkannte ich auch ihren Umriss gegen das Küchenlicht. »Zuerst dachte ich, da sitzt irgendein Monster, mit einem Schwanz und spitzen Ohren und Menschenarmen.«

»Nee, das sind nur Lara und ich«, beruhigte ich sie und stand auf. »Und was machst du so allein hier draußen?«

»Ich muss duschen.« Sie klang ziemlich kleinlaut. »Ich habe es schon wieder nicht geschafft. Ich bin eine Versagerin.«

»Was hast du nicht geschafft?«

»Die freie Menstruation.«

»Alles durchgeblutet?«

»Ja.« Es klang im Dunklen so, als würde sie schon wieder schluchzen.

»Soll ich mitkommen?«

»Nein, nein, schon okay.« Ihre Antwort kam etwas hastig. Einst, und das war noch nicht lange her, wäre sie erleichtert gewesen, mich dabei zu haben.

»Und wenn dich die Incels erwischen?«

»Fred und seine Männer passen doch auf.«

»Und wenn eines von diesen Chauvinistenschweinen, anstatt Aufzupassen, dir lieber beim Duschen zuschaut?«

»Du bist gemein.«

Alwin, die arme, weiche, verblasste Alwin, verschwand wieder in der Nacht. Das war auch besser so. Es war eine besonders finstere Nacht, warum auch immer, wahrscheinlich fehlte einfach der Mond, wenn ich so darüber nachdachte, und es war meine Nacht. Es waren meine Motten und meine fehlenden Sterne und mein schreiendes Käuzchen.

Ich schloss die Augen und horchte. Vor gar nicht allzu langer Zeit war ich in einer ebensolchen Nacht hier gelandet, alleine und verstört, in der Gewissheit, im Herzen des Bösen gelandet zu sein. Ich betrachtete meine Handinnenflächen, auf denen immer noch Narben zu sehen waren.

Was ich jetzt wahrnahm, war nichts Böses. Es handelte es sich einfach nur um ein altes Haus, in dem Leben und Tod einander natürlich gefolgt waren, in dem Generationen von Menschen gelebt hatten, bis es wieder dem Wald überlassen worden war. Nein, dieser Hof mochte einen teuflischen Namen tragen, aber sein Herz war nur aus altem Stein und Erinnerungen.

Das, was ich von Anfang hier gespürt hatte, war etwas anderes. Ich hatte ihm bereits in die Augen geblickt. Und ich wusste, was es von mir forderte.

Als hätte es mich gehört, und vielleicht hatte es das, vielleicht waren Gedanken nichts anderes als Worte, die so leise waren, dass sie nur in bestimmte Ohren drangen, erklang genau in diesem Moment abermals das schaurige Heulen. Dieses Mal näher als zuvor und länger.

Ich hörte meinen Namen darin und andere Namen, ich hörte Sätze, die ich auf einmal verstand, die ich mich weigerte zu verstehen, aber sie drangen in mein Gehirn, griffen mit eisigen Händen nach meinen Knochen und schüttelten sie, bis mir die Zähne klapperten. Ja, ich verstand. Natürlich verstand ich. Seitdem ich mit den kleinen Geistern der kleinen Tiere spielte, hatte sich auch mein Geist verändert. Ein Weg führte nie nur in eine Richtung, und ich hatte die Tür geöffnet, die mein Bewusstsein mit anderen verband. Sie war schon immer einen Spalt offen gestanden. Nur hatte ich mich mit ganzer Kraft dagegen gelehnt, um sie immer wieder zu schließen und um auf keinen Fall hindurchzusehen oder sogar hindurchzugehen.

Ich dachte an das Eichhörnchen am Grab meines Bruders, wie es mir die Nüsse zum Trost gebracht hatte, weil es mich spürte, so wie ich jetzt alles, alles um mich herum spürte, was atmete und Dinge fühlte und dachte. Selbst Eichhörnchen hatten Gedanken, winzige, flüchtige Gedankenfetzen, die sich, um Nüsse drehten und Sonnenwärme und Marder, und eine kleine Traurigkeit umschattete mich, als mir wieder einfiel, dass Zucker das plüschige kleine Ding getötet hatte.

Aber ich wusste, dass es unsinnig war, darüber Trauer zu empfinden. Das Heulen erzählte mir davon, vom ewigen, grünen Wald, in dem die Jagd und das Blut und der Tod herrschten, und ich verstand.

Irgendwo in mir gab es ein Zögern, als hielte mich etwas zurück, und ich wusste, wer es war.

»Ich weiß, du wartest darauf, dass ich mit dir komme«, sagte ich leise. Skye stand so dicht vor mir, als hätte er vor, mich zu küssen. Sein Gesicht war ernst, sein Haar wie die Schwingen eines Raben im Wind. Warum war er nur so schön, mein Bruder, so kalt und weiß und schön.

»Du dachtest, du wartest hier, bis ich mich erinnere. Bis mich meine Schuld einholt und ich freiwillig mit dir gehe. Du dachtest, ich bringe mich um, wenn ich mich an Mia erinnere und daran, wie ich deine Hände um ihren Hals gelegt habe, so fest, dass du ihren Kehlkopf zerquetscht hast und ihre Augen so dick wurden wie Eier.«

Er hob seine Hand, und kurz rechnete ich damit, dass er mich schlagen würde, aber er griff damit nur nach meiner Hand. Es fühlte sich so an, wie es sich eben anfühlte, wenn eine Seele versuchte, einen Körper zu berühren. Nach nichts, außer einem leichten elektrischen Schlag, wie ein Funke im Nebel.

»Es war so leicht, deinen Geist zu steuern«, fuhr ich fort, und ich flüsterte leiser als der Sommerwind, aber Skye verstand mich, wie er mich immer verstanden hatte. »Ich hatte es vorher noch nie mit einem Menschen versucht, und danach habe ich es nie wieder versucht. Danach habe ich alles vergessen.«

Skyes Augen flehten mich an, mit einer Inbrunst, die schwarze Flammen in ihnen tanzen ließ.

»Ich danke dir, dass du mich erinnert hast«, flüsterte ich. »Ich bin jetzt genau dort, wo ich hingehöre. Ich habe mein Zuhause gefunden.«

Und dennoch. Da blieb diese Sehnsucht, seine Hand wieder als Hand in der meinen zu spüren, warm und lebendig. Eine Sehnsucht wie ein frischer Schmerz, obwohl sie bereits so lange in mir hauste, dass sie hätte müde und grau werden müssen. Die Sehnsucht seine Wange zu berühren und einen Kuss auf seine Lippen zu pressen, die einst so rot wie Beeren gewesen waren und so zart wie Rosenblätter.

Ich könnte mich dafür entscheiden, mit ihm zu gehen. Wohin auch immer. Wir würden wieder zusammen sein.

»Du hast mich verstoßen, Skye. Du hast als Einziger erkannt, wer ich wirklich bin, und du hattest Angst vor mir.«

Die raue Bitterkeit in meiner Stimme erschreckte mich selbst.

»Du hattest Angst vor mir!«

Vielleicht schrie ich es, jedenfalls begann Lara wieder zu winseln, die bis jetzt nicht von meiner Seite gewichen war.

»Du hattest Angst vor mir.«

Dieses Mal war es ein unterdrücktes Schluchzen, und ich erkannte, wie tief er mich getroffen hatte, sein Rückzug vor mir, seine Abwendung, ja, selbstverständlich, aber vor allem war es die Angst gewesen, die er vor mir empfand. Dass er, der ein Teil von mir war, der bessere Teil, vor mir flüchtete, weil er mich fürchtete, das war ein vergifteter Dolch, der seitdem in mir steckte und nichts, was ich getan hatte, heilte die eiternde Wunde, und selbst die unzähligen Painkillers töten den Schmerz nie vollständig, und all die anderen, die mir ins Ohr geflüstert hatten, dass sie mich liebten, und all die Körper, die ich verschlungen hatte, und selbst Alwins schwere Brüste, all das war nicht mehr als eine Dosis Morphium für mein krankes Herz gewesen und keine Heilung, niemals. Erst auf diesem verfluchten Hof stolperte ich über die Hoffnung. Sie lag in dem Heulen und den grünen Augen und dem Wald verborgen.

Und doch hatte Skye mich nie ganz verlassen. Er war in den Tod geflohen und er war zu mir zurückgekommen. Erst hatte ich angenommen, sein Beweggrund bestand ausschließlich darin, mich aus Rachlust mit seiner Gegenwart zu quälen. Aber vielleicht war er wiedergekehrt, weil er mich immer noch liebte. Vielleicht sehnte er sich genauso danach, wieder mit mir vereint zu sein, wie ich es tat, immer noch, auf ewig.

Mein magerer Körper zitterte, nicht vor Kälte, sondern so, als hätte ein inneres Fieber ihn gepackt.

Und da war es wieder, das Heulen, langgezogen und lockend, eine Melodie, die nur für mich gespielt wurde, und ich zögerte nicht mehr.

»Es tut mir leid«, wisperte ich und spürte die Nässe von Tränen auf meinem Gesicht, aber es war nur dieser eine letzte kleine Teil von mir, der weinte, derjenige, der mit Skye verbunden war.

Und dann drehte ich mich um und fing mit Alwin an, denn ich wusste instinktiv, dass sie die größte Hürde darstellte, und ich sie deswegen als erste überwinden musste.

Alwin

Alwin war keine auffallende Erscheinung, aber sie hatte sich immer darum bemüht, eine zu sein. Jetzt war das verblassende Karottenrot ihrer Haare das einzige Farbige an ihr, und auch dort zeigte sich im unbarmherzigen Neonlicht unserer wenig wellnessartigen Duschanlage ein grauer Ansatz auf dem Vormarsch.

Sie war gerade dabei, ihren Körper einzuseifen und blickte auf, als sie die schwere Tür zufallen hörte. Wir sahen uns an, mein Gesicht nass von Tränen, das ihre nass vom Wasser. Ich versuchte, sie anzulächeln, und es tat weh, dass sie dieses Lächeln nicht erwiderte, es tat weh zu sehen, dass auch sie Angst vor mir hatte.

Schweigend legte ich etwas vor ihre Füße und trat wieder an die Tür zurück. Schweigend beobachtete ich, wie sie es aufhob und fragend musterte. Und schweigend sah ich zu, wie sie erstaunt die Klinge an ihren Hals hielt. Sie sah mich an, fragend diesmal, nicht furchtsam. Ich nickte.

Es war das Ausweidemesser von Lex, das ich mir für das Arrangieren der Hühnerleichen geborgt hatte. Sie hatte es in mühevoller Arbeit so scharf geschliffen, dass es bestimmt ein fallendes Haar durchtrennt hätte. Zur Probe ließ ich Alwin eine Strähne ihres geliebten roten Haares aufnehmen und durchtrennen. Es funktionierte in zweierlei Hinsicht. Erstens schnitt die Klinge mühelos hindurch, und zweitens war Alwins Geist genauso weich und nachgiebig wie sie selbst. Da gab es keine Gegenwehr, keine Kante, über die ich stolperte. Selbst die Hühnchen hatten mir anfangs mehr Probleme gemacht. Es tat mir weh, ihre freundliche Seele mit diesem wehrlosen Körper zwischen kalten Fliesen und hartem Licht zu sehen, und ich ging mit ihr nach draußen. Es war nur ein kurzer Weg bis zu ihren geliebten Gemüsebeeten, und dort, wo die Stangenbohnen versuchten, den Himmel zu küssen und mit ihren Ranken einen zarten Vorhang webten, dort ließ ich sie sich niedersetzen.

Beinah wäre ich einer unvermuteten Ratlosigkeit erlegen, wie wir uns da in dieser warmen Juninacht ansahen ohne uns richtig zu sehen, geborgen in der Dunkelheit. Wie hätte ich damit rechnen sollen, dass Alwin, meine mütterliche Alwin, die mich adoptiert hatte wie eine streunende Katze, die mich dazu gebracht hatte, ordentlich zu essen und Ausflüge zum Baggersee zu machen, wie nur hätte ich es vorhersehen können, dass diese Alwin nichts als warmes Wachs war, das ich mit Belieben kneten konnte.

Es machte mich auf süße Weise traurig.

Und es machte es mir unerwartet schwer. Warum war da nicht einmal die Spur von Panik in ihrem runden Gesicht, warum verspannte nicht Todesfurcht ihre teigigen Glieder?

Sie wirkte nicht mehr wie eine Mutter, sondern wie ein kleines Kind, und vielleicht war genau das ihr Geheimnis: Sie hatte ihre eigene Hilflosigkeit hinter all diesem Gestricke und Gekoche versteckt, aber gehofft hatte sie auf jemanden, der ihr all das wegnahm. Auf jemanden wie Frida, die ihr Prinzipien gab und Ideale, und sogar auf jemanden wie mich, die ihr auch all das wieder nahm.

Ich nickte, und beinahe erleichtert führte sie die Bewegung zu Ende, die bisher zitternd in der Luft gestanden hatte, und ließ das Ausweidemesser tief durch ihren Hals gleiten, mit einer Kraft und Entschlossenheit, die mich beinahe erschreckte. Im fehlenden Licht wirkte das dicke Blut schwarz, wie Sirup drang es schwer und langsam aus dem klaffenden Spalt und tropfte über ihre Brüste, so dass es aussah, als würden sie schwarze Milch weinen, für all die ungeborenen Babys, die sie nie haben würde.

Hastig kniete ich mich zu ihr in die trockene Erde und berührte ihren bebenden Bauch, als könnte ich so spüren, wie das Leben sie verließ, und ich suchte ihren Blick, um das letzte zu sein, was sie von dieser Welt mitnahm nach dahin, wo sie gehen würde.

Vielleicht hätte sie auf ihrem Sofa bleiben sollen, um beim Sockenstricken weiter über die Befreiung ihrer Weiblichkeit zu träumen. Vielleicht war sie jetzt frei. Vielleicht war sie in der Hölle. Auf jeden Fall war sie jetzt nicht mehr da.

Blut sickerte aus der Spalte zwischen ihren Beinen und ihrem Hals, vermischte sich auf der Erde zu einer glänzenden Pfütze, bevor es von Mutter Erde geschluckt wurde und das Gemüse düngte.

Wer auch immer diese Bohnen erntete, würde ein Teil von Alwin essen, und der Gedanke daran machte mich ein wenig eifersüchtig. Ich strich ihr eine verklebte rote Strähne aus dem Gesicht und küsste ihre Stirn. Kurz erinnerte ich mich an den Tag, als wir an einem ähnlichen Sommertag über ihre selbstgebackenen Kekse gelacht hatten, während wir auf den Einlass zu dem Vortrag über Freie Menstruation warteten, aber es war eine Erinnerung von jemand anderem.

Meine Belohnung kam in Form eines nun schon vertrauten Heulens, und es machte mich stolz und füllte mein Herz mit neuer Lust. Ich hatte den richtigen Weg betreten. Skye sah das anders. Er wartete bereits auf mich, als ich aus dem Pflanzendickicht herausgekrochen kam, verklebt vom Blut und der Erde und dem klebrigen Saft der Bohnenranken.

»Stör nicht meinen Frieden, Skye«, sagte ich, als wäre nicht ich diejenige, die ihn ständig an seinem Grab aufgesucht hatte. Er stand einfach da, mit seinem blassen Gesicht und den toten Augen und der Erinnerung an Rosen und Regen und ich ging an ihm vorbei, ohne ihn eines weiteren Blickes zu würdigen, und als ich ihn streifte, setzte mein Herz einen Schlag aus, aber mein Schritt blieb stetig.

Denn er führte mich weiter zu Lex, die ganz allein in der Zerwirkungsanlage arbeitete, mit einem grimmigen Gesicht, das sich aufhellte, als sie mich erblickte, und auch das ließ mein Herz zucken. Sie hätte es mir leichter gemacht, wenn sie mich nicht angelächelt hätte.

Lex,

die eigentlich Alexandra hieß, nur dass niemand sie jemals so nannte. Lex, mit dem Blick von Alexander dem Großen, bereit, irgendetwas zu zerstören. Vor allem das Patriarchat.

Lex, die nie über ihre Vergangenheit sprach, und die, wenn sie überhaupt sprach, dann am liebsten über die Apokalypse.

Ein Film aus Schweiß bedeckte ihre dunkle Haut, wie sie so inmitten dem Berg aus toten Hühnern stand und eines nach dem anderen von ihnen auf ihrem Tisch bearbeitete.

»Hey, wenn du auch wach bist, können wir gleich noch mal Kaffee an Fred und die anderen verteilen, ich brauch eine Pause von dem Gemetzel hier!«

Ihr Grinsen wurde breiter.

»Oder bist du wegen was anderem hier?«

»Ja«, sagte ich. »Ich bin wegen etwas anderem hier.«

Und dann nahm ich ihr die Sprache. An dem Zucken ihrer Mundwinkel erkannte ich, dass es funktionierte. Sie kämpfte um Worte, die ihre Zunge sich zu formen weigerte, und ihr Gehirn verstand nicht, warum. Ich verstand selbst nicht warum, nicht in Gänze, aber weshalb sollte ich über irgendetwas nachdenken. Mein Selbst dehnte sich aus und leuchtete, überstrahlte selbst das Neonlicht in diesem unseligen Raum, der für nichts anderes als für den Tod gemacht war, und Lex würde nichts anderes sein als ein natürlicher Teil davon. Das, was von ihr übrigblieb.

Ich mochte sie, ich mochte ihre langgliedrige Unbeholfenheit und ihre Stimme, die zwischen Samt und Rost hin und her rutschte, und ich mochte es, wenn sie wütend auf mich war.

Irgendwie war sie immer wütend gewesen, und sie hatte mir nie erzählt warum. Nur zu Lara war sie sanft, und deswegen sollte es ihre Hündin sein, die ihr endlich Ruhe schenkte. Lara hatte schon lange nicht mehr versucht, jemanden zu töten, außer vielleicht das Bein von Heini, dem Problem, und das auch nur, weil sie von meiner Wut gelenkt worden war. Diesmal empfand ich alles andere als Wut. Ich befand mich außerhalb jeglicher menschenähnlichen Gefühle, als würde ich alleine zu einer Musik tanzen, die niemand sonst verstand.

Lara verstand mich, aber sie war auch kein Mensch. Sie näherte sich langsam der Frau, die sie aus der Hölle geholt und ihr das Vertrauen in die Menschen wiedergegeben hatte und packte sie in einer fließenden Bewegung beinah zärtlich an der Kehle, die Bewegung eines Welpens, der zum Spielen aufforderte. Beide sanken langsam zu Boden, die langen Glieder von Lex und die behaarten von Lara.

Warum nur war es so unendlich leicht? Warum nur hüllte uns eine sanfte Stille ein? Nichts, außer das Flackern in Lex schwarzen Augen, schwärzer noch als die meinen, verriet, dass mit dieser Szene etwas nicht stimmte. Das, und das Rinnsal aus Blut, das sich langsam an ihrem scharfen Schlüsselbein sammelte.

Sie hob mühsam ihre Arme, als kämpfte sie gegen unsichtbares Wasser, nur dass dieses Wasser ich war, und ich war stärker als Wasser, stärker als das Leben und stärker als die Angst.

»Für dich war immer alles nur ein Spiel«, sagte Skye so dicht an meinem Ohr, dass ich beinahe zusammenzuckte und Lex verlor. Aber nur beinahe.

Ich wollte ihm widersprechen, aber ich war so damit beschäftigt, diese schwarzen Augen fragen und verzweifeln und brechen zu sehen, dass ich kaum dazu in der Lage war, mich auf etwas anderes zu konzentrieren.

Und dann musste ich zugeben, dass diese hier vor allem eines war: das beste Spiel von allen. Weil es keines war.

»Du hast schon immer mit dem Leben gespielt«, flüsterte Skye, und sein Atem war eisig.

»Und du bist tot«, stellte ich fest, ohne jeden Vorwurf, ohne jede Schuld, mit nur einem letzten Hauch von Traurigkeit.

Ja, ich hatte schon immer mit dem Leben gespielt, mit dem meinen und dem von anderen, aber ich hatte es nie konsequent genug getan. Ich beugte mich hinunter zu dem Gemisch aus Hunde- und Menschenleib und strich Lex eine Strähne aus der Stirn, die sich aus ihrem straffen Knoten gelöst hatte.

»Es wird eine Apokalypse geben«, versprach ich ihr liebevoll, und ich bildete mir ein, ein Lächeln leuchtete aus ihren Augen, bevor sie endgültig erloschen. Meine Füße wurden warm, und ich merkte, dass ich in einer Pfütze aus Blut stand.

Es roch so, wie Lex gewesen war: heiß und würzig und nach dem Metall von scharfen Messern.

»Ab jetzt heißt du Lex«, sagte ich zu Lara, und ich glaube, sie nickte, auch wenn sie dafür ihre Zähne aus dem ziehen musste, was nur noch zerfetztes Halsfleisch war.

Dann panschte ich noch ein bisschen mit den Zehen in der roten Lache, die langsam klebrig und kalt wurde wie der Inhalt einer alten Windel, bevor ich das kalte Neonlicht löschte und wieder hinaustrat in die wunderbar seidenweiche Nacht.

Jetzt wurde sie nur noch von zwei Lichtern erhellt. Dem aus der Küche und dem von ganz weit oben, wo unsere Königin thronte.

»Noch nicht, Frida«, flüsterte ich. »Noch nicht.«

Ein kleiner Schwarm leichenweißer Nachtfalter umtanzte mich, als ich summend zum Haupthaus schlenderte. Ich hatte die Tierchen nicht gerufen, nicht bewusst, sie kamen inzwischen einfach so zu mir. Wie die neue Lex und Zimt und Zucker, die mir als pelziges Trio folgten.

Sie schwirrten immer noch um mich herum, als ich die Hintertür aufstieß und in der Küche stand. Zoe stieß einen erstickten Schrei aus und versteckte reflexartig eine Flasche Wein hinter ihrem Rücken.

Zoe

»Du hast mich mega erschreckt, ich dachte, du wärst ein Incel!«

Aber natürlich hatte sie gedacht, ich wäre Frida. Zoe gab sich wirklich große Mühe, Frida zu gefallen und ihr behilflich zu sein. Und gewiss lag das daran, dass Frida der aufgehende Star der hippen Feministinnen-Szene war. Nur daran. Hinter all der naiven Kindfrau-Attitüde lauerte bei Zoe pure Berech-

nung und ansonsten nicht mehr viel. Möglicherweise hatte ich nur darauf gewartet, irgendwann im Laufe unseres Zusammenlebens eine andere, eine verletzliche, eine liebenswerte Seite an ihr zu entdecken, aber falls es eine gab, versteckte Zoe sie meisterhaft.

Oder es gab sie einfach nicht. Vielleicht existierten Menschen, deren oberflächlich anmutenden Fassade ihre ganze Persönlichkeit darstellte, wie die Filmkulissen alter Westernstädte. Hinter Lippenstift und nachgeplapperten politischen Parolen und dem Hunger nach Likes erstreckte sich eine endlos leere Wüste.

Mag sein, dass Zoe deswegen nicht damit aufhören konnte, heimlich Alkohol in sich hineinzuschütten, weil sie mit sich alleine in der Wüste hockte.

»Gib mir wenigstens auch einen Schluck«, forderte ich sie auf und streckte meine Hand aus. Widerstrebend überreichte sie mir die Flasche. Es war ein billiger Prosecco, von dem noch einige Kisten in dem Kellerloch hinter den Dosen mit Katzenfutter versteckt waren.

»Willi, ganz ehrlich, du siehst scheußlich aus. Das ist doch nicht mehr normal! Und wo kommt das ganze eklige Ungeziefer her?«

Ich ließ die kleinen Nachtfalter in ihren Haaren landen und sie schrie und fuchtelte mit den Händen.

»Das sind meine Freunde«, erklärte ich und nahm einen Schluck.

»Du bist doch komplett irre!«

Ihre Stimme hatte wie ihr Gesicht jede Spur von süßer Freundlichkeit verloren, als sie mich voller Verachtung musterte.

»Ja«, antwortete ich und gab ihr die Flasche zurück. Wir waren nie Schwestern gewesen, auch keine Freundinnen und wir hatten nicht einmal gevögelt.

»Hattest du Sex mit Frida?«, fragte ich gedankenverloren.

»Spinnst du?«

Wir waren zufällig auf wirren Pfaden zusammengestoßen, und es wurde Zeit, den Weg, den ich allein eingeschlagen hatte, weiter entlang zu tanzen.

»Schlag dir ins Gesicht«, befahl ich Zoe.

Sie tat es. Entgeistert und so geziert, als würde sie sich Rouge auf die Wangen klopfen.

Ich seufzte. »So wird das nichts. Schlag dich noch mal. Dieses Mal nimmst du die Flasche.«

Sie zögerte tatsächlich. Das traf mich unvorbereitet. Widerstand hätte ich von der alten Lex erwartet, der kleinen Amazone, aber nicht von unserer Prinzessin der sozialen Medien.

»Also, schön, dann trink erst mal noch was.«

Das funktionierte ohne jedes Zögern.

»Alles. Trink alles aus.«

Auch das befolgte Zoe ganz geschmeidig. Gluckernd rann das Sprudelwasser durch ihren Hals, bis die Flasche leer war.

»So, und jetzt noch mal. Schlag dir mit der Flasche ins Gesicht.«

Ich sprach es absichtlich aus, damit sie verstand, was hier geschah. Damit sie verstand, dass es mein Wille war, der sie lenkte.

Und mein Wille plus die paar mehr Promille in ihrem Blut lenkten Zoes Hand mit der Flasche beim zweiten Versuch wie eine Marionette. Sie ließ sie mitten auf ihre Nase niederknallen, mit einer Wucht, die sie selbst gegen den Herd zurückschleuderte. Keuchend fing sie sich gerade noch darauf ab, und befingerte ungläubig den blutigen Klumpen, der kurz davor noch ihre Nase gewesen war. Sie war selbstverständlich gebrochen.

»Das nächste Mal bitte auf den Mund. So fest du kannst«, sage ich.

Wer hätte geahnt, dass Zoe eine Meisterin im Zielen war. Sie landete einen Volltreffer. Er ließ ihren Kiefer zerbersten wie sprödes Feuerholz und ihre Lippen zerplatzen wie überreife Kirschen. Außerdem rieselten ihre Schneidezähne wie verlorene Perlen über ihr Dekolletee. Trotz dieser Assoziationen war das entstanden Bild kein märchenhaftes. Dafür gab es zu viel Blut und Geröchel und Gestank. Zoes Darm hatte sich höchst üppig entleert, was kein Wunder war nach beinahe einem Liter Prosecco auf Ex und brutaler äußerer Gewalteinwirkung.

Sie krampfte sich auf den Küchenfliesen zusammen und versuchte verzweifelt mit ihrem kaputten Gesicht an Luft zu kommen, atmete aber doch einfach nichts anderes ein als ihr eigenes Blut.

Ich beugte mich über sie. Doch, es blieb mir nichts anders übrig, als neidvoll zu gestehen, dass sie selbst in diesem Zustand immer noch ein recht liebliches Bild abgab. Ihre Beine drapierten sich ästhetisch unter ihren Leib, ihre Brust hob und senkte sich beinahe wie in wilder Leidenschaft, ihr Haar breitete sich als goldener Fächer über die tristen Fliesen und ihre silbern lackierte Fingernägel krallten sich in ihr Kochbuch, das sie mit sich gerissen hatte.

Sie wirkte wie eine sterbende Diva in ihrer letzten Szene, die jeden Zuschauer zu Tränen rührte. Ich hätte an ihrer Stelle gewirkt wie das Zombieding aus dem Sumpf.

Ich beugte mich über sie, kramte zwischen ihren Körperteilen ihr Handy hervor und machte damit ein letztes Foto von ihr, um es auf Instagram zu stellen. #dasblutigekochbuch

Dann ließ ich Zimt und Zucker den Rest erledigen. Ansonsten würde es noch Stunden dauern, bis Zoe verendete. Es war beinahe identisch mit der Szene damals im Wald, als wir das erste sterbende Reh gefunden hatten, und sie es nicht abwar-

ten konnten, sich in seinem aufgerissenen Bauch zu vergraben. Dieses Mal handelte es sich dabei um Zoes Gesicht, und ich wandte mich ab, als das Röcheln lauter wurde und versuchte, zu einem Schrei zu werden, ich wandte mich ab, nicht weil ich es nicht ertragen konnte, sondern weil die Erregung mich weitertrieb, dahin trieb, wo alles enden sollte.

Zoe endete als betrunkenes Futter für die Frettchen.

Der Rest des Hauses war so dunkel und still wie immer. Nichts ließ darauf schließen, dass hier auf dem Gelände eine Gruppe eingebildeter Soldaten einer anderen Gruppe ebenso eingebildeter Incels auflauerte und sich gleichzeitig verschreckte Yogamädchen in der Scheune aneinanderdrängten. Ich hüpfte die Treppe hinauf, mühelos, als würde ich fliegen, kam an dem kleinen, leeren Zimmer vorbei, in dem ich mir eingebildet hatte zu wohnen, bevor ich herausgefunden hatte, dass ich nirgendwo wohnte, hüpfte immer weiter hinauf und stand schließlich vor Fridas Refugium.

Frida

Frida sah nicht intelligent aus. Sie war es aber in furchterregendem Ausmaß. Deswegen war sie auch die Erste, die auf Anhieb erkannte, dass etwas mit mir nicht stimmte.

»Was stimmt mit dir nicht?«, fragte sie scharf, nachdem sie auf mein Klopfen hin die Tür geöffnet hatte. Ich wusste selbst nicht so genau, warum ich mir die Mühe gemacht hatte anzuklopfen. Vielleicht war es ein letzter Akt der Ehrerbietung. Vielleicht auch nur Gewohnheit.

Ohne zu antworten, schob ich mich an Frida vorbei, hinein in den Raum unter dem Himmel, hinein in den Olymp. Ich spürte, wie Frida vor mir weg zuckte, als unsere Arme sich berührten, und ich spürte, als hätte sie es laut ausgesprochen, dass es aus Ekel geschah.

Ihre kleinen Augen folgten mir, wie ich das Zimmer durchschritt, und sie waren voll von etwas, das möglicherweise Angst war.

Möglicherweise sah ich aber inzwischen auch zum Fürchten aus. Nackt und dreckig war ich ja bereits seit einiger Zeit gewesen, jetzt kam noch Blut dazu. Viel Blut. Meine Hände trugen rote Handschuhe, meine Füße rote, knöchelhohe Stiefel, und mein Körper war mit einem lustigen Muster gesprenkelt. Wahrscheinlich war ich auch noch in Zoes Scheiße getreten.

Aber ich hatte Fridas Frage noch nicht beantwortet.

»Ich weiß, dass du mich hasst«, sagte ich, während ich aus dem gigantischen Fenster sah. Dort wartete er, der Wald, schwarz war er und beinahe unsichtbar, eine undefinierbare Masse in dieser oh so schwarzen Nacht, und er hatte jede Bedrohlichkeit für mich verloren.

»Natürlich hasse ich dich nicht«, antwortete Frida, als würde sie mit einem kleinen, trotzigen Kind sprechen, das jederzeit in einem Wutanfall explodieren konnte. Und wahrscheinlich beschrieb mich das nicht einmal falsch.

»Doch, das tust du«, behauptete ich. »Und zwar zu Recht. Ich bin hassenswert.«

Ich schenkte ihr eines meiner 1000-Watt-Lächeln, mit dem ich die Menschen stets getäuscht hatte, in der Gewissheit, dass es genau sie nicht täuschte.

»Du bist liebenswert. Wir sind eine Familie, und du bist ein Teil davon«, sagte Frida voller Überzeugungskraft. Ja, sie war intelligent, und sie fürchtete bereits um ihr Leben in einem Stadium, in dem alle anderen einfach nur gelinde irritiert waren, und sie versuchte, mich zu beruhigen.

Aber sie irrte sich. Ich war so ruhig wie noch nie zuvor. Ich spürte einen unendlichen Frieden, und inzwischen höchstens eine leichte Verärgerung darüber, dass sie so unehrlich war.

»Sag die Wahrheit!«, befahl ich deswegen scharf.

»Ja, ich kann dich nicht ausstehen«, antwortete Frida, ohne zu zögern. »Ich verachte dich. Der einzige Grund, warum ich dich ertrage, ist das Geld, ohne dass wir niemals so weit gekommen wären.«

Die Antwort kam so rasch und in einem derartig kalten Ton, dass es deutlich wurde, wie locker diese Worte bei ihr saßen. Ich hatte nur den Deckel abgeschraubt, der sie unter Kontrolle hielt.

»Du bist all das, was ich an Menschen verachte. Egoistisch und genusssüchtig. Opportunistisch und wohlstandsdegeneriert …«

»Wow, wohlstandsdegeneriert, das ist neu …«, lobte ich ihre Kreativität. Sie achtete nicht darauf.

»Worin ich mich geirrt habe, ist deine Naivität. Du bist nicht naiv. Du bist ein kleines berechnendes Miststück, das nur aus Langeweile alles, was gut ist, zerstört«, fuhr sie fort. Sie redete sich ganz von selbst in Rage, damit hatte ich nichts zu tun. Ihre Äuglein bekamen wieder diesen fanatischen Glanz, für den ich sie einmal so etwas wie bewundert hatte.

»Ich hatte dich von Anfang an im Auge. Ich habe beobachtet, wie du Gretchen manipuliert hast, damit sie uns verlässt, nur weil du sie als Konkurrenz erkannt hast.«

Also bitte, das ging zu weit. Mit Sicherheit hatte ich die Ex-Nutte nicht als Konkurrenz angesehen. Oder etwa doch?

»Ich habe beobachtet, wie du deine sexuellen Spielchen mit Alwin und Lex getrieben hast.«

Ja, doch, das hatte ich wohl, da gab es keine Zweifel.

»Und ich habe nur darauf gewartet, dass du deine unge-

lösten Mutterkomplexe an mir abreagierst, sobald deine Verehrung in Verachtung umschlägt.«

»Das ist gar nicht so übel geschlussfolgert«, lobte ich sie, so herablassend wie sie es immer mit mir getan hatte. »Aber darum geht es schon lange nicht mehr. Du bist mir egal. Also beinahe. Du bist einfach nur Mittel zum Zweck. Du bist ein Teil meiner Prüfung«, erklärte ich, und fand selbst, dass ich komplett durchgeknallt klang. Aber auch das war egal.

»Du interessierst mich nicht weiter, Frida. Ich weiß, dass du ein Mädchen vom Land bist, das sich für seine Herkunft schämt. Ich weiß, dass deine Eltern wahrscheinlich nicht mal richtig lesen konnten und du sozusagen im Kuhstall und im Gasthaus aufgewachsen bist. Ich weiß, dass du mich vor allem dafür verachtest, dass ich all das hatte, was du nie hattest. Aber auch das interessiert mich nicht.«

Wir standen uns gegenüber, sie mit ihren Beinen wie eine Ringerin und ich wie ein Zwerg in ihrem goldenen Schatten, und es gab für einen Augenblick nur uns, bis das Heulen wieder ertönte, ungeduldig, fordernd, eine Mahnung an mich.

»Es ist Zeit, dass wir gehen, Frida«, sagte ich sanft.

Sie stieg vor mir die Stufen hinunter, langsam, zögerlich, weil sie es nicht verstand, warum sie den Drang hatte, nach draußen zu gehen, und die Macht sang süß zwischen meinen Schläfen, und die Vorfreude, auf alles, was jetzt kommen würde, raubte mir beinahe die Sinne.

Wir landeten bei den Bienenstöcken. Wo sonst.

Dort war es so still wie überall. Ein paar der fleißigen Insekten krochen außerhalb herum, warum auch immer, vielleicht gab es auch unter Bienen welche, die Schlafprobleme hatten.

Frida schritt wie eine Schlafwandlerin darauf zu, packte den ersten Bienenstock und öffnete ihn.

»Es ist viel weniger persönlich, als du denkst«, erklärte ich.

Und lachte beinahe über mich. Immer noch hoffte ich auf ihr Verständnis, wenn nicht sogar ihre Zustimmung. Immer noch wartete ich auf ihren Respekt. Den würde sie jetzt empfinden, da war ich mir sicher.

Sie tauchte beide Arme tief in das Innere des kleinen Häuschens, das so bunt und nett unseren Hof geschmückt hatte, und aus dem niemand jemals Honig ernten würde. Der kleine Imker vielleicht. Vielleicht würde er seine Bienen zurückholen, wenn alles vorbei war.

Beinahe sofort erwachte ein vielstimmiges Gesumme, zögerlich zuerst, wie aus dem Schlaf gerissene Bienen eben klangen, aber von Sekunde zu Sekunde zorniger.

Fridas Gesicht verzog sich vor Schrecken und Schmerz, als sie die ersten Stiche spürte, und ich glaube, ab da wusste sie, dass sie sterben würde. Ich half ein bisschen nach, indem ich alle anderen Arbeiterinnen aus den anderen Stöcken herbeirief. Es fehlte ihnen an Schwung und Zielstrebigkeit, aber sie kamen, schlaftrunken kamen sie alle und bedeckten nach und nach Fridas Körper wie eine lebendige, summende Decke.

»Du bist eine abartige Psychopathin, ein perverser Auswuchs des Patriarchats«, stöhnte sie, bevor ihre Stimme verschwand, und ich bewunderte ihre letzten Worte für ihre überzeugte Konsequenz. Schade, dass Zoe selber schon tot war und sie nicht notieren konnte. Andererseits, das hatte sie sowieso nie in den wichtigsten Momenten.

»Aber nein, ich bin nichts weiter als die Natur«, antwortete ich, weil ich eine Antwort schuldig war. »Und es sollte dir ein Trost sein, Frida, dass du durch die Hand von Frauen stirbst. Also, eigentlich durch den Stachel von Frauen, aber das wollen wir nicht so genau nehmen …«

Ich warte nicht mehr, bis sie zu zucken begann und zu Boden ging.

Als ich am Hühnergehege vorbeikam, ertönte dort ein schwaches Gackern. Der letzte verbliebene Junghahn stand dort immer noch verloren herum. Es war natürlich ein blauer Indischer Kämpfer, breitbeinig und muskulös. Ich öffnete das Tor und holte ihn heraus.

»Keiner rührt ihn an, klar?«, wies ich Zimt und Zucker an. Er hatte es verdient zu leben. Ich nannte ihn Frida.

Ich schaute den Hang hinauf, wo der Wald wartete, und gerade jetzt, als würde er mir den Weg weisen, ging der Mond hinter den Baumwipfeln auf, rund und riesig und gelb.

»Der Wolfsmond«, flüsterte ich und hatte keine Ahnung, woher ich das wusste. Und mein Körper reagierte darauf, indem sich mein Unterleib zusammenzog um das heiße Blut, das sich in mir angestaut hatte, in Krämpfen nach draußen zu befördern. Aber ich hielt es zurück, und ja, es war so leicht, wie eine volle Blase zu kontrollieren. Immerhin das hatte ich in all den Monaten gelernt.

Und dann stand ich am Waldrand, und Skye stellte sich mir in den Weg, schon wieder. Das letzte Mal.

»Skye«, flüsterte ich seinen Namen und wünschte mir nichts sehnlicher, als einmal nur noch, nur noch dieses einzige Mal, seinen Körper zu spüren, meine Hand an seine Wange zu legen, sein Herz an das meine zu pressen.

Aber er war ein Hauch aus einer anderen Welt, in die ich nicht mitkommen würde.

»Du hast darauf gewartet, oder?«, fragte ich. »Du hast die ganze Zeit darauf gewartet, dass ich endlich mit dir komme. Dass ich mein Leben selbst beende, um den Tod mit dir zu teilen. Aber das werde ich nicht.«

Ich ertrug es nicht, ihn länger anzusehen, weil ein Teil von mir immer noch bei ihm sein wollte.

Aber der andere Teil, der längst jemandem anders gehörte,

war stärker, war genährt worden vom Blut und den Seelen all der Frauen, die ich zurückgelassen hatte.

»Vielleicht leistet dir ja Zoe im Jenseits Gesellschaft«, meinte ich spöttisch, weil ich wusste, dass er früher darüber gelacht hatte, und ich wünschte mir, dass ich ihn lachend zurücklassen konnte.

Der Wald öffnete sich vor mir wie ein Tor in eine andere Welt, und genau das war er. Ich hob meinen linken Fuß und zögerte, ihn wieder abzusetzen, die Grenze zwischen dem hellen Gras und der dunklen Erde zu überwinden, als wäre es eine endgültige Entscheidung.

Aber mein Zögern war nur kurz, und dann bohrte ich meine Zehen in die Dunkelheit und es war eine endgültige Entscheidung. Zimt und Zucker waren längst vorausgeeilt, wie sie es immer taten, und Lex, die Hündin, und Frida, das letzte Huhn, folgten ihnen.

Hinter mir verblasste der Duft nach alten Rosen und Regen, die Erinnerung an gestohlene Painkiller und verbotene Küsse, und der allerletzte Funke, der einst ich gewesen war, verlosch lautlos und für immer mit dieser Erinnerung.

Aber etwas anderes erwachte.

Ich bewegte mich so sicher wie eine Tänzerin zwischen den Bäumen, und ich spürte, dass es mit der Eleganz geschah, die immer nur Skye besessen hatte, nicht ich, und zwar deswegen, weil ich dort angekommen war, wohin ich gehörte.

War es vorher die dunkelste Nacht gewesen, die ich als Stadtkind jemals erlebt hatte, so gab es jetzt auf einmal Licht und Schatten, fahle Konturen und ein zartes Schimmern, wo der Himmel zwischen den dichten Blättern aufleuchtete.

So glitt ich endlos durch dies neue, alte Welt, oder auch nur für wenige Sekunden, wie sollte ich das wissen, wenn es doch keine Zeit mehr gab, und dann war es so weit.

Er hatte auf mich gewartet, wie er es von Anfang an getan hatte, von dem Moment an, wo wir zum ersten Mal den Hof besichtigt hatten, oder vielleicht sogar ab dem Moment meiner Geburt.

Und mit einer Erleichterung, die mich aufschluchzen ließ, fiel ich auf die Knie, wo das feuchte Moss mich zärtlich empfing. Ich war zuhause. Ich würde niemals wieder etwas bereuen, ich würde keine Painkiller mehr benötigen, weil es keine Schmerzen mehr geben würde, ich würde ein für alle Mal meine traurige, kleine menschliche Haut abstreifen und zu etwas anderem werden, zu etwas, das endlich, endlich eine wirkliche Bedeutung hatte.

Das Monster senkte das Haupt und roch an meinem Gesicht, und der Geruch, der von ihm selbst ausging, löschte alles andere aus, der Geruch nach Ewigkeit und Schweiß und Fell und Erde und Blut und Raserei und Liebe.

Ich wimmerte leise, als ich den Geruch als das erkannte, wonach ich mich verzehrt hatte, und dann ergriff mich ein unbändiger Stolz, dass ich hier sein durfte, und ich wusste mit einem Instinkt, der ebenso seit jeher in mir geschlummert hatte, was zu tun war.

Ich drehte mich um, begab mich auf alle Viere und spreizte weit meine Möse, die bisher so vieles gewesen war, aber nie das, wofür sie bestimmt war, und ich wendete mein Gesicht dem Tier zu und lächelte eine Einladung, die nicht nötig gewesen wäre, und als es mich bestieg, als ich den schweren Körper über und in mir fühlte, da wusste ich, alles war gut, endlich war alles, alles gut.

Wir würden in den grenzenlosen Weiten eines wilden Waldes jagen, für immer, und ich würde meine Menschenhülle vergessen, ab sofort.

Wir sind kul-ja! publishing

Wir sind die Schubladensprenger, wir sind die Idealisten – ein 2019 gegründeter unabhängiger Buchverlag aus dem grünen Herzen Deutschlands. In unserem Programm finden sich Titel verschiedenster Couleur.

Ob tiefschürfende Lyrik, Großstadtsatire, philosophischer Roman oder Science-Fiction-Novelle, wir verlegen, nicht auf ein spezifisches Genre festgelegt, sondern in unbändiger Freiheit, Geschichten, die uns faszinieren, die uns auf eine sprichwörtlich magische Reise schicken und uns und der Welt um uns herum den Spiegel vorhalten, Geschichten, die uns nicht mehr aus dem Kopf gehen, die authentisch sind, einen Wiedererkennungswert haben und in denen wir auch nach mehrmaligem Lesen noch Neues zu entdecken vermögen.

Unser Anspruch ist es, Bücher von (inter-)kulturellem Wert zu publizieren und die Literaturlandschaft in ihrer gesellschaftlichen Vielgestaltigkeit zu bereichern. Dabei ist es uns eine Herzensangelegenheit, alles im Verlag selbst umzusetzen und damit das Handwerk des Büchermachens zu leben: Vom Lektorat und Korrektorat über den Satz bis zum Cover gehen wir sämtliche Schritte in Eigenverantwortung. Unsere Druckereien sind sorgfältig ausgewählte Partner, die mit ihren Leitkriterien – Erfahrung, Fortschritt und Qualität – zugleich für einen umweltschonenden Umgang mit Ressourcen stehen.

Das Credo unserer tagtäglichen Arbeit lautet:
Wir machen kule Bücher, nur echt mit dem Kulibri.

www.kul-ja.com

Empfehlungen aus unserem aktuellen Programm

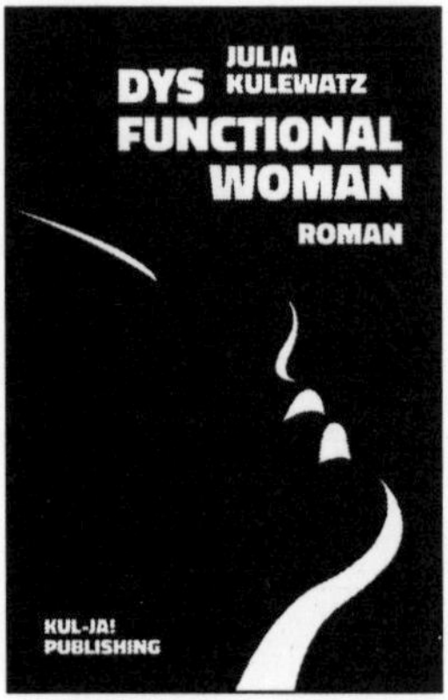

Julia Kulewatz
Dysfunctional Woman

Eine Vision von der Liebe und der Suche nach dem selbstbestimmten Tod.

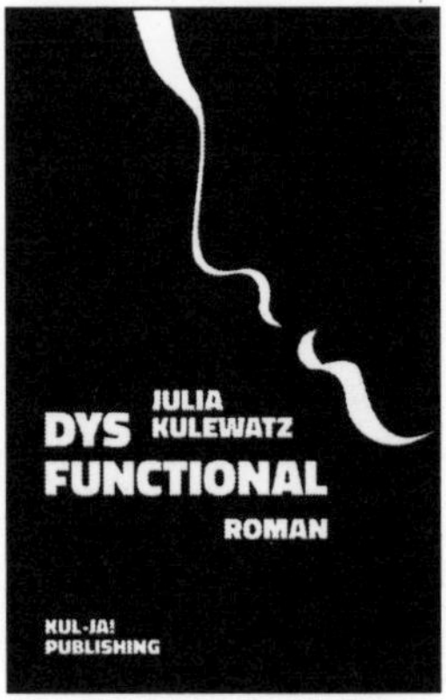

Julia Kulewatz
Dysfunctional

»Zwischen Dystopie und Poesie: Ein meisterliches Spiel mit der Zukunft.«

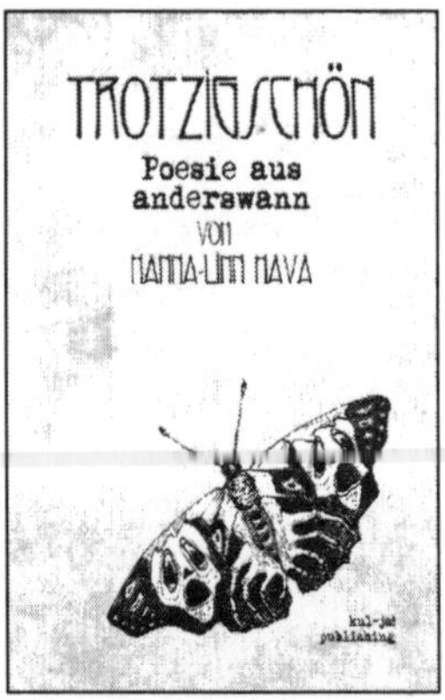

Hanna-Linn Hava
Trotzigschön. Poesie aus anderswann

Rosenzauber und zerbrochene Uhren, Traumpfade und ungebetene Gäste.

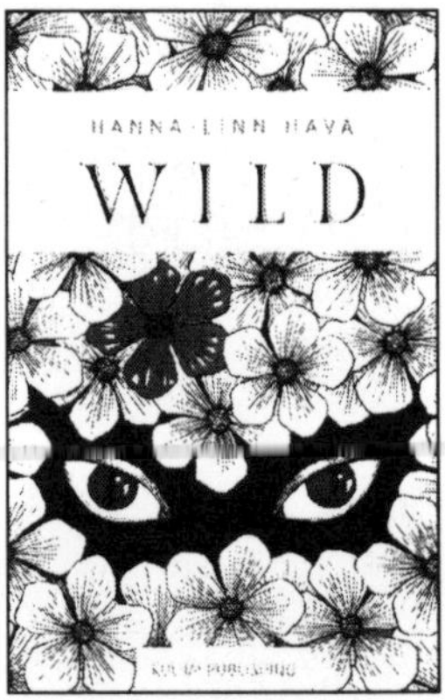

Hanna-Linn Hava
Wild

Wo die Frauen noch ungezähmt sind und die Sinnlichkeit keine verblümten Worte braucht.